国家卫生健康委员会“十三五”规划教材
全国高等职业教育教材

供护理、助产专业用

康复护理学基础

第2版

U0876069

主　编　吕雨梅　李海舟

副主编　陈　铁　戴　波

编　者（以姓氏笔画为序）

吕雨梅（哈尔滨医科大学大庆校区）
刘　尊（沧州医学高等专科学校）
李海舟（宁波卫生职业技术学院）
宋　锐（黑龙江护理高等专科学校）
张　利（蚌埠医学院）
陈　铁（大庆医学高等专科学校）
聂婉翎（哈尔滨医科大学附属第二医院）
栾雅淞（山东中医药高等专科学校）
廖春莲（重庆医科大学附属第二医院）
戴　波（聊城职业技术学院）

人民卫生出版社

图书在版编目(CIP)数据

康复护理学基础/吕雨梅，李海舟主编．—2版
．—北京：人民卫生出版社，2018
ISBN 978-7-117-27220-9

Ⅰ．①康…　Ⅱ．①吕…②李…　Ⅲ．①康复医学－护理学－高等职业教育－教材　Ⅳ．①R47

中国版本图书馆CIP数据核字(2018)第279861号

康复护理学基础
第2版

主　　编：吕雨梅　李海舟
出版发行：人民卫生出版社（中继线 010-59780011）
地　　址：北京市朝阳区潘家园南里19号
邮　　编：100021
E - mail：pmph @ pmph.com
购书热线：010-59787592　010-59787584　010-65264830
印　　刷：三河市君旺印务有限公司
经　　销：新华书店
开　　本：850×1168　1/16　　印张：10　　插页：8
字　　数：316千字
版　　次：2014年1月第1版　　2019年2月第2版
　　　　　2023年5月第2版第10次印刷（总第17次印刷）
标准书号：ISBN 978-7-117-27220-9
定　　价：36.00元
打击盗版举报电话：010-59787491　E-mail：WQ @ pmph.com
（凡属印装质量问题请与本社市场营销中心联系退换）

修订说明

高等职业教育三年制护理、助产专业全国规划教材源于原国家教育委员会“面向21世纪高等教育教学内容和课程体系改革”项目子课题研究，是由原卫生部教材办公室依据课题研究成果规划并组织全国高等医药院校专家编写的“面向21世纪课程教材”。本套教材是我国高等职业教育护理类专业第一套规划教材，第一轮于1999年出版，2005年和2012年分别启动第二轮和第三轮修订工作。其中《妇产科护理学》等核心课程教材列选“普通高等教育‘十五’国家级规划教材”“普通高等教育‘十一五’国家级规划教材”和“‘十二五’职业教育国家规划教材”，为我国护理、助产专业人才培养做出卓越的贡献！

根据教育部和国家卫生健康委员会关于新时代职业教育和护理服务业人才培养相关文件精神要求，在全国卫生职业教育教学指导委员会指导下，2017年组建了新一届教材建设评审委员会启动第四轮修订工作。新一轮修订以习近平新时代中国特色社会主义思想为指引，坚持立德树人，对接新时代健康中国建设对护理、助产专业人才培养需求。评委会在来自全国30个省、市、自治区140余所高等职业院校的申报专家中全面比较、反复研究，遴选出600余名专家参与第四轮修订。

本轮修订的重点：

1. 秉承三基五性 对医学生而言，院校学习阶段的学习是一个打基础的过程。本轮教材修订工作秉承人民卫生出版社国家规划教材建设“三基五性”优良传统，在基本知识、基本理论、基本技能三个方面进一步强化夯实医学生基础。整套教材从顶层设计到选材用材均强调思想性、科学性、先进性、启发性、适用性。在思想性方面尤其突出新时代育人导向，各教材全面融入社会主义核心价值观，体现“敬佑生命、救死扶伤、甘于奉献、大爱无疆”的卫生与健康工作者精神，将政治素养和医德医技培养贯穿修订、编写及教材使用全过程。

2. 强化医教协同 本套教材评审委员会和编写团队进一步增加了临床一线护理专家，更加注重吸收护理业发展的新知识、新技术、新方法以及产教融合新成果。评委会在全国卫生职业教育教学指导委员会指导下，在加强顶层设计的同时注重指导各修订教材对接最新专业教学标准、职业标准和岗位规范要求，更新包括疾病临床治疗、慢病管理、社区护理、中医护理、母婴护理、老年护理、长期照护、康复促进、安宁疗护以及助产等在内的护士执业资格考试所要求的全部内容，力求使院校教育、毕业后教育和继续教育在内容上相互衔接，凸显本套教材的协同性、权威性和实用性。

3. 注重人文实践 护理工作的服务对象是人，护理学本质上是一门人学，而且是一门实践性很强的科学。第四轮修订坚持以学生为本，以人的健康为中心，注重人文实践。各教材围绕护理、助产专业人才培养目标，将知识、技能与情感、态度、价值观的培养有机结合，引导学生将教材中学到的理论、方法去观察病情、发现问题、解决问题，在加深学生对理论的认知、理解和增强解决未来临床实际问题的能力的同时，更加注重启发学生从心灵深处自悟、陶冶灵魂，从根本上领悟做人之道。

4. 体现融合创新 当前以信息技术、人工智能和新材料等为代表的新一轮科技革命迅猛发展，包括护理学在内的多个学科呈深度交叉融合。本套教材的修订与时俱进，主动适应大数据、云计算和移动通讯等新技术新手段新方法在卫生健康和职业教育领域的广泛应用，体现卫生健康及职业教育与新技术的融合成果，创新教材呈献形式。除传统的纸质教材外，本套教材融合了数字资源，所选素材主题鲜明、内容实用、形式活泼，拉近学生与理论课和临床实践的距离。通过扫描教材随文二维码，线上与线下的联动，激发学生学习兴趣和求知欲，增强教材的育人育才效果。

全套教材包括主教材、配套教材及数字融合资源，分职业基础模块、职业技能模块、人文社科模块、能力拓展模块、临床实践模块 5 个模块，共 47 种教材，其中修订 39 种，新编 8 种，预计于 2018 年 12 月出版，供护理、助产 2 个专业选用。

教材目录

序号	教材名称	版次	所供专业	配套教材
1	人体形态与结构	第 2 版	护理、助产	√
2	生物化学	第 2 版	护理、助产	√
3	生理学	第 2 版	护理、助产	√
4	病原生物与免疫学	第 4 版	护理、助产	√
5	病理学与病理生理学	第 4 版	护理、助产	√
6	正常人体结构	第 4 版	护理、助产	√
7	正常人体功能	第 4 版	护理、助产	
8	疾病学基础	第 2 版	护理、助产	
9	护用药理学	第 4 版	护理、助产	√
10	护理学导论	第 4 版	护理、助产	
11	健康评估	第 4 版	护理、助产	√
12	基础护理学	第 4 版	护理、助产	√
13	内科护理学	第 4 版	护理、助产	√
14	外科护理学	第 4 版	护理、助产	√
15	儿科护理学	第 4 版	护理、助产	√
16	妇产科护理学	第 4 版	护理	
17	眼耳鼻咽喉口腔科护理学	第 4 版	护理、助产	√
18	母婴护理学	第 3 版	护理	
19	儿童护理学	第 3 版	护理	
20	成人护理学（上册）	第 3 版	护理	
21	成人护理学（下册）	第 3 版	护理	
22	老年护理学	第 4 版	护理、助产	
23	中医护理学	第 4 版	护理、助产	√
24	营养与膳食	第 4 版	护理、助产	
25	社区护理学	第 4 版	护理、助产	
26	康复护理学基础	第 2 版	护理、助产	
27	精神科护理学	第 4 版	护理、助产	
28	急危重症护理学	第 4 版	护理、助产	

续表

序号	教材名称	版次	所供专业	配套教材
29	妇科护理学	第 2 版	助产	√
30	助产学	第 2 版	助产	
31	优生优育与母婴保健	第 2 版	助产	
32	护理心理学基础	第 3 版	护理、助产	
33	护理伦理与法律法规	第 2 版	护理、助产	
34	护理礼仪与人际沟通	第 2 版	护理、助产	
35	护理管理学基础	第 2 版	护理、助产	
36	护理研究基础	第 2 版	护理、助产	
37	传染病护理	第 2 版	护理、助产	√
38	护理综合实训	第 2 版	护理、助产	
39	助产综合实训	第 2 版	助产	
40	急救护理学	第 1 版	护理、助产	
41	预防医学概论	第 1 版	护理、助产	
42	护理美学基础	第 1 版	护理	
43	数理基础	第 1 版	助产、护理	
44	化学基础	第 1 版	助产、护理	
45	信息技术与文献检索	第 1 版	助产、护理	
46	职业规划与就业指导	第 1 版	助产、护理	
47	老年健康照护与促进	第 1 版	护理、助产	

全国高等职业教育护理、助产专业第四届教材评审委员会

数字内容编者名单

主　编　吕雨梅　李海舟

副主编　陈　铁　戴　波

编　者（以姓氏笔画为序）

吕雨梅（哈尔滨医科大学大庆校区）
刘　尊（沧州医学高等专科学校）
李海舟（宁波卫生职业技术学院）
宋　锐（黑龙江护理高等专科学校）
张　利（蚌埠医学院）
陈　铁（大庆医学高等专科学校）
聂婉翎（哈尔滨医科大学附属第二医院）
栾雅淞（山东中医药高等专科学校）
廖春莲（重庆医科大学附属第二医院）
戴　波（聊城职业技术学院）

主编简介与寄语

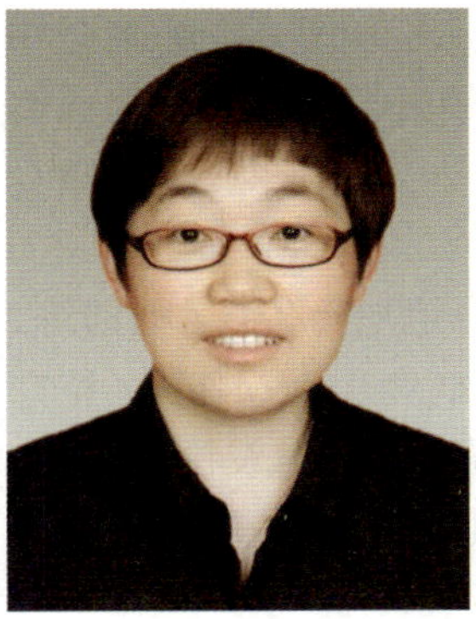

吕雨梅　副教授，硕士研究生导师，哈尔滨医科大学大庆校区护理学院社区护理教研室主任，兼任中国生命关怀协会老年护理和临终关怀专业委员会委员、中国老年医学学会院校教育分会委员。

从事康复护理教学、科研、临床工作17年，主要承担康复护理、社区护理等教学工作，研究方向为社区脑卒中病人的康复干预及健康管理；主编、副主编教材5部，参编教材5部；主持国家自然科学基金1项、省级课题5项；发表SCI论文2篇、国内核心期刊论文15篇；荣获哈尔滨医科大学青年教学能手称号、全国护理高职高专教育研讨会优秀论文二等奖1项、大庆市市校融合优秀科研成果奖1项、省高等教育学会高教研究成果二等奖2项、市自然科学技术成果二等奖1项；学校康复护理学精品课程负责人。

寄语：

洗净浮华独匠心，梅花香自苦寒来。希望同学们用一颗宁静的心，在自己热爱的护理领域，追求极致，汇聚能量，为护理事业绽放青春。

主编简介与寄语

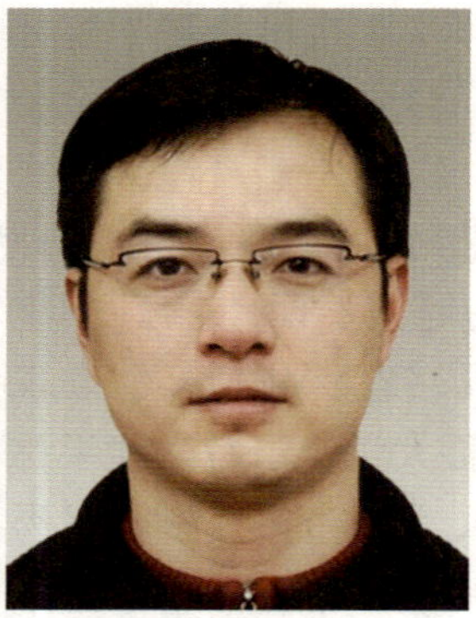

李海舟 副教授，宁波卫生职业技术学院康复系主任，兼任中华医学会物理医学与康复分会康复疗养学组委员，中国康复医学会康复教育专委会物理治疗学组委员，宁波市康复医学会中西医结合康复专业委员会副主委、神经康复专业委员会委员，宁波市运动医学会委员。

从事康复医学教学、临床、科研工作20年，擅长综合运用针灸、运动训练、徒手操作等方法治疗脑卒中、脑外伤、脊髓损伤、颈腰椎病和运动损伤；主持完成省青年教师资助计划1项，参与完成省部级及以上课题6项，发表论文5篇，编写出版教材6本；获得市教学成果奖一、二等奖各1项，市级高校产学研优秀合作案例二等奖1项，学校教学成果奖3项等成绩。

寄语：

康复的精神就是积极的生活态度。无论我们身处何境，都应该笑对人生，并利用我们的智慧创造美好生活！

前　言

随着老年人口不断增加、疾病谱的转变，慢性疾病病人逐渐增多；同时，医学科技水平的不断提高，危重症病人抢救成功率的明显提高，使人们对康复护理的需求日益增加。为促进康复护理学科的发展，加强康复护理学科建设和满足专业人才培养的需要，总结和探索康复护理理论、知识和技能，使康复护士更好地了解当前康复护理的新动向、新技能，特对本教材进行修订。

教材编写以临床康复护理实际工作过程为依据，基本知识以“必需、够用”为度，基本技能以“培养学生实践动手操作能力”为目标，编写力求“内容简明扼要、通俗易懂、文字准确流畅、图文并茂”，以培养高素质、高质量的高职高专康复护理人才。在编写过程中，强化与康复护理密切相关的专科护理技术，弱化与康复护理专科技术操作不密切的康复治疗技术。

全书共分七章，主要内容包括概论、康复护理评定、康复治疗基本技术、康复护理基本技术、神经系统疾病的康复护理、运动系统疾病的康复护理、其他疾病的康复护理。节首设有情景导入并提出问题，学生可以以问题为导向进行学习，激发学习兴趣。本书增加了富媒体内容，包括章首课件、“扫一扫，测一测”“思路解析”等，供学生学习并自我检测学习效果。本教材可供护理、助产专业学生使用，也可供广大护理教师和临床护理人员参考。

本书在编写过程中，得到了编者所在单位的大力支持与协助，特此感谢。

尽管全体编者均具有丰富的康复护理教学经验和临床护理实践经验，但学科不断发展，知识不断更新，疏漏和错误在所难免，恳请读者在使用过程中及时反馈，以便于再版时进一步完善。

吕雨梅　李海舟
2018 年 9 月

教学大纲（参考）

目　　录

第一章 概 论

01章 PPT

学习目标

1. 掌握康复护理的基本概念；康复医学的服务及工作方式；康复护理原则；国际功能、残疾、健康分类。
2. 熟悉康复医学的服务对象；康复护理的程序及内容；康复护理人员的角色。
3. 了解康复、康复医学的概念；我国残疾分类。
4. 能结合护理学及康复医学，正确说出康复护理的基本特点。
5. 具有尊重残疾人、促进残疾人重返社会的意识。

康复护理是康复医学的重要组成部分，为达到全面康复、最大限度的功能恢复和重返社会，预防继发性残疾，提高生命质量的目标，对残疾人、老年病、慢性病并伴有功能障碍者，进行除基础护理以外的符合康复医学要求的专门护理和功能训练。

第一节 康复与康复医学

情景导入

某三级甲等医院于2000年设立康复科，包括康复医师、康复治疗师及康复护士共计21人。该科设有康复医学科病房、门诊、康复功能评定室、物理治疗（PT）室、作业治疗（OT）室、语言吞咽治疗（ST）室、物理因子治疗室、按摩室、针灸室等。其主要收治的对象是残疾者以及各种功能障碍的慢性病人和老年病人，使其伤病后能达到"病而不残，伤而不残，残而不废"。

请思考：

1. 该科室提供的康复医学服务属于何种方式？
2. 康复医学的服务对象及工作方式。

一、基本概念

笔记

1. 康复（rehabilitation） 是指综合协调地应用各种措施，消除或减轻病、伤、残者身心社会功能障碍，增强生活自理能力，使其重返社会，提高生活质量。康复不仅对残疾和残障者进行训练，提高其自身功能以适应环境，还需调整其周围环境和社会条件以利于他们重返社会。

2. 康复医学（rehabilitation medicine） 是促进病、伤、残者康复的医学学科，是医学的一个重要分支。随着我国经济的发展，康复医学已渗入到医学各个学科并贯穿于健康管理的全过程，应用各种有效措施减轻残疾的影响，使残疾人重返社会，在提高病人生活质量方面起到重要作用。

3. 社区康复（community-based rehabilitation，CBR） 是指在社区范围内，依靠社区的领导和行政组织，依靠社区的人力、物力、财力、信息和技术等资源，以简便实用的方式向残疾人提供必要的医疗、教育、职业和社会康复服务，使广大残疾人得到全面康复服务，以达到最终能够参与社会生活的目的。

知识拓展

社区康复的发展

随着人们对社区康复认识的不断深入，其定义也在不断更新和完善。根据国情差异，各国组织机构对社区康复的定义及内涵有着不同理解。1976 年，WHO 向各国（尤其是发展中国家）建议，要通过社区康复为残疾者提供基本服务和训练，将其作为初级卫生保健的重要组成部分，并在社区层面上为居民提供疾病的预防、治疗、保健和康复服务；1981 年，WHO 康复专家委员会提出，社区康复是依靠社区人力资源采取的康复措施，人力资源包括残损、残疾、残障者本身及其家庭和社会；1994 年，WHO、联合国教科文组织、国际劳动组织联合发表《社区康复的联合意见书》，对社区康复进行新的解释，指出社区康复是社区发展计划中的一项康复策略，目的是促进所有残疾者平等地享有康复服务、参与社会活动。

二、康复医学的服务对象

（一）各种原因引起的功能障碍者

由于各种原因导致机体不能正常发挥身体、心理和社会功能，如伤残者、病残者和先天性残疾者。

1. 伤残者 指因外力或其他外在因素作用于人体引起损伤后发生功能障碍者，常见于跌打损伤、挤压伤、烧烫伤、冻伤等。

2. 病残者 指因各种慢性病、老年病引起功能障碍者，常见于心脑血管疾病、恶性肿瘤、代谢性异常等。

3. 先天性残疾者 指因遗传、孕妇子宫内发育环境与产科因素所致新生儿出生时异常或发育过程中出现异常者，常在一定程度上影响其正常生活、学习与工作。

（二）老年人群

我国 60 岁以上的老年人已超过全国人口的 10%，预测到 2020 年老年人口将占全国人口的 16%～17%。60% 的老年人患有多种老年病或慢性病，迫切需要进行康复。因此，老年人群将成为康复护理的一个主要服务对象。

（三）亚健康状态者

如不明原因的体力疲劳、性功能下降和月经周期紊乱；不明原因的情感障碍、焦虑或神经质；对工作、生活、学习等环境难以适应，人际关系难以协调。亚健康状态如处理得当，则身体可向健康状态转化，否则易患各种疾病。

三、康复医学的服务及工作方式

（一）康复医学的服务方式

1. 机构康复（institution-based rehabilitation，IBR） 是指在具体机构内开展的康复，包括综合医院中的康复科（部）、康复门诊、专科康复门诊、康复医院（中心）等。康复机构有较完善的康复设备，有经过正规训练的各类专业人员，能在病、伤、残的早期就介入康复或给予预防性治疗，能解决残疾者不同时期的各种康复问题。机构康复服务水平高，但收费也较高，残疾者必须到该机构方能接受康复服务，因此服务对象有限。

笔记

2. 社区康复（community-based rehabilitation，CBR） 是指在社区内或基层开展的康复，又称基层康复。社区康复依靠社区资源为本社区残疾者开展就地服务，强调社区、家庭和个人的共同参与，以医疗、教育、职业、社会等全面康复为目标。社区康复设备往往比较简单、专业人员不够全面、治疗技术受到限制。

3. 上门康复（out-reaching rehabilitation service，ORS） 具有一定专业技术水平的康复人员走出康复机构，到残疾者家庭或社区进行康复服务，服务数量和内容均有一定限制。

（二）康复医学的工作方式

其工作方式是由多种专业共同组成康复治疗组（team work），即团队的工作方式。全面康复的实施需要通过康复团队，其成员有康复医师、物理治疗师、作业治疗师、言语治疗师、心理治疗师、文体治疗师、康复工程师、康复护士、职业咨询师、社会工作者和营养师等，其中康复医师是康复治疗组的组长。

社区康复的基本模式

四、康复医学的工作内容

康复医学的工作内容包括康复预防、康复评定和康复治疗三个方面。

1. 康复预防 主要是指与原发病患没有直接关系的继发性功能障碍。如基底节区脑出血病人，因患病后没有及时活动，导致深静脉血栓形成和肺部感染。

2. 康复评定 是在临床检查的基础上，对病、伤、残病人的功能状况及其水平进行评价并解释结果的过程，又称为功能评定。包括：①躯体功能：人体发育、姿势、关节活动、肌张力、肌肉力量、平衡和协调、步行功能、心肺功能等；②认知功能：注意力、记忆力、逻辑思维、计算能力、时间和空间的定向力等；③言语（交流）功能：口语、手语、书面语、身体语言、书写功能等；④心理功能：行为、智力、人格、情绪等；⑤社会功能：社会交流、人际交流、组织和策划能力等。

3. 康复治疗 常用的治疗方法有以下几方面。

（1）物理治疗（physical therapy，PT）：通过主动和被动方式，利用个体自身的肌肉收缩和关节活动，并借助于各种物理因子（如电、光、声、磁、冷、热、水、力等）来治疗疾病、恢复与重建功能的治疗方法，是康复治疗的主要手段之一。

（2）作业疗法（occupational therapy，OT）：通过特殊的作业活动（activity/task）治疗躯体和精神疾患，改善个体功能，使病人的功能和独立性在日常生活的各方面均达到最佳水平。

（3）言语治疗（speech therapy，ST）：通过各种训练，使病人借助口语、书面语、手势语传达其思想、感情、意见，实现个体间最大能力交流的治疗。

（4）心理辅导与治疗（psychological therapy，PST）：由专业人员运用心理治疗的有关理论和技术，帮助病人消除或缓解心理问题，促进其人格向健康、协调方向发展。

（5）中国传统治疗（traditional Chinese medicine，TCM）：包括针灸、中药、中医手法治疗、传统的保健方法和功能训练如太极拳等。

（6）康复护理（rehabilitation nursing，RN）：是随着康复医学的发展而逐渐发展起来的专科护理技术，是康复医学的重要组成部分。

（7）其他：如文体治疗（recreation therapy，RT），康复工程（rehabilitation engineer，RE），社会服务（social service，SS）等。

第二节 康复护理学

情景导入

病人，女，45 岁，身高 160cm，体重 75kg。因疾病需长期大量使用激素，后检查确诊为双侧股骨头坏死，医生叮嘱持腋杖行走。

请思考：

1. 康复护理的对象包括哪些人群？

笔记

2. 康复护理的内容是什么？
3. 康复护理的原则是什么？

一、康复护理概念

1. 定义　康复护理（rehabilitation nursing，RN）是护理学和康复医学结合所产生的一门专科护理技术。在康复实施过程中，为达到躯体、精神、社会和职业的全面康复目标，由护士配合康复医师和治疗师等康复专业人员，对康复对象进行基础护理和各种专门的功能训练，以预防残疾的发生、发展及继发性残疾，减轻残疾的影响，最终达到最大限度的功能改善和重返社会。

2. 对象　与康复对象一致，即各种原因引起的病伤残者、老年人群及亚健康状态者。

3. 目的　减轻康复对象功能障碍的程度，促进功能恢复，预防或改善继发性功能障碍，最大限度提高或恢复生活自理能力，重返家庭，回归社会，最终提高生活质量。

二、康复护理程序和内容

（一）康复护理程序

社区残疾人的康复护理程序

康复护理程序是一种有计划地、系统地实施康复护理的程序，是综合、动态、具有决策与反馈功能的过程，是以促进或恢复病人健康为目标的一系列护理活动。完整的康复护理程序分为收集病人资料、评定康复功能、制订康复护理计划、实施康复护理和评价康复护理效果五个步骤。

（二）康复护理内容

1. 评定病人残疾情况　定期评估病人的功能情况，包括失去及残存的功能、治疗过程中功能障碍的变化，为制订康复护理计划提供客观依据。初期评定目的在于了解功能障碍的性质、部位、范围、严重程度、发展趋势、预后和结局；中期评定目的在于动态观察功能障碍的发展变化；后期评定目的在于评定康复治疗的效果，为病人今后工作、生活及家庭活动提供依据。

2. 进行康复护理　用独特的康复护理技术进行护理实践，如体位转移、关节活动度训练、肌力增强训练、吞咽功能训练、排泄训练、日常生活活动能力训练、各种康复体操；用康复护理理论知识进行健康指导，如安全宣教、用药指导、心理疏导、日常生活方面指导及助行器使用等。

3. 疾病的分期护理　针对不同疾病不同时期，进行不同的康复护理。如脑卒中病人，在急性期应密切观察病情变化，待病情稳定后及早介入康复，以预防并发症和二次残疾的发生；在早期和恢复期主要进行残余功能的保持和强化、替代功能的开发和训练等。

三、康复护理原则

1. 预防继发性功能障碍　是康复护理首要原则。康复训练应贯穿于康复护理的始终，并与日常生活活动相结合，持之以恒，坚持不懈。

2. 掌握自我护理方法　是康复护理的核心要素。加强自我护理，使康复护理从传统护理中的“替代”护理转变为康复护理中的“主动”护理。

3. 重视心理支持　是康复护理发挥作用的保障。多鼓励病伤残者，使其能正确面对各种功能障碍，积极参与康复治疗，以确保并提高康复治疗的成效。

4. 提倡团队协作　是康复护理正常运作的必要环节。康复科与临床其他专科最大区别在于由各种治疗师参与治疗，医生、护士、各治疗师组成治疗团队，相互之间的协调和合作是康复治疗的可靠保障。

四、康复护士的作用

为适应职业需要，康复护士在康复护理活动中充当特定的社会角色。康复护士除具有普通护士的角色，还要掌握康复医学的专业技能，充分了解心理学、社会学、伦理学及护理学科的相关理论，以丰富的知识储备应对护理工作中遇到的各种问题，遵循正确的护理程序实施康复护理工作。

1. 康复疗效及病情的观察者　康复护士与病人接触时间最多，对其功能障碍、心理状况及影响康复治疗进程的各因素了解最清楚，为评定康复功能、制订和实施康复护理计划提供重要依据。

笔记

2. 治疗协调者　康复治疗强调整体康复，康复计划由康复医师、护士、治疗师共同完成。在实施康复治疗过程中，康复护士需根据病人的治疗时间安排来协调各项工作，如静脉用药的时间需错开病人参与康复治疗的时间，以保证康复训练顺利进行。

3. 护理实施者　康复护士围绕总的康复治疗计划，从病人整体需要出发，对病人的功能进行评定，判断其存在的各种健康问题，从而制订出康复护理计划，并根据计划实施一系列符合康复要求的康复护理措施。

4. 健康教育者　在康复护理中强调病人自我护理，为有效预防和减轻功能障碍对机体的影响，需康复护士的指导。护士组织病人及家属共同制订康复计划并监督实施，为出院回归家庭作好准备。

5. 心理护理者　高度重视心理护理是康复护理的重要原则，护士应把握病人心理过程和个性心理特征，因人而异地实施康复护理措施，以心理康复促进机体功能康复，达到全面康复的目的。

第三节　ICF与康复护理

情景导入

患儿，女，6岁，因出生时早产患有脑瘫。现运动发育落后，流涎，吞咽及咀嚼困难，发音障碍；生活不能自理，行走困难，如厕需他人帮助。

请思考：

1. 如何正确评估该患儿的残疾分类？

2. 护士如何指导家属对该患儿进行残疾的预防？

一、概述

（一）残疾的定义

残疾（disability）是指因外伤、疾病、发育缺陷或精神因素造成病人明显的躯体、精神及社会适应能力等方面的功能障碍，以致不同程度地丧失正常生活、工作和学习能力的一种状态。

（二）残疾的发生率

1. 全球残疾发生率　根据联合国统计，全球残疾人约占总人口的10%，欧洲一些高福利国家，残疾人比例高达19%～20%以上。随着现代社会工业化进程的发展，发达国家由于脑血管疾病、交通意外等原因造成的残疾人数也在不断增加。因此，残疾问题是摆在各国面前的一项重要议题。

2. 中国残疾发生率　新中国成立以来开展过两次大规模的残疾人抽样调查。1987年第一次调查残疾人数为5164万，占全国总人口的5.49%；2006年，根据第二次全国残疾人人口普查数据调查推算，全国各类残疾人总数为8296万人，占全国总人口的6.34%。按照人口学预测，全国每年新生残疾人约200万人。我国残疾人口发生率在未来10～15年，依然处于高增长阶段，这与城镇化有很大关系。

（三）残疾的原因

1. 先天性因素　如遗传、妊娠等因素所致新生儿畸形、精神发育迟滞等。

2. 后天性因素　占残疾发生的绝大多数，包括外伤或创伤、疾病、个体营养状况、药物或毒物中毒、心理因素等方面。

3. 人口老化　伴随人口老龄化进程的不断推进，出现脑血管意外、帕金森病、肿瘤等疾病增多，这也是引起残疾发生率增高的原因。

二、残疾的分类

（一）国际残损、残疾和残障分类

1980年WHO制订的《国际残损、残疾和残障分类》（International Classification of Impairment, Disability and Handicap, ICIDH）按照残疾的性质、程度及影响将残疾分为残损、残疾和残障三类。

1. 残损　指由于各种原因造成身体结构、外形、器官或系统生理功能及心理功能的损害，造成身体和（或）精神与智力活动受到不同程度的限制，但个体仍能保障日常生活自理，是生物器官系统水

笔记

平上的功能障碍，又称结构功能缺损。

2. 残疾　指由于残损导致机体的功能障碍，以致个体不同程度地丧失正常生活、工作和学习能力的一种状态，是个体水平上的功能障碍，又称个体能力障碍。

3. 残障　指由于残损或残疾限制或阻碍了个体完成正常情况下（按年龄、性别、社会、文化等因素）的社会作用，除个人生活不能自理外，还不能参加社会生活、学习和工作的一种状态，是社会水平上的功能障碍，又称社会能力障碍。

（二）国际功能、残疾、健康分类

2001 年第 54 届世界卫生大会通过《国际功能、残疾、健康分类》(International Classification of Functioning, Disability and Health, ICF)。ICF 强调功能 - 障碍的双向变化，即通过评定身体结构和功能来反映器官损伤，通过评定活动与活动限制来反映残疾，通过评定参与和参与受限来反映残障，同时强调情景因素即影响健康的环境因素和个体因素的作用（图 1-1）。

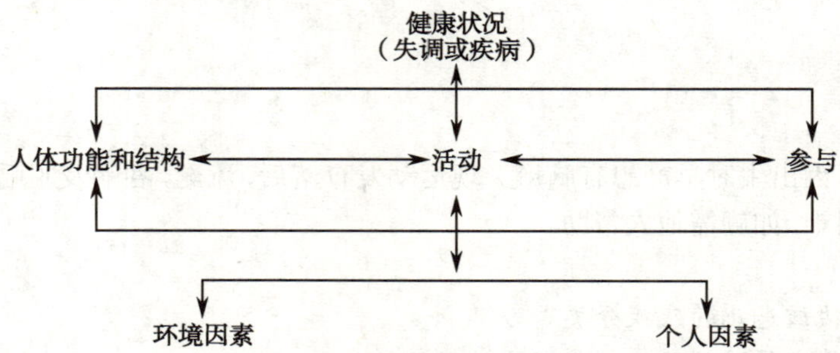

图 1-1　国际功能、残疾、健康分类（ICF）

ICF 与 ICIDH 分类的最大区别：ICIDH 各项关系是单向的、平面式的模式；ICF 各项关系是双向的、相互关联、相互制约的立体化模式。

中国残疾人6类评定标准

（三）我国残疾分类

1995 年，我国依据残疾部位将残疾分为视力残疾、听力残疾、语言残疾、智力残疾、肢体残疾和精神残疾六类，并依据残疾对功能影响的严重程度进行分级。

三、残疾的预防及康复护理

随着医学模式及疾病谱的转变，残疾的预防已从生物学转变为心理、社会的预防阶段，通过进行不同层次的心理、社会行为干预使残疾得以控制或延迟发生。残疾预防可分为一级、二级及三级预防（表 1-1）。

表 1-1　残疾预防及康复护理

级别	目的	措施
一级	预防致残性伤害、减少病损发生	预防性保健及咨询指导：指导自我预防和群体预防，如婚前检查、遗传咨询、优生优育、预防先天性残疾、预防慢性传染病等
		预防接种：减少和消除急性脊髓灰质炎、麻疹、乙型脑炎等致残性传染病
		避免引发伤病的危险因素：如控制致伤致残的生物、物理、化学、机械的危险因素，预防多种非感染性伤害因素
		健康生活方式：如合理营养、适当运动、限制烟酒，预防心、脑血管疾病、糖尿病等
		安全维护：如遵守交通规则、改善社会环境、预防意外伤害
		心理干预：如减轻压力，保持心理平衡，预防抑郁、焦虑及精神疾患
二级	限制或逆转由伤病造成的残疾	早发现早治疗：如高血压、糖尿病、精神障碍等疾病可通过早发现、早治疗避免病损发生
		早期干预：如创伤、骨折后、白内障手术治疗等之后通过药物治疗、康复护理，促进疾病好转，预防残疾发生
		早期康复护理：如对伤病者进行心理干预、功能及体位的康复护理，以促进身心健康，预防并发症，防止功能障碍

笔记

续表

级别	目的	措施
三级	残疾出现后采取措施，预防残障	及时康复治疗及护理：如运动治疗、作业治疗、语言治疗、心理治疗及康复护理等，可改善功能，预防和减轻残疾
		合理的矫形器具应用：如应用假肢、矫形器、轮椅等，以改善功能、预防畸形，提高日常生活能力
		康复护理：如预防泌尿系统感染、压疮等，改善机体情况和减轻残疾
		康复咨询及指导：可提高自我康复和自我护理的能力

（吕雨梅）

思考题

1. 病人，男，43 岁，因交通事故送至医院。经积极治疗 1 个月后，目前该患意识清楚，生命体征平稳，语言流畅。查体：T_4 平面以上感觉障碍，双下肢活动障碍，二便失禁。护士可为该患提供哪些康复护理服务？如病人出院，护士可提供哪种康复医学的服务方式？

2. 病人，女，52 岁，在清晨起床时出现“右侧肢体活动不灵活”，立即到门诊就诊。查体：神清语明，左侧肢体肌力 3 级，MRI 诊断“脑血栓”，立即给予溶栓、抗凝等治疗。经 1 周治疗，病人病情稳定，持手杖可缓慢行走，改用左手进食，穿衣困难。护士在实施康复护理过程中，应遵循何种原则？康复护士起到何种作用？

思路解析　　　　扫一扫，测一测

第二章 康复护理评定

学习目标

1. 掌握常见功能障碍的评定方法；认知障碍、构音障碍和失语症的概念。

2. 熟悉临床常见异常步态；言语功能障碍及认知功能障碍的主要类型和表现；ADL 的概念及分类。

3. 了解认知的概念；大脑半球与认知的关系；常用心理评定量表；ADL 常用评定量表。

4. 能运用简易精神状态量表、改良 Barthel 量表进行评定；能有效地向病人进行防跌倒宣教。

5. 对病患具有同理心，能感受病人痛苦和功能障碍，评定过程认真细致严谨。

康复护理评定（rehabilitation nursing evaluation）是康复护理过程的重要组成部分，是在临床检查基础上，对康复对象的功能状况及其水平进行客观、有效、准确的定性和（或）定量描述，并对结果做出合理解释的过程。与临床诊断主要着眼于病人的病理状态不同，康复护理评定主要着眼于病人的各种功能状态。按照 ICF 理念，可以从躯体结构与功能、个体活动和参与社会生活三个层次进行康复护理评定。

第一节　概　　述

情景导入

病人，女，65 岁。3d 前半夜去卫生间时，发现右侧肢体活动不利，故急诊入院。头颅 MRI 检查提示：“左侧基底节区脑栓塞”。给予溶栓治疗，第 2d 右侧肢体无力渐加重。现右侧肢体无自主活动，症状持续无缓解。该病人高血压病史十余年。

请思考：

1. 该病人目前是否可以介入康复医疗？

2. 该病人目前有哪些功能障碍？康复护理评定的内容有哪些？

一、康复护理评定的作用

康复护理评定是对病人功能障碍的种类、性质、部位、范围和严重程度等作出正确评定，以制订正确的康复护理计划，使病人得到理想的功能恢复。康复护理评定是制订康复护理计划的前提和基础，也是评价康复护理效果的客观依据，其目的有以下几方面。

1. 确定功能障碍的性质　通过评定，分析判断病人不能适应家庭、社会生活是由运动功能障碍引起，还是由言语认识功能障碍引起；不能站立的病人是由下肢肌无力引起，还是由平衡功能障碍引起。引起这些功能障碍的原因是先天缺陷，还是后天伤病；是直接病损导致，还是并发症或继发性损伤所致。

2. 确定功能障碍的范围　明确躯体、言语、心理、社会功能等是否受限及受限程度；如为躯体运动功能受限，明确所涉及的关节和肌肉等。

3. 确定功能障碍的程度　任何功能障碍均有程度上的差别，如肌力评定可分为0～5级；关节活动度障碍，应明确哪个关节、何种活动方向、具体的活动范围；日常生活能力的评定结果可分为生活完全依赖、生活部分依赖、生活基本自理、生活完全自理等。功能障碍的程度不同，对病人及家庭近期、远期的影响不同。

4. 确定康复目标与治疗方案　经康复护理评定，了解病人存在的问题和康复需求，制订适宜的个体化康复护理计划，明确近期应达到的康复目标和护理措施，以及远期应达到的康复目标。

5. 疗效评定和预后判断　再次康复护理评定可了解病人功能改善情况，及时修正前期的康复护理计划。康复护理评定还可对病人的功能结局做出客观、合理的预测。

二、康复护理评定的方法与过程

（一）康复护理评定的方法

1. 评定方式

(1) 直接观察：是护士凭感觉器官或其他辅助工具，对病人的功能进行有目的、有计划的考察，并进行记录和描述的一种方法。也可将观察内容用视频的形式摄录下来，以便反复观察和进行再次评定时比较。

(2) 间接调查：可分为问卷法和谈话法。其优点是能够在短期内获得大量有关被调查者的第一手资料。

2. 评定工具

(1) 评定量表：可分为计量资料量表和等级资料量表。评定时，应优先选用简洁、信度及效度较高的量表，以获得病人相对稳定的功能状况。

(2) 评定仪器：包括皮尺、量角器、体重秤、步态分析仪、心肺运动负荷测试仪等。通过仪器设备对病人的某些功能性变量进行实际、客观的直接测量，而获得绝对的量化记录。

（二）康复护理评定的过程

1. 初期评定　在制订康复护理计划或开始康复护理前的评定。其目的主要是了解病人存在的问题和功能状态及其障碍程度，了解康复潜能及可能影响因素，并作为制订康复护理计划及短期、长期目标的依据。

2. 中期评定　在康复护理期间某个阶段的评定。其目的是了解功能有无改善及其恢复程度，并讨论决定是否对原有目标和计划进行适当调整。恢复较快的住院病人，1～2周评定1次；恢复较慢、病程较长者，3～4周评定1次。

3. 末期评定　在康复护理结束前或住院病人出院前进行的护理评定。判定康复护理的效果、是否达到预期目标、对遗留问题提出进一步解决方法和建议、讨论社区康复护理目标等。

三、康复护理评定的要求

1. 为减少评定过程的人为因素误差，提高对初期、中期及末期评定间评定结果的可比性，同一病人的康复护理评定最好由同一护士执行。

2. 评定同时应了解病人的年龄、职业、文化背景、家庭经济状况等，即使相同的功能障碍，不同个体的康复需求及康复目标也有差异，康复护理方案因人而异。

3. 通过再次评定，分析康复护理效果，并做好与病患的沟通，及时调整康复护理计划，以便充分合理地利用各种资源，避免病人及家属对康复期望过低或过高。

（李海舟）

笔记

第二节　运动功能评定

情景导入

上午10点，从骨科新转入一脊髓损伤后1个月的病人，护士长带领护士进行常规查房，要求护士小张针对该患进行躯体运动功能的描述。

请思考：

1. 躯体运动功能包括哪些方面？

2. 如何客观准确地描述运动功能？

一、肌力评定

（一）概述

肌力（muscle strength）是指肌肉主动收缩时产生的最大力量。肌力评定是测定受试者在主动运动时肌肉或肌群产生的最大收缩力量，以评价肌肉的功能状态，从而判断有无肌力下降及肌力下降的范围和程度，主要适用于各种肌肉、骨骼和神经系统疾病康复，尤其是周围神经系统疾患引起的肌力下降、肌肉萎缩。常用的评定方法有徒手肌力检查和器械肌力测定。

（二）徒手肌力检查

徒手肌力检查（manual muscle testing，MMT）是不借助任何器械，检查者凭借自身的技能和判断力，参照一定标准，对受试者进行肌力测定的方法。

1. 评价方法　徒手肌力检查通常采用美国哈佛大学lovett教授提出的6级分级法（表2-1）。检查时，根据受检肌肉或肌群的功能，嘱病人处于不同受检体位，分别在抗重、减重或抗阻的情况下做一定动作，按动作完成情况，将肌力分为6级。

表2-1　Lovett 6级分级法

级别	名称	评级标准	正常肌力%
0	零（Zero，O）	无可测知的肌肉收缩	0
1	微缩（Trace，T）	有轻微收缩，但不能引起关节活动	10
2	差（Poor，P）	在减重状态下，能作关节全范围运动	25
3	尚可（Fair，F）	能抗重力作关节全范围运动，但不能抗阻力	50
4	良好（Good，G）	能抗重力、抗一定阻力作关节全范围运动	75
5	正常（Normal，N）	能抗重力、抗充分阻力作关节全范围运动	100

表2-1对肌力的分级较粗略，为补充分级的不足，可在Lovett 6级分级法的基础上进一步细分，即当肌力比某级稍强时，可在此级的右上角加“+”，稍差时则在右上角加“−”。

2. 特点

（1）方法简便，无需特殊器械，不受地点、条件所限制，且耗时少。

（2）以自身各肢体的重量作为肌力评价基准，能表达出与各人体格相对应的力量，比用器械测得的绝对值更具有实用价值。

（3）应用面广，可对全身主要肌肉或肌群进行测试，并可适用于完全瘫痪至正常肌肉的测试及评定。

3. 注意事项

（1）向病人说明检查的目的、步骤、方法和感受，消除其紧张心理，取得充分理解与合作。

（2）采取正确的测试姿势，防止出现替代动作。

（3）对于肌力3级以下者，应将被测肢体置于减重体位；肌力3级以上者，在肢体远端施加阻力，阻力方向与肌肉用力方向相反，同时测试健侧同名肌，以进行对比。

笔记

(4) 被测肌肉如伴有疼痛、肿胀、痉挛或挛缩时，应做标记。

(5) 中枢神经系统疾病所致的痉挛性瘫痪不宜做徒手肌力检查。

(三) 器械肌力测定

当肌力超过 3 级时，为进一步进行准确细致的定量评定，可采用器械肌力测定。常用的器械有握力计、捏力计、拉力计及等速肌力测试仪等。

1. 握力　用握力计(图 2-1)测试，评定握力指数。嘱测试者上肢置于体侧，适当屈肘，前臂和腕呈中立位，手握住握力计手柄，用最大力量握手柄，测试 3 次，取最大值。握力指数 = 握力(kg) / 体重(kg) × 100%，大于 50% 为正常。

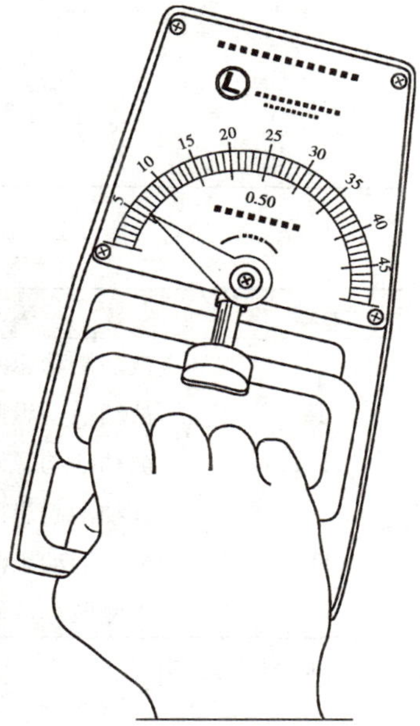

图 2-1　握力计

2. 捏力　用捏力计(图 2-2)测试拇指与其他手指间的捏力大小，包括指尖捏力、指侧捏力、三指捏力。其正常值约为握力的 30%。

3. 背肌力　用拉力计测试，评定拉力指数。嘱测试者双脚站在拉力计上，手柄高度平膝，双膝伸直，双手握住手柄两端，然后伸腰用力向上拉手柄。拉力指数 = 拉力(kg) / 体重(kg) × 100%，正常值男性为 150%～200%，女性为 100%～150%。

4. 四肢肌力　用手提测力计即两端有手柄的测力计测试。借助钢丝绳及滑轮装置，通过与肌力方向相反的重量来评定肌力。

5. 等速肌力测试　采用等速肌力测试仪进行测定。用等速运动的方法对肌肉运动功能进行动态评估，是目前肌肉功能评估及肌肉力学特性研究的最佳方法。

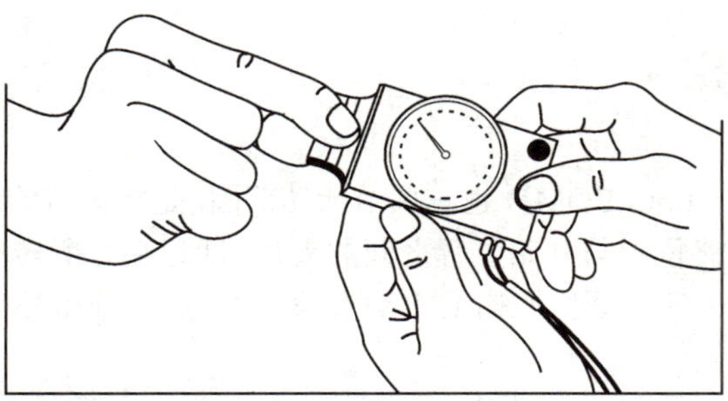

图 2-2　捏力计

二、肌张力评定

(一) 概述

肌张力(muscle tone)是指肌肉组织在静息状态下的一种不随意的、持续的、微小的收缩，即被动运动时所显示的肌肉紧张度。正常肌张力是维持身体各种姿势和正常活动的基础，按其在人体不同状态的表现可分为静止性肌张力、姿势性肌张力和运动性肌张力。肌张力的异常降低或升高都会对病人的形态姿势和运动功能产生影响。

肌张力过低又称弛缓，可见于下运动神经元疾病，如周围神经炎等，同时可见于小脑病变、脑卒中早期、急性脊髓损伤的休克期等；肌张力过高(hypertonia)又称痉挛，见于上运动神经元疾病，如脑卒中、脑外伤、帕金森病等；肌张力障碍(dystonia)，表现为肌张力高低不确定性异常。

(二) 肌张力评定

1. 肌张力临床分级　检查者根据被动活动肢体时所感受到的肢体反应或阻力，将其分为 0～4 级(表 2-2)。

2. 改良 Ashworth 痉挛量表评定　该量表可评定受试者肌张力增高的程度，是在原始 Ashworth 痉挛量表等级Ⅰ与Ⅱ之间增加了Ⅰ$^{+}$等级(表 2-3)。

笔记

表 2-2　肌张力临床分级

分级	肌张力	评判标准
0	软瘫	被动活动肢体无反应
1	低张力	被动活动肢体反应减弱
2	正常	被动活动肢体反应正常
3	轻、中度增高	被动活动肢体有阻力反应
4	重度增高	被动活动肢体有持续性阻力反应

表 2-3　改良 Ashworth 痉挛量表

分级	评定标准
0	被动活动患侧肢体在整个范围内均无阻力
Ⅰ	被动活动患侧肢体到终末端有轻微阻力
$Ⅰ^+$	被动活动患侧肢体时，在前 1/2 ROM 中有轻微“卡住”感觉，后 1/2 ROM 时有轻微阻力
Ⅱ	被动活动患侧肢体在大部分 ROM 内均有阻力，但仍可以活动
Ⅲ	被动活动患侧肢体在整个 ROM 内均有阻力，活动较困难
Ⅳ	患侧肢体僵硬，阻力很大，被动活动十分困难

注：ROM：关节活动度

3．注意事项　对清醒的受试者，评定前说明检查目的、步骤、方法和感受，消除紧张；评定时，摆放好受检者体位，充分暴露被评定肢体；先检查健侧同名肌，再检查患侧，两侧对比；避免在运动后、疲劳及情绪激动时进行评定。

三、关节活动度评定

（一）概述

关节活动度（range of motion，ROM），也称关节活动范围，是指关节的运动弧度或关节的远端向近端运动，远端骨所达到的最终位置与开始位置之间的夹角，即远端骨所转动的度数。可分为主动关节活动度和被动关节活动度，前者主要由肌肉的主动收缩产生，后者则由外力产生，肌肉无主动收缩。

（二）关节活动度评定

评定关节活动范围对于判断病因、评估关节活动障碍的程度、评定治疗效果有重要作用，常用的测量方法有两种。

1．量角器法　通常有通用量角器、电子角度计、指关节量角器和方盘量角器（图 2-3）。通常量角器由固定臂和移动臂组成，两臂之间由一轴心相连，主要用于测量四肢关节的活动度。

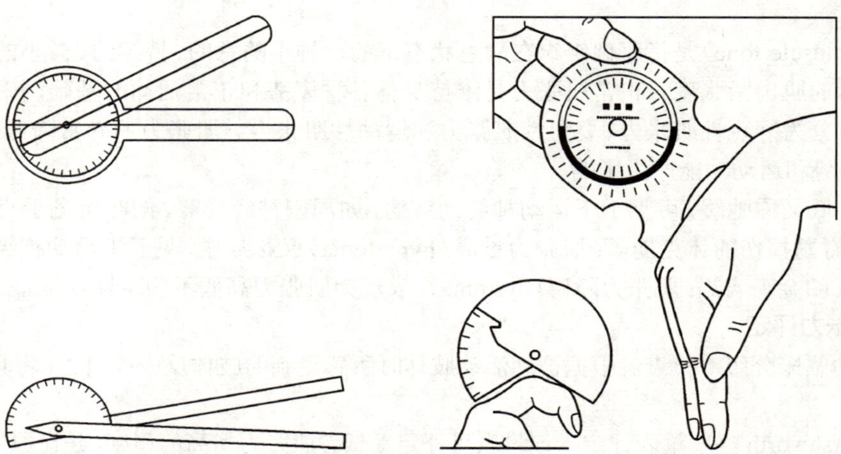

图 2-3　量角器

笔记

测量时，将量角器的轴心与关节运动轴心对齐，固定臂与关节近端骨的长轴平行，移动臂与关节远端骨的长轴平行并随之移动，读出两臂间夹角的度数。为便于测量和记录，一般规定除前臂旋转测定以手掌处于矢状面时为 0° 外，其余关节以肢体处于解剖位时的角度为 0°，关节的运动均由 0° 开始向 180° 方向增加。四肢主要关节 ROM 的测量方法和正常范围见表 2-4。

表 2-4 四肢主要关节活动度的测量方法

关节	运动方式	受检体位	量角器放置方法			正常范围
			轴心	固定臂	移动臂	
肩	屈、伸	坐或立位，臂置于体侧，肘伸直	肩峰	与腋中线平行	与肱骨纵轴平行	屈 0～180° 伸 0～50°
	外展	同上	肩峰	与身体中线平行	同上	0～180°
	内、外旋	仰卧，肩外展 90°，肘屈 90°	鹰嘴	与腋中线平行	与前臂纵轴平行	各 0～90°
肘	屈、伸	仰卧或坐或立位，臂取解剖位	肱骨外上髁	与肱骨纵轴平行	与桡骨纵轴平行	0～150°
桡尺	旋前 旋后	坐位，上臂置于体侧，肘屈 90°，前臂中立位	尺骨 茎突	与地面垂直	腕关节背面或掌面	各 0～90°
腕	屈、伸	坐或立位，前臂完全旋前	尺骨 茎突	与前臂纵轴平行	与第二掌骨纵轴平行	屈 0～90° 伸 0～70°
	尺、桡偏或外展	坐位，屈肘，前臂旋前，腕中立位	腕背侧中点	前臂背侧中线	第三掌骨纵轴	桡偏 0～25° 尺偏 0～55°
髋	屈	仰卧或侧卧，被侧下肢伸直	股骨大转子	与躯干纵轴平行	与股骨纵轴平行	0～125°
	伸	侧卧，被侧下肢在上	同上	同上	同上	0～15°
	内收 外展	仰卧	髂前上棘	左右髂前上棘连线的垂直线	髂前上棘至髌骨中心的连线	各 0～45°
	内旋 外旋	仰卧，两小腿于床缘外下垂	髌骨下端	与地面垂直	与胫骨纵轴平行	各 0～45°
膝	屈、伸	俯卧、侧卧或坐在椅子边缘	股骨外踝	与股骨纵轴平行	与胫骨纵轴平行	屈 0～150° 伸 0°
踝	背屈 跖屈	仰卧，踝处于中立位	腓骨纵轴线与足外缘交叉处	与腓骨纵轴平行	与第五跖骨纵轴平行	背屈 0～20° 跖屈 0～45°
	内、外翻	俯卧，踝处于中立位	两踝后方中点	与小腿后纵轴平行	轴心与足跟中点连线	内翻 0～35° 外翻 0～25°

2. 线测法 用尺或带子测量两骨或某骨点到地面间的距离，以厘米（cm）表示，如测量脊柱的前屈、后伸及侧屈。测量手指外展时，将直尺横放在相邻手指的远端，测量手指外展的最大距离；测量手指屈曲时，将直尺放在测量手指与手掌之间，测量屈曲手指指尖到手掌的垂直距离。

关节活动度检查表

3. 注意事项 向病人解释测试的目的和方法，取得病人的理解和合作；采取正确的测试体位和肢位，充分裸露待测关节，避免邻近关节代偿动作；先测量主动活动范围，后测被动活动范围，并与对侧进行比较。

（三）评定结果分析

1. 各关节都有正常的活动范围，关节的活动范围可因年龄、性别、职业等因素的不同而有所差异。与健侧对应关节相比，测量结果不及或超过正常值范围，应考虑为异常。

2. 关节主动活动不能而被动活动正常者，常为神经麻痹或肌肉、肌腱断裂所致；关节主动活动和被动活动均部分受限者，常为关节僵硬，主要为关节内粘连、肌肉痉挛或挛缩、皮肤瘢痕挛缩及关节

笔记

长期固定等所致；关节主动活动与被动活动均不能者，常为关节强直，说明构成关节的骨骼间已有骨性或牢固的纤维连接。

四、平衡和协调功能评定

（一）概述

1. 平衡（balance）　是指身体处于某一种静态姿势或稳定性运动的状态，或是指在运动或受到外力作用时，自动调整并维持姿势稳定性的一种能力。平衡功能是人体完成各种日常生活动作、步行和其他复杂运动的基础。

平衡的维持是一种复杂的运动控制过程，包括感觉输入、中枢整合和运动的控制性输出三个环节。前庭系统、视觉调节系统、身体本体感觉系统、大脑平衡反射调节、小脑共济协调系统以及肌群的力量，对人体平衡功能的维持均起到重要作用。

2. 协调（coordination）　是指人体产生平滑、准确和有控制的运动能力，所完成运动的质量应包括采用适当的力量、速度和节奏，按照一定方向，达到准确的目标。

平衡与协调功能互相影响，紧密联系，两者均需有良好的肌力、肌张力、关节灵活性、视觉、躯体感觉（特别是本体感觉）、前庭功能及中枢神经系统的整合功能，共同维持身体的各种活动。脑损伤、脊髓损伤、外周神经病损、前庭器官病变、下肢骨折术后等各种病损以及衰老均可引起平衡、协调功能障碍。

（二）平衡功能评定

平衡功能评定主要目的是了解受试者是否存在平衡功能障碍，找出引起平衡障碍的原因，确定是否需要护理，预测发生跌倒的危险性。

1. 观察法　观察受试者在坐位、立位和行走等各种日常生活活动中调整姿势和维持姿势稳定性的能力。

（1）平衡功能的三种状态：静态平衡，是指人体在无外力作用下维持某种固定姿势的过程；自动态平衡，是指人体在无外力作用下从一种姿势调整到另外一种姿势的过程；他动态平衡，指人体在外力作用下调整姿势的过程。三种状态也称为Ⅰ级、Ⅱ级和Ⅲ级平衡。

（2）各种体位下的平衡能力：分为坐位平衡能力和立位平衡能力。需观察受试者在静止状态下能否保持平衡；是否需要依靠床椅靠背；睁、闭眼时间差异；手足的摆放位置对平衡的影响。动态平衡能力，需观察躯体前后、左右、旋转活动的幅度；受到外力推拉时头、脊柱的调整反应；失去平衡时的上肢保护性伸展反应、下肢跨步及跳跃反应等。

0202 Berg 平衡量表

观察法虽过于粗略和主观，缺乏量化，但因其应用简便，可对具有平衡功能障碍的病人进行粗略筛选，具有一定的敏感性和判断价值，在临床上应用广泛。

2. 量表法　目前临床上常用的平衡量表有 Berg 平衡量表（Berg Balance Scale，BBS）、Tinnetti 量表（Performance-Oriented Assessment of Mobility）、"站起 - 走"计时测试（the Timed "Up & Go" test）。Berg 平衡量表共 14 项，需耗时 20min 完成，满分 56 分，总分 <40 分表明有跌倒的危险性；Tinnetti 量表分为平衡（10 项）和步态（8 项）两部分，15min 即可完成，满分 44 分，总分 <24 分提示有跌倒的危险性；"站起 - 走"计时测试主要评定受试者从座椅站起、向前走 3m、折返回来的时间及在行走中的动态平衡。

3. 平衡测试仪评定法　通过对姿势图中摇摆轨迹、摆幅、摆速及功率谱的分析，深入了解各种情况下的平衡和姿势控制情况。该方法除可定量评定平衡功能，还可明确平衡功能损害的程度和类型，有助于制订康复治疗措施，评价康复治疗效果。

（三）协调功能评定

协调功能障碍又称共济失调，根据中枢神经系统的病变部位不同，可将其分为小脑性共济失调、大脑性共济失调和感觉性共济失调。评定方法主要是观察受试者动作的完成是否直接、精确，时间是否正常，在动作的完成过程中有无辨距不良、震颤或僵硬，增加速度或闭眼完成动作时有无异常。

笔记

1. 指鼻试验　受试者以最快的速度用自己的示指触其鼻尖 5 次，两侧进行比较。亦可在闭眼时作同样的动作测试。

2. 指对指试验 检查者与受试者相对而坐，将示指放在受试者面前，让其用示指去接触检查者的示指。检查者通过改变示指的位置，来评定受试者对方向、距离改变的应变能力。

3. 示指对指试验 受试者双肩外展90°，伸肘，再向中线运动，双手示指相对。

4. 拇指对指试验 受试者拇指依次与其余四指相对，速度由慢渐快。

5. 轮替试验 受试者双手张开，一手向上，一手向下，交替转动；亦可一侧手在对侧手背上交替转动。

6. 跟-膝-胫试验 受试者仰卧，抬起一侧下肢，将足跟置于对侧下肢的膝盖上，再沿胫骨前缘向下推移，致踝部足跟离开下肢，要求受试者以最快速度完成5次。

五、步态评定

（一）概述

步态分析(gait analysis)是对病人步行姿态进行评定的方法，旨在通过生物力学和运动学手段揭示步态异常的关键环节和影响因素，从而作为康复治疗和指导病人使用下肢矫形器和步行辅助器的依据。

1. 步行周期(gait cycle，GC) 是指行走时从一侧足跟着地到同侧足跟再次着地所需要的时间，分为站立相（支撑相）和摆动相（图2-4）。站立相是指下肢接触地面和承受重力的时间，约占步行周期的60%；摆动相是指足跟离开地面向前迈步到再次落地之间的时间，约占步行周期的40%。

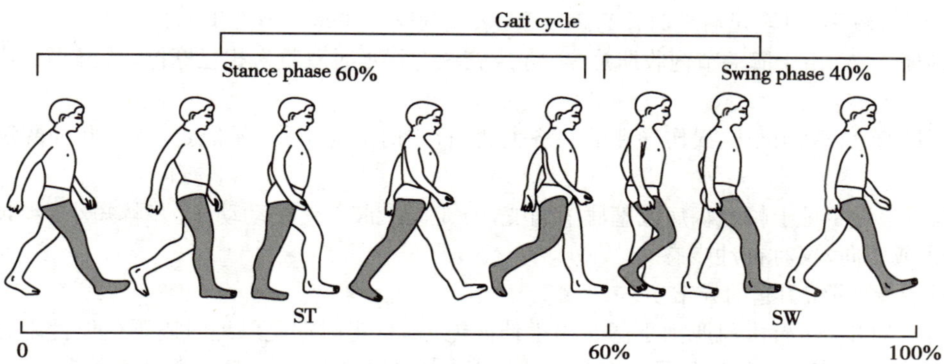

图2-4 步行周期

2. 步行基本参数

(1) 步长(step length)：指行走时一侧下肢跨步，前足跟与后足跟间的距离。一般男性为60～70cm，女性为55～65cm。

(2) 步幅(stride length)：又称跨步长，指一侧足跟着地到该侧足跟再次着地的距离。长度通常为步长的两倍。

(3) 步频(cadence)：单位时间内行走的步数。一般女性大于男性，平均95～125步/min。

(4) 步速(velocity)：即步行的速度，是指单位时间内步行的距离。正常人约65～100m/min。

(5) 步宽(step width)：双侧步长测量线之间的垂直距离。正常人约5～11cm。

(6) 足偏角(foot angle)：足跟到第二趾连线与行进方向间的夹角。正常人约6.75°。

（二）步态分析方法

1. 评定前准备

(1) 病史回顾：病史是判断步态障碍的前提。步态分析前，仔细询问病人现病史、既往史、手术史、康复治疗措施等基本情况，分析诱发步态异常和改善步态的相关因素。

(2) 体格检查：体格检查是判断步态障碍的基础，特别是神经系统和骨关节系统的检查。着重检查病人的生理反射和病理反射、肌力和肌张力、关节活动度、感觉（触觉/痛觉/本体感觉）、压痛、肿胀及皮肤状况（溃疡/颜色）等。

笔记

2. 目测定性分析法 让病人按习惯方式来回行走，检查者从前面、侧面和后面分别观察病人全身姿势和步行节律、稳定性、流畅性、对称性、重心偏移、手臂摆动、诸关节姿态与角度、病人神态与表情、辅助装置（矫形器、助行器）的作用等。

3. 测量法 是一种简单定量的方法。可用足印法测定距离参数，即在地面撒上滑石粉，使病人行走时留下足印，测试距离至少6m，每侧足不少于3个连续足印，根据足印记分析两侧下肢的步态参数；亦可测定时间参数，即嘱病人在规定距离的道路上行走，用秒表计时，实测行走距离不少于10m，两端应至少再加2～3m以便病人起步加速和减速停下。

4. 步行能力评定 是一种相对精细的半定量评定，常用Hoffer步行能力分级、Holden步行功能分类。

0203

图片：三维步态分析系统

5. 三维步态定量分析法 指利用摄像和计算机技术，基于运动学和动力学分析等原理，利用步态分析仪对病人的步态进行分析。动态肌电图或表面肌电图可揭示步行中肌肉活动与步态的关系，在步态分析中起重要作用。

（三）常见异常步态及其原因

1. 中枢神经损伤引起的异常步态

（1）偏瘫步态：多见于脑卒中、脑外伤。由于股四头肌痉挛导致膝关节屈曲困难，小腿三头肌痉挛导致足下垂，胫后肌痉挛导致足内翻，摆动相时骨盆代偿性抬高、髋关节外展外旋，患侧下肢向外侧划弧迈进，故称为划圈步态。站立相时常见膝过伸。

（2）截瘫步态：由于双下肢内收肌、股四头肌、小腿三头肌痉挛，步行时可见双侧髋关节内收，膝关节伸直，步宽较小，甚至足着地时伴有踝阵挛，表现为交叉步态或剪刀步态。

（3）脑瘫步态：由于髋关节内收肌痉挛，导致脑瘫者行走时双膝常相互摩擦，步态不稳，呈剪刀步或交叉步。

（4）蹒跚步态：见于小脑损伤导致的共济失调，行走时摇晃不稳，不能走直线，状如醉汉，又称酩酊步态。

（5）慌张步态：见于帕金森病或基底节病变，行走时上肢缺乏摆动动作，步幅短小，步频较快，不能随意停止或转向，又称前冲步态。

2. 周围神经损伤引起的异常步态

（1）臀大肌步态：臀大肌肌力下降时由于伸髋无力，行走时在足触地时躯干代偿性用力后仰，促使身体重心向前。表现为站立相早期臀部突然后退，中期腰部前凸，形成仰胸凸肚的姿态。

（2）臀中肌步态：由于髋外展肌群无力，不能维持髋的侧向稳定，行走时病人在站立相早期和中期骨盆向患侧下移，髋关节向患侧凸，病人肩和腰出现代偿性侧弯。如双侧臀中肌均无力，步行时上身左右摇摆，形如鸭子走步，故又称鸭步。

（3）股四头肌无力步态：站立相早期膝关节处于过伸位，利用臀大肌保持股骨近端位置、比目鱼肌保持股骨远端位置，从而保持膝关节稳定。膝关节过伸导致躯干前屈，产生额外的膝关节后向力矩。长期处于此状态将极大增加膝关节韧带和关节囊负荷，导致损伤和疼痛。

0204

正常步行周期中主要肌肉的作用

（4）胫前肌无力步态：在足触地后，因踝关节不能控制跖屈，导致站立相早期缩短，迅速进入站立相中期。严重时病人摆动相出现足下垂，导致下肢功能性过长，常以过分屈髋屈膝代偿（上台阶步态），同时站立相早期由全脚掌或前脚掌先接触地面。

3. 其他原因引起的异常步态

（1）短腿步态：如双侧下肢长度差超过3cm，短腿侧站立相可见同侧骨盆及肩下沉，摆动相则出现足下垂。

（2）疼痛步态：因各种原因引起患腿负重时疼痛加剧，病人会尽量缩短患侧腿的站立相，使对侧下肢跳跃式摆动前进，步长缩短，又称短促步。

（李海舟）

笔记

第三节　认知功能评定

情景导入

病人，男，76 岁，大学文化程度，因“胡言乱语 3d”入院。3d 前该病人无诱因出现睡眠增多，最多可睡 19h/d，同时伴有记忆力明显下降。入院后出现无诱因的间断性胡言乱语，时间长短不一，并伴有幻觉，有时完全清醒，且时有步态不稳。该病人不能计算，时空定向力差，时常忘记自己年龄，双手时有摸索，左侧颜面不自主抽动，无面舌瘫，四肢肌力正常，反射正常，病理征阴性，无感觉障碍。

请思考：

1. 如何筛查该病人是否存在认知障碍？
2. 如何评价该病人认知功能障碍的程度？

一、概述

（一）基本概念

1. 认知（cognition）　是认识和知晓事物过程的总称，是为适应环境的需要而获得和应用信息的能力，包括记忆、注意、思维、推理、智力等过程。认知是人类大脑所特有的高级功能，任何引起大脑皮质功能和结构异常的因素均可导致认知障碍。

2. 认知功能　是指人脑加工、储存和提取信息的能力，即人们对事物的构成、性能与他物的关系、发展动力、发展方向及基本规律的把握能力，包括语言信息、智慧技能、认知策略等方面，是人们完成活动最重要的心理条件。认知功能不仅影响病人对外界环境的感知和适应，还影响其正常的生活、工作、社交活动及身心健康和生存。

3. 认知障碍（cognitive deficit）　是脑损伤导致大脑为解决问题而使摄取、储存、重整和处理信息的基本功能出现异常，具体表现为注意力障碍、记忆力障碍、推理 / 判断问题障碍、执行功能障碍及交流障碍等。

（二）大脑不同区域与认知的关系

认知障碍常见于影响脑功能的任何过程，不同脑区的损害导致不同的认知障碍表现。额叶病变引起记忆、注意和智能方面的障碍；顶叶病变可引起空间辨别障碍、失用症、躯体失认、忽略症和体像障碍；枕叶病变可引起视觉失认和皮质盲；颞叶病变可引起听觉理解和短期记忆障碍；广泛的大脑皮质损伤可导致出现全面的智能减退甚至痴呆。

（三）认知功能评定目的

1. 确定是否存在认知功能异常，以及异常的类型、程度、性质和范围，为制订康复计划、判定疗效提供依据。

2. 认清认知功能障碍可能对肢体功能训练产生的不利影响，并将其降到最低程度。

3. 发现认知功能障碍，正确判断病人的功能状况，提高其日常生活的独立性。

（四）认知功能评定方法

1. 筛查法　快速的神经综合功能的甄别测验，可从总体上大致检出病人是否存在认知障碍，但不能为特异性诊断提供依据。常用的认知功能筛查量表有简易精神状态检查量表（MMSE）、认知能力筛查检查量表（CCSE）等。

2. 特异性检查法　用于详细评定某种特殊类型的认知障碍，有助于制订治疗计划。

3. 成套测验法　主要用于认知功能较全面的定量测定，由各种单项测验组成，每一具体检查项目都可视为独立的特异型临床检查方法。常用的成套测验法有神经心理学成套测验、Loewenstein 作业治疗认知评定量表等。

4. 功能检查法　通过直接观察病人从事日常生活活动的情况，来评价相关认知功能障碍的程度。常用的功能检查法有作业疗法 - 日常生活活动神经行为评定等。

笔记

（五）认知功能评定注意事项

1. 选择安静的房间，避免干扰。

2. 评定前向病人及家属说明评定目的、要求和主要内容，取得其合作。

3. 检查应在融洽的气氛中进行，检查中注意观察病人的状态、是否合作、是否疲劳。

4. 检查中勿随意纠正病人的错误反应，不得暗示或提示病人，记录病人反应的正误及其原始反应（如替代语、手势、体态语、书写表达等）。

5. 如病人身体情况不佳或情绪明显不稳定，不应勉强继续检查。根据病人恢复情况，在适当的时候完成标准化的系统测查。

二、认知功能筛查量表

病人认知功能障碍的筛查，多采用认知能力筛查检查量表（cognitive capacity screening examination，CCSE）（表 2-5），以全面了解病人的认知状态，为认知功能诊断提供依据。该量表答对 1 题计 1 分，满分 30 分，总分≤20 分为异常。

表 2-5　认知能力筛查检查量表（CCSE）

编号	测试内容	记录	评分
1	今天是星期几？	0	1
2	现在是哪个月？	0	1
3	今天是几号？	0	1
4	今年是哪一年？	0	1
5	这是什么地方？	0	1
6	请说出 872 这 3 个数字	0	1
7	请倒过来说刚才这 3 个数字	0	1
8	请说出 6371 这 4 个数字	0	1
9	请听清 694 这 3 个数字，然后数 1～10，再重复说出 694	0	1
10	请听清 8143 这 4 个数字，然后数 1～10，再重复说出 8143	0	1
11	从星期日倒数到星期一	0	1
12	9 加 3 等于几？	0	1
13	再加 6 等于几（在 9 加 3 的基础上）？	0	1
14	18 减 5 等于几？请记住这几个词，等一会我会问你：帽子、汽车、树、26	0	1
15	快的反义词是慢，上的反义词是什么？	0	1
16	大的反义词是什么？硬的反义词是什么？	0	1
17	橘子和香蕉是水果类，红和蓝属于哪一类？	0	1
18	这是多少钱？（角 / 分）	0	1
19	我刚才让你记住的第一个词是什么？（帽子）	0	1
20	第二词呢？（汽车）	0	1
21	第三个词呢？（树）	0	1
22	第四个词呢？（26）	0	1
23	110 减 7 等于几？（103）	0	1
24	再减 7 等于几？（96）	0	1
25	再减 7 等于几？（89）	0	1
26	再减 7 等于几？（82）	0	1
27	再减 7 等于几？（75）	0	1
28	再减 7 等于几？（69）	0	1
29	再减 7 等于几？（62）	0	1
30	再减 7 等于几？（55）	0	1

知识拓展

蒙特利尔认知评估量表

蒙特利尔认知评估量表（montreal cognitive assessment，MOCA）于2004年由加拿大Nasreddine等根据临床经验并参考MMSE（简明精神状态检查）的认知项目和评分而制订并正式投入临床应用，是一种高效、快速筛查老年轻度认知损害的工具。该量表对老年轻度认知损害病人表现出的执行功能障碍评测较敏感，包括视空间执行能力、命名、记忆、注意、语言流畅、抽象思维、延迟记忆、定向力等8方面的评估，共计30分；总分≥26分为正常，如受试者受教育年限小于12年，在测试结果上加1分，校正受教育程度的偏倚；测试时间约10min，得分越高认知功能越好。近年来，该量表在世界范围内得到广泛应用，被翻译及修订成法文、阿拉伯文、中文等20种语言24种版本。由于MOCA量表的使用受语言习惯及文化背景的影响、有不同文化跨度时需进行文化调适，故不同民族及地区的最佳截断值也有所不同。

三、认知功能评定量表

（一）Glasgow昏迷评价量表

Glasgow昏迷评价量表（glasgow coma scale，GCS）（表2-6）主要对意识状态进行评定，用于检测睁眼活动和运动、语言反应能力，以确定病人有无昏迷及昏迷严重程度。该量表满分15分，分数越高，意识状态越好，≥13分为轻度损伤，9～12分为中度损伤，≤8分为严重损伤。

表2-6　Glasgow昏迷评价量表（GCS）

检查项目	病人反应	评分
睁眼反应	任何刺激不睁眼	1□
	疼痛刺激时睁眼	2□
	语言刺激时睁眼	3□
	自己睁眼	4□
言语反应	无语言	1□
	难以理解	2□
	能理解，不连贯	3□
	对话含糊	4□
	正常	5□
非偏瘫侧运动反应	对任何疼痛无运动反应	1□
	痛刺激时有伸展反应	2□
	痛刺激时有屈曲反应	3□
	痛刺激有逃避反应	4□
	痛刺激时能拨开医生的手	5□
	正常（执行指令）	6□

注：评定时间2min。记录方式为E___V___M___，字母中间用数字表示。如E3V3M5=GCS11

（二）Rivermead行为记忆测验

Rivermead行为记忆测验（rivermead behavioral memory test，RBMT）是一种实用的标准化评价手段，侧重于日常记忆能力的测验，有较高信度和效度，且内容和评分简单，病人易完成。反复进行评价，既能测定记忆障碍的程度，亦能观察治疗过程中的改善情况。

Rivermead行为记忆功能评价量表（RBMT）

（三）LOCTA认知功能的成套测验

LOCTA认知功能的成套测验法，最先用于脑损伤病人认知能力的评定，操作简单，实用性强，是临床康复中评定认知功能较为敏感和系统的指标。评定内容包括定向力、知觉、视运动组织、思维动

笔记

0206

LOCTA认知功能的成套测验法

作检查，涵盖了检测认知功能的各个方面，而且在整个评定过程中通过对病人的观察，可以客观评价出病人的注意力和专注力的水平。

（戴　波）

第四节　语言功能评定

一、概述

语言是人类最重要的交际工具，是人们进行沟通交流的各种表达方式，包括口语、书面语和姿势语（如手势、表情、手语）。言语是人们掌握和使用语言的活动，即人类说话的能力，需要口颜面构音器官的协调运动。

（一）基本概念

1. 言语障碍（communicative disorders）　是指通过口语或书面语或手势语传达个人的思想、感情、意见和需要的能力等方面出现缺陷，包括构音障碍和失语症等。

2. 构音障碍（dysarthria）　指因发音器官神经肌肉的器质性病变造成发音器官的肌肉无力、肌张力异常和运动不协调等而出现的发声、发音、共鸣、韵律等异常。临床上分为运动性构音障碍、器质性构音障碍和功能性构音障碍三类。

3. 失语症（aphasia）　因大脑功能受损引起的言语功能受损或丧失，常表现为听、说、读、写、计算等方面的障碍。病人意识清醒、无感觉缺失和发音肌肉瘫痪，却丧失对语言信号的理解或表达能力。临床上典型的类型有 Broca 失语、Wernicke 失语、传导性失语、经皮质运动性失语、经皮质感觉性失语、经皮质混合性失语、命名性失语、完全性失语。

（二）语言功能评定目的

1. 确定病人语言障碍的诊断和类型。

2. 根据病人语言障碍的程度，评定病人残存的交流能力，了解影响病人交流能力的因素。

3. 预测病人可能的康复进程及评估语言训练的效果。

4. 确定治疗目标，设计治疗步骤和方案，发现合适的交流代偿手段，最大程度恢复病人的交流水平。

二、语言功能评定的方法

（一）构音障碍的评定

1. 中国康复研究中心构音障碍评定法　该评定法由中国康复研究中心李胜利等与日本专家共同制订。

因构音障碍常涉及运动障碍和所有的言语水平（呼吸、发声、发音、共鸣、韵律等），故构音障碍的评定包括构音器官评定和构音评定，具体为呼吸、喉功能、面部、口部肌肉、硬腭、腭咽机制、舌、下颌（咀嚼肌）及反射活动的检查。通过构音器官检查，除可发现构音障碍的发病基础，还可发现先天性的构音异常（如腭裂等），可作为功能性构音障碍的必要检查；构音检查以普通话语音为标准音，进行音节复述、单词、文章水平检查及构音类似运动检查，在检查时需使用国际音标。

2. Frenchay 构音障碍评定法　我国张清丽、汪洁等依据汉语特点，对此评定法在内容上进行了修改。其评定项目分为反射、呼吸、唇、颌、软腭、喉、舌、言语共 8 项和 28 细项。每一细项按损伤严重程度分为 a 至 e 五级，a 为正常，e 为严重损伤。速度项不用 a 至 e 评分，故 28 项中不包括此项。根据结果对构音障碍病人进行级别评定（表 2-7）。

表 2-7　构音障碍评定

评定指标	评定级别				
	正常	轻度障碍	中度障碍	重度障碍	极重度障碍
a 项数 / 总项数	27～28/28	26～18/28	17～14/28	13～7/28	6～0/28

笔记

（二）失语症的评定

1. 国际常用的失语症评定法

（1）波士顿诊断性失语检查法（Boston diagnostic aphasia examination，BDAE）：是目前英语国家普遍应用的标准失语症检查方法，由27个分测验组成，分为会话和自发性言语、听觉理解、口语表达、书面语言理解、书写共5项。此检查能详细、全面测出语言各种模式的能力，但检查所需时间较长。

（2）日本标准失语症检查法（Standard language test of aphasia，SLTA）：由日本失语症研究会设计完成，检查包括听、说、读、写、计算五项，共26个分测验，按6阶段评分，在图册检查设计上采用多图选一的形式，避免病人对检查内容熟悉的情况，使检查更加客观。此方法易于操作，且对训练有明显指导作用。

（3）西方失语成套测验（Western aphasia battery，WAB）：是较短的波士顿失语症检查版本，检查时间约60min。该测验提供一个总分称失语商（AQ），可分辨出是否为正常语言；还对完全性失语、感觉性失语、传导性失语等提供解释标准误差和图形描记。

2. 国内常用的失语症评定法

0207

汉语标准失语症检查表

（1）中国康复研究中心汉语标准失语症检查（China rehabilitation research center aphasia examination，CRRCAE）：此检查是中国康复研究中心听力语言科以日本的标准失语症检查为基础，同时借鉴国外有影响的失语症评价量表的优点，按照汉语的语言特点和中国人的文化习惯所编制。该检查由30个分测验组成，分为9个大项目，包括听理解、复述、说、朗读、阅读、抄写、描写、听写和计算。此检查只适合成人失语症病人。

0208

LOCTA认知功能的成套测验法

（2）汉语失语成套测验（Aphasia Battery of Chinese，ABC）：是由北京大学医学部神经心理研究室参考西方失语症成套测验结合我国国情编制而成，由会话、理解、复述、命名、阅读、书写、结构与视空间、运用和计算、失语症总结10大项目组成，于1988年开始用于临床。

三、语言功能评定的注意事项

1. 根据病人恢复情况，在适当时完成标准化的系统检查。如病人处于急性期、病情不稳或体力不支时，勿勉强进行详细的系统检查。

2. 检查前，根据掌握的病人背景资料，进行检查内容（包括用具）和顺序的准备，并向病人及家属说明检查目的、要求和主要内容，以取得同意及充分合作。需佩戴眼镜、助听器、义齿者，检查前应先佩戴好。

3. 检查环境应安静，避免干扰，并在融洽的气氛中进行。

4. 检查中应记录病人反应的正误，以及病人的原始反应（包括替代语、手势、体态语、书写表达等）。不应随意纠正病人的错误反应。

5. 如病人不能作出答案，检查者可做一示范，但不能记分，只有在无帮助下的回答才能得分；与病人言语一致的发音笨拙不扣分，但不能有言语错乱，对每一项目3次失败后方可中断测验。

（戴　波）

第五节　心理评定

情景导入

病人，男，58岁，重度烧伤后于烧伤科进行治疗，面部、手部、胸前及双下肢等多处皮肤烧伤，入院后进行植皮术。目前病情基本稳定，但双上肢活动受限，且双手难以完成精细动作，面部留有明显瘢痕。该病人深感痛苦且自卑，不喜欢与人交流。

请思考：

1. 该病人目前可能存在哪些心理问题？

2. 作为护士，应如何为该病人进行心理评估？

笔记

一、概述

（一）基本概念

心理评定（psychological assessment）是指运用心理学的理论和方法，测试和评估病人的心理行为变化和心理特征。对观察、调查、描述和评定等取得的信息作出综合判断，对人的各种心理特征进行量化概括和推断，为康复治疗提供依据。

（二）目的

1．康复治疗初期　了解伤病引起的心理损害的范围、性质、程度及对其他功能的影响，为制订康复计划提供依据。

2．康复治疗中期　康复过程中可根据心理评定的结果，及时调整康复治疗方案，针对性地采取相应措施，提高康复效果；同时，心理评定也是客观评价康复效果及预后的重要指标。

3．康复治疗终期　通过心理评定了解病人的潜在能力，为全面康复提供建议，帮助病人回归家庭、重返社会。

（三）类型

心理评定方法有多种，包括个案史法、观察法、调查法及心理测验等。为达到更好的效果，常采用多种方法结合的形式。

1．个案史法　即资料收集，通过收集病人的家族史、疾病史、损伤史、个人史及现在的心理状态等信息，对病人的心理特征作出系统而全面的判断。信息多来源于病人及家属的回忆或由评定者查阅有关记录而获得。

2．观察法　包括自然观察和特定情境中观察。观察的内容包括仪表、体型、人际交往风格、言谈举止、注意力、应对方式等。对残疾适应心理过程阶段进行临床观察，不仅要求评定者掌握系统的观察知识和技能，还应对被观察者的情境具有充分的认识。

3．调查法　是指通过晤谈、访问、座谈或问卷等方式获得资料，并加以分析研究。

4．心理测验　是运用标准化工具，由专门训练的人员严格按照测试规范，对被评定者进行客观分析和描述的一类方法，是心理评定中的主要方法。

二、心理评定的方法

（一）智力评定

1．定义　智力（intelligence）又称智能，是指人认识、理解客观事物并运用知识、经验等解决问题的能力，包括学习能力、推理能力、记忆力、观察力、注意力、想象力、思维能力、语言表达能力和社会适应能力等。智力测验（intelligence test）是通过客观的方式来衡量个体智力水平高低的一种方法，是康复医学心理评定中常见的方法之一。医护人员可根据评定结果指导病人进行康复训练。

2．韦克斯勒（Wechsler）智力量表　简称韦氏量表，是目前使用最广泛的智力测验量表。根据需求，我国先后研制出 3 种适合不同年龄段的系列量表，即中国韦氏成人智力量表（WAIS-RC）、中国韦氏儿童智力量表（WISC-CR）和中国韦氏幼儿智力量表（C-WYCSI）（表 2-8）。除评价一般智能外，韦氏量表还可评价言语智商和行为智商，为临床诊断提供依据。

评定者可根据相应百分等级常模表，将量表得分换算成言语智商（verbal intelligence quotient，VIQ）、操作智商（performance intelligence quotient，PIQ）和全量表智商（full intelligence quotient，FIQ）。FIQ 代表病人的总智商水平，VIQ 代表言语智商水平，PIQ 代表操作智商水平。

3．其他智力测验量表　斯坦福 - 比内量表（Stanford-Binet intelligence scale），测试对象为 2～18 岁的儿童和青少年，可明确受试者在同龄儿童或青少年中的相对智力水平，学龄儿童最为适用。贝利婴儿量表（Bayley Scale of infant development）适用于 1～30 月龄的孩子，包括运动量表、心智量表和社会行为量表。此外，还有丹佛发展筛选测验（DDST）、格赛尔发展量表、绘人测验、图片词汇测验、新生儿行为量表等。

（二）情绪评定

笔记

1．定义　情绪是人对客观事物所持态度在内心产生的反应，有快乐、悲伤、恐惧、焦虑、忧郁等。

表 2-8　中国修订的韦氏三套量表

分测验名称（简称）	WAIS-RC	WISC-CR	C-WYCSI
言语量表			
1. 常识（I）	I	I	I
2. 理解（C）	C	C	C
3. 数字广度（D）	D	D	语句背诵
4. 类同（S）	S	So	图片概括
5. 算术（A）	A	A	A
6. 词汇（V）	V	V	图片词汇
操作量表			
7. 图片排列（PA）	PA	PA	（-）
8. 填图（PC）	PC	PC	PC
9. 拼图（OA）	OA	OA	（-）
10. 木块图案（BD）	BD	BD	BD
11. 数字符号（DS）	DS	Cd	动物下蛋
12. 迷津（Ma）		Ma	Ma
13. 几何图形（GD）			视觉分析或 GD

注：So 为分类；Cd 为数字编码

临床常见的不良情绪体验有焦虑和抑郁。焦虑是对刺激产生不适当的、严重的、较持久的恐惧、紧张和忧虑反应；抑郁是对不良外界刺激发生长时间的沮丧感受和情绪。评价焦虑和抑郁的量表根据测评方式分为自评量表和他评量表。

2. 焦虑评定量表　常用的他评量表为汉密尔顿焦虑评定量表，自评量表为 Zung 焦虑自评量表。

（1）汉密尔顿焦虑评定量表（Hamilton anxiety scale，HAMA）：是英国学者汉密尔顿于 1959 年编制的一种医生常用的焦虑测验量表，能很好地衡量治疗效果，一致性好，简便易行，用于测量焦虑症及病人的焦虑程度，是目前使用较广泛的焦虑量表之一。该量表共 14 个项目，分为躯体性焦虑和精神性焦虑两个因子（表 2-9）。

表 2-9　汉密尔顿焦虑量表（HAMA）

项目	分数	说明
1. 焦虑心境	0 1 2 3 4	担心，担忧，感到有最坏的事情要发生，易激惹
2. 紧张	0 1 2 3 4	紧张感，易疲劳，不能放松，易哭，颤抖，感到不安
3. 害怕	0 1 2 3 4	害怕黑暗、陌生人、独处、动物、乘车或旅行及人多的场合
4. 失眠	0 1 2 3 4	难以入睡，易醒，睡眠不深，多梦，梦魇，夜惊，醒后感疲倦
5. 认知功能	0 1 2 3 4	或称记忆，注意障碍，注意力不能集中，记忆力差
6. 抑郁心境	0 1 2 3 4	丧失兴趣，对以往爱好缺乏快感，忧郁，早醒，昼重夜轻
7. 肌肉系统症状	0 1 2 3 4	肌肉酸痛，活动不灵活，肌肉抽动，肢体抽动，牙齿打颤，声音发抖
8. 感觉系统症状	0 1 2 3 4	视物模糊，发冷发热，软弱无力，浑身刺痛
9. 心血管系统症状	0 1 2 3 4	心动过速，心悸，胸痛，血管跳动感，昏倒感，期前收缩
10. 呼吸系统症状	0 1 2 3 4	胸闷，窒息感，叹息，呼吸困难
11. 胃肠道症状	0 1 2 3 4	吞咽困难，嗳气，消化不良，肠动感，肠鸣，腹泻，体重减轻，便秘
12. 生殖泌尿系症状	0 1 2 3 4	尿频、尿急，停经，性冷淡，过早射精，勃起不能，阳痿
13. 自主神经症状	0 1 2 3 4	口干、潮红，苍白，易出汗，起“鸡皮疙瘩”，紧张性头痛，毛发竖立
14. 会谈时行为表现	0 1 2 3 4	紧张，不能松弛，忐忑不安，咬手指，紧握拳，摸弄手帕，面肌抽动，不停顿足，手发抖，皱眉，表情僵硬，肌张力高，叹息样呼吸，面色苍白；吞咽，呃逆，安静时心率快，呼吸过快（>20 次 /min），腱反射亢进，震颤，瞳孔放大，眼睑跳动，易出汗，眼球突出

结果分析：总分 <7 分，没有焦虑；7～13 分，可能有焦虑；14～20 分，肯定有焦虑；21～28 分，有明显焦虑；>29 分，可能是严重焦虑。

0209

Zung 焦虑自评量表（SAS）

（2）Zung 焦虑自评量表（Zung self-rating anxiety scale，SAS）：由美国医生 Zung WK 于 1965 年编制，用于评估焦虑状态的严重程度。SAS 的各项得分相加得粗分，用粗分乘以 1.25 的积取其整数部分即得标准分。中国常模结果标准分的分界值为 50 分，<50 分为正常；50～59 分为轻度焦虑；60～69 分为中度焦虑；>69 分为重度焦虑。标准分越高，焦虑症状越重。

3. 抑郁评定量表　常用他评量表为汉密尔顿抑郁评定量表，自评量表为 Zung 抑郁自评量表。

（1）汉密尔顿抑郁评定量表（Hamilton depression scale，HAMD）：由汉密尔顿于 1960 年首次发表，是常用的标准抑郁量表之一。其内容包括抑郁心境、罪恶感、自杀、睡眠障碍、疑病、体重减轻、自制力等 24 个项目。多数项目采用 0～4 分 5 级计分，少数采用 0～2 分 3 级计分。总分为各项目得分总和，总分越高，病情越重。总分 <8 分为无抑郁状态；8～20 分可能有抑郁症；20～35 分肯定有抑郁症；>35 分可能为重度抑郁。

（2）Zung 抑郁自评量表（Zung self-rating depression scale，SDS）：用于评估病人抑郁状态的严重程度（表 2-10）。

表 2-10　Zung 抑郁自评量表（SDS）

内容	没有或很少时间	少部分时间	相当多时间	大部分或全部时间
1. 我觉得闷闷不乐，情绪低沉	1	2	3	4
2. 我觉得一天之中早晨最好	4	3	2	1
3. 我一阵阵地哭出来或觉得想哭	1	2	3	4
4. 我晚上睡眠不好	1	2	3	4
5. 我吃的和平常一样多	4	3	2	1
6. 我与异性亲密接触时和以往一样感觉愉快	4	3	2	1
7. 我发觉我的体重在下降	1	2	3	4
8. 我有便秘的苦恼	1	2	3	4
9. 我心跳比平时快	1	2	3	4
10. 我无缘无故地感到疲乏	1	2	3	4
11. 我的头脑跟平常一样清楚	4	3	2	1
12. 我觉得经常做的事情并没有困难	4	3	2	1
13. 我觉得不安而平静不下来	1	2	3	4
14. 我对将来抱有希望	4	3	2	1
15. 我比平常容易生气激动	1	2	3	4
16. 我觉得作出决定是容易的	4	3	2	1
17. 我觉得自己是个有用的人，有人需要我	4	3	2	1
18. 我的生活过得很有意思	4	3	2	1
19. 我认为如果我死了别人会生活得好些	1	2	3	4
20. 平常感兴趣的事我照样感兴趣	4	3	2	1

SDS 的各项得分相加得粗分，粗分乘 1.25 的积取其整数部分即得标准分。标准分的分界值为 50 分，<50 分为正常；50～59 分为轻度抑郁状态；60～69 分为中度抑郁状态；>69 分为重度抑郁状态。

（三）人格评定

1. 定义　人格（personality）又称个性，是指个体在适应社会成长过程中，经遗传和环境的交互作用形成的稳定而独特的心理特质，包括气质、性格和能力等。人格测验是对人格特点的揭示和描述，即测量个体在一定情境下经常表现出来的典型行为和情感反应。

笔记

用于评定人格的方法有问卷法和投射法。问卷法常用艾森克人格问卷、明尼苏达多项人格问卷和卡特尔人格问卷；投射法有洛夏墨迹测验和文字联想测验等。

2．艾森克人格问卷（Eysenck personality questionnaire，EPQ）　是国际公认、临床上常用的人格测验工具，分为儿童版和成文版。该问卷包括内外向（E）、神经质或情绪的稳定性（N）、精神质（P）及测谎分值（L）共 4 个维度（表 2-11）。我国修订的 EPQ 共 88 个问题，被测回答“是”或“否”，由评定者对其评分。

表 2-11　EPQ 的 4 个分量表

量表名称	说明
E 量表—内外向（21 条） Introversion- extroversion	高分：外向性格，爱交际，易兴奋 低分：内向性格，安静离群，不喜欢冒险
N 量表—神经质（24 条） Neuroticism	高分：焦虑、紧张，常抑郁，情绪反应强烈 低分：情绪反应慢、弱、平静，不紧张
P 量表—精神质（23 条） Psychotic	高分：倾向于独身，不关心他人，难以适应环境 低分：友善，合作，适应环境
L 量表—测谎分值（20 条） Lie	高分：有掩饰或较老练成熟 低分：掩饰倾向低，有淳朴性

（四）心理应激评定

1．定义　应激（stress）是个体面临或察觉（认知、评价）到环境变化（应激源）对机体有威胁或挑战时做出的适应和应对过程。病人因各种应激源所致的生物、心理、社会、行为方面的变化，即应激反应（stress reaction），包括应激心理反应和应激生理反应。

伤病状态下，病人的心理应激反应多为消极，促使其诱发过度焦虑、紧张的情绪，出现认知能力下降、自我概念不清等问题，不同程度地影响到康复治疗的进程和效果。因此，心理应激评定是康复护理心理评定中的重要环节。

2．心理变化分期　病人因各自的文化背景、心理特征、认知程度不同，对伤病应激产生不同的心理反应。根据病人不同阶段形成的心理应激反应，应当有针对性地进行心理疏导，从而消除负性情绪影响。康复病人心理变化可分为 5 期，即否认期、愤怒期、磋商期、抑郁期和接受期。以上心理变化可同时或反复发生，且不同心理特征者在心理变化分期方面存在很大差异，故护士应随时注意观察，给予适当的心理干预。

3．生活事件量表（life event scale，LES）　由张明园于 1987 年编制，是评估心理应激常用量表之一。该量表共 48 个条目，涵盖我国较常见的生活应激事件，包括家庭生活方面（28 条）、工作学习方面（13 条）、社交及其他方面（7 条）共三个维度。被测者通过对量表中应激事件的回忆，做出相应的选择，包括事件发生的时间（一过性的事件如流产、失窃记录发生次数；长期性事件如住房拥挤、夫妻分居等不到半年记为 1 次，超过半年记为 2 次）、性质（好事、坏事，依次计 0～1 分）、精神影响程度（无影响、轻度、中度、重度、极重度，依次计 0～4 分）、影响持续时间（3 个月、6 个月、1 年、1 年以上，依次计 1～4 分）。总分越大反映个体承受的精神压力越大，心理应激反应越强烈。

生活事件量表（LES）

（栾雅淞）

第六节　日常生活活动能力评定

情景导入

护士小李新入社区卫生服务中心工作，要为社区 60 岁以上的居民及有身心残疾的居民进行整体全面的身体评估，其中一项主要内容是日常生活活动（ADL）能力的评定。

请思考：

1．进行评定工作前，小李需准备哪些评定工具？

2．如何对存在 ADL 障碍的居民进行康复护理？

笔记

一、概述

日常生活活动（activities of daily living，ADL）是人们为了维持生存以及适应生存环境而每天必须反复进行的、最基本的、最具有共性的活动。广义的 ADL 是指个体在工作机构、家庭和社区中管理自己的能力。除最基本的生活能力外，ADL 还包括与他人的交往能力，在经济上、社会上和职业上合理安排自己生活方式的能力。

ADL 评定是康复护理中最基本、最常用的评估方法，通过评定可以确定病人在 ADL 方面是否能够独立、独立的程度，有助于制订和修改康复治疗计划、评价康复治疗效果、判断预后等，是康复护理的重要组成部分。

二、日常生活活动能力的分类

（一）躯体的或基本的 ADL（physical or basic ADL，PADL or BADL）

躯体的或基本的 ADL 指病人在家或医院每日维持的基本运动和自理活动，包括自理活动，如进食、梳妆、洗漱、洗澡、如厕、穿衣等；生活活动，如翻身、坐起、站立、行走、驱动轮椅、上下楼梯等。此外，性生活也是日常生活活动及生存质量的重要方面。BADL 的恢复按发育顺序而排列，即进食首先恢复，如厕为最后恢复的项目。其评定结果可反映较粗大的运动功能，适用于较重的残疾病人，常应用于医疗机构。

（二）工具性 ADL（instrumental ADL，IADL）

工具性 ADL 指人在社区中独立生活所需的关键性的、较高级的活动，一般需借助工具进行，故称为工具性 ADL，如家务（做饭、洗衣、打扫卫生等）、社会生活技巧（购物、使用交通工具等）、个人健康保健（就医、服药等）、安全意识（对环境中危险因素的意识、拨打报警电话等）、环境设施及工具（如冰箱、微波炉、煤气灶等）的使用，以及社会的交往沟通和休闲活动能力。其评定结果可反映较精细的运动功能，适用于较轻的残疾病人，多在社区中的残疾人和老年人中使用。

三、日常生活活动能力评定的方法

（一）直接评定法

直接评定法是最常用、最基本的评定方法。ADL 的评定可在病人的实际生活中进行，直接观察病人自己或在帮助下逐一完成具体的 ADL 活动，以评定其能力；也可在 ADL 专项评定中进行，评定活动地点在 ADL 功能评定训练室，在此环境中指令病人完成动作，取得结果更为准确，并在此环境中进行相应功能障碍的训练。在评定过程中可询问病人不能完成活动的理由、感觉，以及使用辅助器对活动的影响等。

ADL 评定及训练室的设施应尽量接近实际生活环境，具备卧室、盥洗室、浴室、厕所、厨房及相应的家具、餐具、炊具、家用电器及通信设备等，并合理布局利于病人操作。

（二）间接评定法

通过询问病人本人、家属或书信的方式，获取不便直接观察项目的信息情况，从而进行了解与评定，如大小便的控制、个人卫生管理等。

四、常用评价工具

（一）PADL 标准化量表

1. Barthel 指数（Barthel index，BI）评定量表　是目前临床使用最广泛、研究最多的一种 ADL 能力评定方法。该量表的评定操作简单、可信度及灵敏度高，可用来评定治疗前后的功能状况，并可预测治疗效果、住院时间及预后。

该量表包括大便控制、小便控制、修饰、上厕所、穿衣、进食、转移、步行、上下楼梯及洗澡共 10 项内容（表 2-12）。根据病人是否需要帮助及被帮助程度分为 4 个等级，计分为 0、5、10、15，总分 100 分。评分越高，ADL 能力越强。

笔记

表 2-12　Barthel 指数评定量表

项目	评分标准
1. 大便	0＝失禁 5＝偶尔失禁（每周＜1 次） 10＝能控制
2. 小便	0＝失禁；或需由他人导尿 5＝偶尔失禁（＜1 次 /24h，＞1 次 / 周） 10＝能控制
3. 修饰	0＝需帮助 5＝独立洗脸、梳头、刷牙、剃须
4. 上厕所	0＝依赖别人 5＝需部分帮助 10＝自理
5. 穿衣	0＝依赖 5＝需一半帮助 10＝自理（自己系开纽扣，关开拉锁和穿鞋）
6. 进食	0＝较大或完全依赖 5＝需部分帮助（夹菜、盛饭） 10＝全面自理（能进各种食物，但不包括取饭、做饭）
7. 床椅转移	0＝完全依赖他人 5＝需大量帮助（2 人），能坐 10＝需少量帮助（1 人）或监督 15＝自理
8. 步行（平地 45cm）	0＝不能走 5＝坐在轮椅上独立行动 10＝需 1 人帮助步行（体力和语言指导） 15＝独立步行（可用助行器，在家及家附近）
9. 上下楼梯	0＝不能 5＝需帮助（体力或语言指导） 10＝自理（包括使用助行器）
10. 洗澡	0＝依赖 5＝自理（无指导能进出浴盆并自理洗澡）

评估结果评价：①总分 100 分，表示病人 ADL 活动较佳，但不意味病人可完全独立生活，仅为日常生活可以自理；②＞60 分，轻度残疾，生活基本自理；③ 40～60 分，中度残疾，病人生活需要帮助；④ 20～40 分，重度残疾，病人生活需要很大帮助；⑤＜20 分，完全残疾，生活完全依赖。

2. 改良 Barthel 指数（modified Barthel index，MBI）评定量表　Barthel 指数虽有较高的信度和效度，且操作简单易行，临床应用广泛，但存在一定缺陷，如评定等级较少，相邻等级间的分数值差别较大，评估不够精细。故有学者在 Barthel 指数的基础上进行改良，形成的新指数称为改良 Barthel 指数，评定项目与每项的满分值不变，将每一项的评定等级进行细化。

改良 Barthel 指数（MBI）

MBI 的评定标准：①完全依赖，完全依赖别人完成整项活动；②较大帮助，某种程度上能参与，但在整个活动中（一半以上）需别人提供协助才能完成；③中等帮助，能参与大部分的活动，但在某些过程中（一半以下）需别人提供协助；④最小帮助，除在准备和收拾时需协助，病人可独立完成整项活动，或活动时需别人从旁监督或提示，以保证安全；⑤完全独立，可独立完成整项活动，且不需要别人的监督、提示或协助。

笔记

3. Katz 指数(Katz index) 又称 ADL 指数，由 Katz 提出并修订。该评定方法是按人体功能发育规律而制订的，Katz 认为最复杂的功能最先丧失、最晚恢复。将 ADL 按难易程度依次分为洗澡、穿着、用厕、转移、大小便控制和进食共 6 项，并将功能状况分为 A、B、C、D、E、F、G 共 7 个等级。A 级为完全自理，G 级为完全依赖。

具体评定标准为 A 级：所有项目均能自理；B 级：只有一项依赖；C 级：只有洗澡和其余五项之一依赖；D 级：洗澡、穿着和其余四项之一依赖；E 级：洗澡、穿着、用厕和其余三项之一依赖；F 级：洗澡、穿着、用厕、转移和其余两项之一依赖；G 级：所有项目均依赖。

(二) IADL 标准化量表

1. 功能活动问卷(the functional activities questionnaire，FAQ) 主要用于研究社区老年人的独立性和轻症老年痴呆。FAQ 评定分值越高，表示智障程度越重，正常标准为 <5 分，≥5 分为异常。此问卷具有较高的效度，且评定项目均为 IADL 的内容，故在评定 IADL 时最为常用(表 2-13)。

表 2-13 功能活动问卷(FAQ)

项目	正常或从未做过但能做(0分)	困难，但可单独完成或从未做过(1分)	需要帮助(2分)	完全依赖他人(3分)
1. 每月平衡收支的能力				
2. 工作能力				
3. 能否到商店买衣服、杂货和家庭用品				
4. 有无爱好，会不会下棋和打扑克				
5. 是否会做简单的事(如烧水、泡茶)				
6. 能否准备饭菜				
7. 能否了解近期发生的事件(时事)				
8. 能否参与讨论和了解电视、杂志内容				
9. 能否记住约会、家庭节日、吃药时间				
10. 能否拜访邻居，自己乘坐公共汽车				

2. 功能独立性测量(functional independence measure，FIM) 既可评价因运动功能损伤而致的 ADL 能力障碍，也可评价认知功能障碍对于日常生活的影响。该量表涵盖了 PADL 和 IADL 两方面的内容，包括认知和社会功能评定，可全面、客观地反映病人的 ADL 能力。此方法较 Barthel 指数等评定方法更敏感、精确，因此 FIM 应用范围广，可适用于所有残疾者的 ADL 评估(表 2-14)。

表 2-14 FIM 评定内容

项目	内容	得分	
		入院	出院
Ⅰ 自理活动	1. 进食		
	2. 梳洗修饰		
	3. 洗澡		
	4. 穿衣		
	5. 穿裤(裙)		
	6. 如厕		
Ⅱ 括约肌控制	7. 排尿管理		
	8. 排便管理		
Ⅲ 转移	9. 床 - 椅间转移		
	10. 转移至厕所		
	11. 转移至浴盆或淋浴室		

笔记

续表

项目	内容	得分	
		入院	出院
Ⅳ 行进	12. 步行/轮椅		
	13. 上下楼梯		
Ⅴ 交流	14. 理解		
	15. 表达		
Ⅵ 社会认知	16. 社会交往		
	17. 解决问题		
	18. 记忆		
总计			

FIM 包括 6 个方面，共 18 项，其中包括 13 项运动性 ADL 和 5 项认知性 ADL。每项分为 7 个等级，计为 1～7 分，总分为 18～126 分。得分越高，独立水平越好。FIM 评定得分标准为：126 分，完全独立；108～125 分，基本独立；90～107 分，极轻度依赖或有条件的独立；72～89 分，轻度依赖；54～71 分，中度依赖；36～53 分，重度依赖；19～35 分，极重度依赖；18 分，完全依赖。

3. 快速残疾评定量表（rapid disability rating scale，RDRS） 包括三部分内容。

（1）日常生活需要帮助程度：包括进食、行走、活动、洗澡、穿衣、如厕、整洁、修饰、适应性项目（财产管理、用电话等）。

（2）残疾程度：包括言语交流、听力、视力、饮食不正常、二便失禁、白天卧床及用药等。

（3）特殊问题程度：包括精神错乱不合作（对医疗行为持敌对态度）、抑郁等。

RDRS 共 18 项，每项得分为 0～3 分，最高总分为 54 分。正常分为 0，分值越高，表示残疾程度越重。

知识拓展

社区 ADL 评定与训练的发展

ADL 评定对康复护理计划的制订、康复训练疗效的评价起着极为重要的作用。ADL 评定和训练多在医院内进行，而对于多数病人，出院后的康复训练才是一项需要长期坚持的任务。目前已有学者将 ADL 评定和训练延伸到社区护理工作中，并取得显著效果。以社区脑卒中病人为研究对象，通过出院后在社区内继续进行的 ADL 评定和训练，发现病人的 ADL 能力有显著改善，Barthel 指数明显提升，故将 ADL 评定和训练由医院延伸到社区护理工作中尤为重要。

（栾雅淞）

思考题

1. 病人，男，42 岁，建筑工人。在施工过程中不幸被高处坠物砸中，导致 T_{11} 椎体爆裂性骨折后截瘫。现椎体内固定术后 1 个月，病情稳定，未曾坐起。今转入康复科。如何运用徒手肌力检查法评价该患的下肢伸膝功能？

2. 护士小张工作于脑外科，在对脑外伤病人进行康复护理的过程中，发现有些病人肌张力高，有些病人肌张力低。如何对病人进行肌张力的评定？肌张力障碍的类型有哪些？

3. 病人，女，32 岁，前臂尺桡骨骨折。经小夹板外固定三角巾胸前悬吊二月，今日取下外固定，发现肩、肘、腕均有不同程度活动度障碍。如何对该病人进行肩关节活动度的评定？

4. 病人，男，70 岁，近期跌倒 4 次，最近一次致 L_1 椎体压缩性骨折。考虑该病人跌倒与哪些因素有关？应如何评定该病人的平衡功能？

5. 病人，男，60 岁。4 天前晨起时，无明显诱因出现言语含糊不清，右侧肢体无力入院，入院

笔记

第 3 天右侧肢体无力渐加重。头颅 MRI 检查示“左侧基底节区及侧脑室体旁脑梗死”。现右侧肢体无自主活动，言语不清，症状持续无缓解。有高血压病史十余年。目前对该病人是否可介入康复医疗？该病人目前存在哪些功能障碍？康复护理评定的内容有哪些？

6. 病人，男，71 岁，脑梗死后 2 个月，家属反映该病人能流利讲话，但词不达意。对病人进行汉语失语成套测验评估，发现其为右利手，口语表达时自发语言流利，但内容空洞，复述正常，听理解及阅读轻度障碍，词命名、颜色命名、反应命名均较差，认知功能正常。如何对该病人进行汉语失语成套测验检查？

7. 病人，女，55 岁，1 个月前因突发“多发性脑梗死”入院，目前病情稳定。该病人神志清楚，伴认知障碍，右侧鼻唇沟较浅，舌左偏，右侧肢体明显偏瘫，行动不便。病人因疾病致使情绪受到明显影响，闷闷不乐，时常想哭，脾气暴躁，不喜与人接触，社会交往越来越少。针对该病人可能存在的心理问题，应如何对其进行评定？

8. 病人，男，50 岁，1 个月前突发脑出血，目前病情稳定，一侧肢体功能障碍，肌力降低，行走困难，需借助拐杖。生活起居不能完全自理，需家人照顾，说话费力，口齿不清。既往有高血压病史。针对该病人目前状态，护士应如何对其进行评估？首选的评估方法是什么？

思路解析　　扫一扫，测一测

第三章 康复治疗基本技术

03章 PPT

学习目标

1. 掌握物理治疗、运动治疗、作业治疗的基本概念和主要内容；康复工程技术的基本概念。
2. 熟悉运动治疗技术和物理治疗技术的分类和常用的仪器设备；作业治疗的作用；失语症的治疗时机、构音障碍的治疗原则；康复工程技术产品的分类。
3. 了解运动治疗、物理因子治疗、作业治疗和言语治疗的适应证及禁忌证；失语症和构音障碍的言语治疗方法；康复工程技术的主要工作内容。
4. 能正确运用各种康复治疗技术为病人提供康复服务。
5. 具有尊重病人、保护病人安全的意识；运用临床思维对病人进行个性化康复护理的意识。

康复治疗技术常用的方法包括物理治疗、作业治疗、言语治疗、心理辅导与治疗、文体治疗、中国传统治疗、康复工程、康复护理及社会服务等。

第一节 物理治疗

情景导入

病人，男，67 岁。4 天前出现左侧肢体不能活动，无头痛、恶心及呕吐，饮水偶有轻度呛咳。查体：血压 160/90mmHg，神志清楚，言语流利，智力正常，左侧鼻唇沟变浅，左侧肢体肌力 0 级（Brunnstrom 分级 1 级），肌张力低，腱反射稍弱，左侧霍夫曼氏征及巴宾斯基征阳性；右侧正常。不能保持坐位，无二便障碍。头颅 CT 示：右侧基底节区脑梗死。

请思考：

1. 能为该病人提供哪些康复治疗服务？
2. 常用的康复治疗技术有哪些？

物理治疗（physical therapy，PT）是利用声、光、冷、热、电、力（运动和压力）等物理因子进行治疗，针对人体局部或全身性的功能障碍或病变，采用非侵入性、非药物性的治疗来恢复身体原有生理功能的一种治疗手段。物理治疗包括运动治疗和物理因子治疗两部分。

笔记

一、运动治疗

（一）基本概念

1. 运动治疗（therapeutic exercise）　是指以运动学、生物力学和神经发育学的基本原理，采用主动或被动的运动，通过改善、代偿和替代的途径，来纠正人的身体、心理、情感及社会功能障碍，提高健康水平的一类康复治疗措施。

2. 等长运动　是指以增加肌肉张力来对抗一个固定阻力的运动，如举重、倒立、瑜伽等运动，亦称为静态运动。

3. 等张运动　是肌肉收缩时肌纤维缩短，而作用在肌肉上的负荷不变，运动过程中肌肉张力不发生明显变化，如步行、慢跑和游泳等运动，亦称为有氧运动。

（二）运动治疗的特点

1. 主动参与　在运动治疗过程中，应注重调动病人的主观能动性和激发其潜在功能，要求病人及相关人员积极主动配合并参与治疗全过程，促进病人的身心功能恢复。

2. 防治结合　运动治疗不仅能促进疾病的临床治愈和功能恢复，防止和减轻并发症或不良后果的发生，同时还可强身健体，提高病人意志力，增加身心健康。

3. 整体康复　运动治疗中肌肉关节的活动可锻炼局部器官功能，也可通过神经反射和体液调节来改善全身，以达到全面康复的目的。

（三）运动治疗的分类及主要内容

1. 分类方法　运动治疗技术依据不同标准可分为以下两种。

0301

微课：主动运动的定义

（1）依据肌肉收缩方式分类：可分为等张运动、等长运动和等速运动，等张运动又分为向心性运动和离心性运动。

（2）依据运动方式分类：可分为被动运动、助力运动、主动运动和抗阻运动。

2. 主要内容　运动治疗技术内容丰富、项目较多，依据目前临床常用的治疗方法，主要分为基本技术和特殊技术两大类。基本技术包括：肌力训练、关节活动度训练、关节松动技术、牵伸技术、牵引技术、转移技术、平衡与协调训练技术、步行训练、呼吸训练、放松训练、有氧训练、水中运动及医疗体操等；特殊技术包括运动再学习、Bobath 技术、Brunnstrom 技术、Rood 技术、PNF 技术、贴扎技术、筋膜技术等。

（1）肌力训练：肌力训练是增强肌力的主要方法，广泛应用于神经系统疾病和骨关节疾病引起的运动功能障碍，通过肌力训练可以增强病人的肌力，使其能够完成更高水平的肌力活动，为日常生活动作、协调、平衡及步态训练做准备。肌力训练前必须先对训练部位的肌力进行评价，肌力的评级标准采用 Lovett 分级法，依据分级训练的原则进行肌力训练（表 3-1）。

0302

视频：肩关节主动活动技术

表 3-1　不同肌力等级下肌力训练方法

Lovett 分级	肌力训练方法
0	被动运动、电刺激、传递神经冲动的训练
1	被动运动、助力运动、肌肉电刺激
2	助力运动、主动运动、抗部分轻微阻力运动
3	主动抗重力运动、抗轻微阻力运动
4	抗较大阻力运动
5	抗最大阻力运动

0303

视频：肩关节被动活动技术

（2）关节活动度训练：是利用各种方法来维持和恢复因组织粘连或肌肉痉挛等因素所引起的关节活动障碍，常用的训练方法有主动训练、助力训练和被动训练。

（3）关节松动技术：是指治疗者在关节活动允许范围内完成的一种针对性很强的手法操作技术，属于被动运动范畴。基本手法包括摆动、滚动、滑动、旋转及分离牵拉。该技术以关节活动的可动范围为标准，将操作时的手法分为 4 级（图 3-1）。临床应用时，要依据病人的病情选择手法分级，关节活

笔记

动受限适用于Ⅰ、Ⅱ级，关节疼痛伴僵硬适合于Ⅲ级，关节周围软组织粘连、挛缩适合于Ⅳ级。

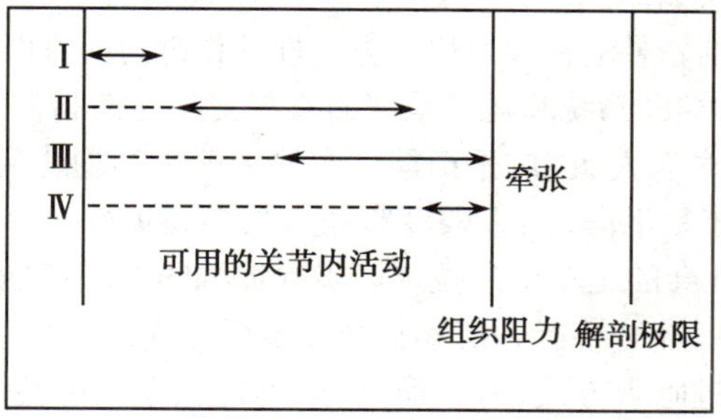

图 3-1 关节松动技术手法分级

（4）牵伸技术：是指运用外力牵伸短缩或挛缩组织并使其延长的一门运动治疗技术，常用的牵伸技术和方法有被动牵伸、主动牵伸和主动抑制。利用该技术能明显改善组织的短缩或挛缩状态，以达到重新获得关节周围软组织的伸展性、降低肌张力、改善或恢复关节活动范围的目的。在实施牵伸技术前，应先进行治疗前的评估，依据评估结果进行牵伸技术参数的设置。牵伸方向应与肌肉紧张或挛缩方向相反；牵伸强度以足够拉紧软组织的结构，但不引起疼痛或损伤为宜。被动牵伸持续时间为10～15s/次，重复10～20次；机械牵伸为15～20min/次，1～2次/d，10次为一疗程，一般进行3～5个疗程。如牵伸训练后病人出现牵伸部位肿胀或明显疼痛，提示牵伸强度过大，应注意调整。

（5）牵引技术：是应用作用力与反作用力的力学原理，将通过手法、器械或电动装置产生的外力，作用于人脊柱和肢体，使关节发生部分分离，关节周围软组织被牵伸，进而达到康复治疗的目的。与牵伸技术主要作用于软组织相比，该方法主要作用于关节。临床上常用的牵引装置有颈椎牵引带（图3-2）和腰椎牵引床（图3-3）。

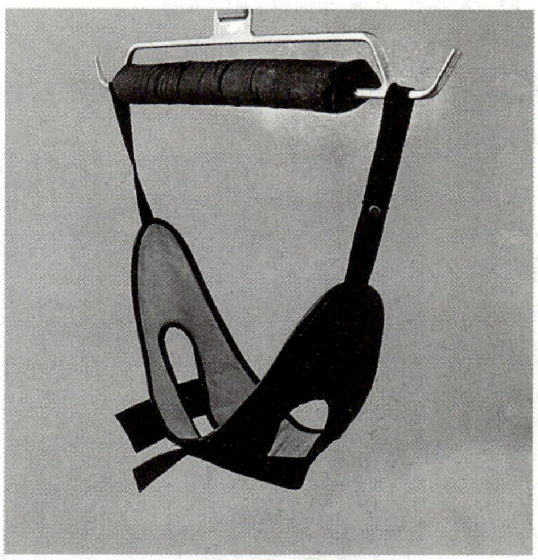

图 3-2 颈椎牵引带

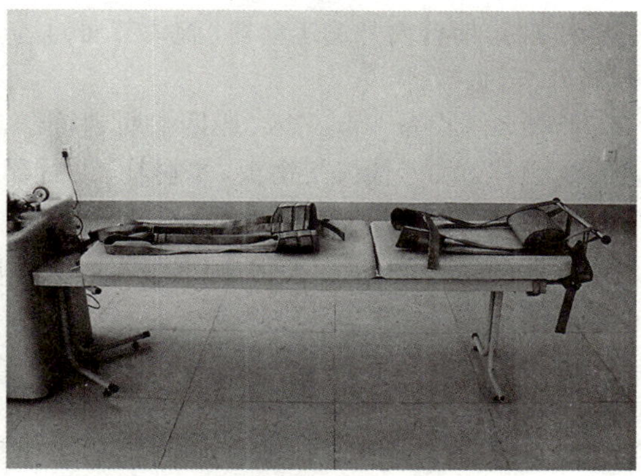

图 3-3 腰椎牵引床

（6）转移技术：是恢复病人生活自理能力和活动能力的前提，是指将病人从一种体位转换到另一种体位的过程，包括床上转移、卧坐转移、坐站转移、轮椅与床、轮椅与坐便器间的转移等内容。依据病人的实际情况分为被动转移、辅助转移和主动转移三种，不同的转移方法所遵循的训练原则不同。

（7）平衡训练技术：主要包括静态平衡和动态平衡（自动动态、他动动态以及动态支撑面）。训练时所取的体位应由最稳定的体位，逐渐过渡到最不稳定的体位。逐步缩减病人的支撑面积和提高身体重心，在保持稳定性的前提下逐步增加头颈和躯干运动，由睁眼训练保持平衡过渡到闭眼的平衡训练。目前针对平衡训练的方法有很多种，如桥式运动、抛接球训练、伸手取物等。平衡训练前，应要求病人学会放松，减少紧张或恐惧心理；训练过程中，医护人员应在病人身旁密切监护，避免病人跌倒发生二次损伤，当病人出现头晕、头痛或恶心症状时则应停止训练。

笔记

(8) 协调训练技术：协调功能障碍又名共济失调，常见的共济失调有小脑共济失调、大脑共济失调和感觉性共济失调。影响协调的因素有视觉、本体感觉、动作的频率和精神心理因素等。针对协调功能障碍主要的训练方法包括轮替动作和定位的方向性动作练习两方面。

(9) 步行训练：步行是在神经系统和运动系统的双重支配与控制下完成的高度自动化的协调、对称稳定运动。步行训练前要求病人肌力、平衡能力和协调能力等均达到一定水平。步行训练是针对病人疾病的特点，利用各种康复手段，最大限度帮助病人提高步行能力、矫正异常步态，促进病人独立转移，提高生活质量回归社会的运动治疗技术。步行训练的方法包括基础训练、步行分解训练、减重支撑训练、下肢机器人训练、室内步行训练和社区性步行训练。

(10) 呼吸训练：是指通过呼吸方式、呼吸肌训练、胸腔松动训练及咳嗽训练改善肺功能，帮助呼吸系统疾病病人和术后病人尽早、最大限度地恢复肺功能，缩短康复时间。常用的训练方法包括膈肌呼吸、吹笛式呼吸、局部呼吸、胸腔松动训练、呼吸肌训练、排痰训练和改善活动功能训练等。

(11) 放松训练：放松训练可使机体产生生理、生化和病理方面的变化，不仅能提高病人运动能力，还能对抗应激和缓解疼痛，主要适用于肌张力增高性运动障碍、精神紧张和神经症的治疗。常用的训练方法包括肌肉松弛法、意念松弛法和肌电生物反馈松弛法等。

(12) 有氧训练：是指人体在氧气充分供应的情况下进行的体育锻炼，即在运动过程中，人体吸入的氧气与需求相等，达到生理上的平衡状态。常见的有氧运动方式包括医疗步行、快走、慢跑、游泳、骑自行车、瑜伽、有氧操等，训练时应注意结合病人实际情况选择合适的运动项目，做到循序渐进、持之以恒。

(13) 水中运动：是水疗法中常用的一种治疗方法。利用水的特性使病人在水中进行运动训练，以缓解病人症状或改善功能。

(14) 医疗体操：是专门用来防治疾病的体操，对创伤、术后及瘫痪的功能恢复及内科疾患具有良好的作用。该方法选择性强、动作简单易学、易控制运动量、易掌握且适应性广。常用的医疗体操包括颈椎操、腰椎前凸矫正操、脊柱侧弯矫正操、肩周炎操、呼吸操和下腰痛的医疗体操等。

(四) 运动治疗常用的器械

1. 上肢训练设备　肋木和肩梯(图 3-4)、悬吊架、支撑器、弹簧拉力器、墙壁拉力器、哑铃、沙袋、肩关节练习器、前臂内外旋运动器、腕关节屈伸运动器、体操棒、磨砂台、分指板等。

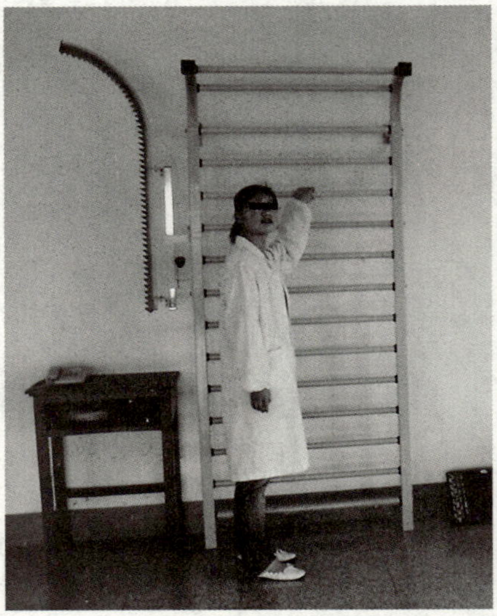

图 3-4　肋木和肩梯

2. 下肢训练设备　起立床、股四头肌训练器、踝关节屈伸训练器、踝关节矫正板、平衡板、平衡杠、助行器、阶梯、步行训练装置、功率自行车、活动平板等。

3. 其他　姿势矫形镜、训练球、训练床、训练椅、运动垫、牵引装置、辅助器械、等速训练仪等。

(五) 运动治疗的适应证与禁忌证

1. 适应证　骨折术后及稳定期、软组织损伤、关节病变、脱位和损伤(肩关节周围炎、踝关节扭伤、膝关节韧带损伤、髌骨软化症等)、人工关节置换术后、颈椎病、手外伤后、腰椎间盘突出症或其摘除术后、强直性脊柱炎、类风湿脊柱炎、截肢术后、断肢再植术后等；脑血管疾病后遗症、脊髓损伤、脊髓灰质炎后遗症、帕金森病、多发性硬化症、周围神经损伤、进行性肌萎缩等；脑性瘫痪、脊柱裂、进行性肌营养不良等；慢性充血性心力衰竭、慢性支气管炎、慢性阻塞性肺疾病、哮喘；糖尿病；风湿性关节炎和类风湿性关节炎等。

2. 禁忌证

(1) 绝对禁忌证：生命体征不平稳；存在严重并发症如肺部感染、泌尿道感染、新发深静脉血栓、压疮等；患有传染性疾病；脊柱结核；严重心肺功能障碍；严重骨质疏松；合并其他部位的骨折和损伤且未愈合；病理性骨折；骨折延迟愈合、不愈合；内固定物松动等。

笔记

（2）相对禁忌证：视网膜病变、糖尿病肾病等。

二、其他物理因子治疗

（一）基本概念

物理因子治疗是指应用天然或人工物理因子（力、电、声、光、水等），通过神经、体液、内分泌等生理调节机制作用于人体，以达到预防和治疗疾病目的的治疗方法。

（二）物理因子的主要内容及分类

1. 自然物理因子　应用大自然的物理因子治疗疾病，包括日光疗法、空气疗法、海水浴疗法、温（矿）泉疗法等。

2. 人工物理因子　通过人工方式获得的电能、光能、热能、机械能等物理因子作用于机体，引起机体各种反应，借以促进、调节、维持或恢复各种生理功能，从而达到预防和治疗疾病的目的。

（1）直流电疗法（galvanization）：是使用低电压的平稳直流电通过人体一定部位以治疗疾病的方法，是最早应用的电疗法之一，直流电对人体的作用取决于其在组织中引起的物理、化学变化。目前单纯应用直流电疗法较少。

（2）低频电疗法（low frequency impulse electrotherapy）：是指应用频率1000Hz以下的电流治疗疾病的方法，可用于治疗急、慢性疼痛。其特点是：①低压、低频，且可调；②无明显的电解作用；③对感觉、运动神经均有强的刺激作用；④有止痛但无热的作用。目前常用的低频电疗法有神经肌肉电刺激疗法、经皮神经电刺激疗法、间动电疗法、低频高压电疗法等。

（3）中频电疗法（medium frequency electrotherapy）：是指应用频率为1000～100 000Hz的脉冲电流治疗疾病的方法。其特点是：①无电解作用；②可以克服组织电阻，增加作用深度；③对机体组织有兴奋作用；④可使用较大的电流强度，以引起深部肌肉强烈收缩，但不引起烧灼刺痛感。临床常用的有干扰电疗法、调制中频电疗和等幅正弦中频（音频）电疗法三种。近年来，电脑中频电疗机、电脑肌力治疗机也逐渐应用于临床。

（4）高频电疗法：是指应用频率 > 100 000Hz的高频电流作用于人体以治疗疾病的方法。其特点是：①热效应与非热效应；②治疗时电极可离开皮肤；③对神经肌肉无兴奋作用。高频电疗法依据波长的不同可分为共鸣火花电疗法、中波电疗、短波电疗、超短波电疗、分米波电疗、厘米波电疗和毫米波电疗（表3-2）；依据波形分为减幅振荡电流、等幅振荡电流和脉冲等幅振荡电流。

表3-2　高频电疗法依据波长的分类

电疗名称	波长范围（m）	波长（m）	频率（MHz）
共鸣火花电疗	300～3000	300～2000	15～100万
中波电疗	100～300	184	1.625
短波电疗	10～100	11.06，22.12	13.56，27.12
超短波电疗	1～10	7.37	40.68
分米波电疗	0.1～1	0.3278，0.69	32.78，433.9
厘米波电疗	0.01～0.1	0.1225	2450
毫米波电疗	0.001～0.01	0.083	36 000

（5）光疗法（phototherapy）：是指应用人工光源或日光辐射治疗疾病的方法。光波的波长为180nm～1000μm，按波长排列，光波依次分为红外线、可见光、紫外线三部分。临床常用的光疗法包括红外线疗法、蓝紫光疗法、紫外线疗法和激光疗法。

知识拓展

紫外辐射对人体的影响

波长100～400nm范围内的电磁波称为紫外辐射，又称紫外线，分为远、中、近紫外区三个不同的区带。远紫外区，即短波紫外线，主要具有杀菌作用，故常被称为灭菌波段；中紫外区波长为

笔记

290～320nm，导致的红斑对人体的影响最为明显，且对人的眼睛亦会产生一定刺激，因此常被称为红斑区；近紫外区波长为320～400nm，主要产生光毒和光敏性，被称为黑线区。随着生活水平的不断提高，紫外线对人体健康的影响，越来越受到重视。

研究显示，紫外线波长受温度影响较大，温度越高，紫外线波长则越短，强度却更强。因此，从事接触紫外线相关专业的工作人员，如紫外线消毒工作者，可能会受到紫外线的影响，过度照射会影响身体健康。

(6) 超声波疗法(ultrasound therapy)：是指将频率在2000Hz以上、不能引起正常人听觉反应的机械振动波作用于人体，以达到治疗目的的方法。频率500～2500kHz的超声波有一定的治疗作用，理疗中多采用的频率为800～1000kHz。其特点是：①可使深层组织发生显著的温度改变；②机械效应和热效应共同作用，分离胶原纤维、增加结缔组织延展性，有效治疗关节囊、韧带、肌腱的粘连和瘢痕；③增加细胞膜的通透性，以增加离子交换；④属于局部治疗，少有全身反应发生；⑤应用时间相对较短。常用的超声波疗法包括直接接触法和间接接触法。

(7) 磁场疗法(magnetotherapy)：应用磁场作用于人体以治疗疾病的方法称为磁场疗法，简称磁疗，可用于治疗多种疾病，如高血压、高血脂、神经性头痛、神经衰弱、面肌痉挛、支气管炎、肠炎、溃疡病、颈椎病、腰腿痛、急性腰扭伤、腰肌劳损、胆绞痛、胆道结石、尿路结石、鼻炎、皮炎、静脉炎等。常用的磁场疗法包括动磁场疗法和静磁场疗法。

(8) 传导热疗法(conductive heat therapy)：将加热后的介质作用于人体表面，使热传导到疾患部位以治疗疾病，促进康复的方法。可用作传导热疗法的介质有水、泥、蜡、砂、盐、酒、中药、化学盐袋等，临床常用的治疗方法有Kenny湿敷温热法、温热罨包疗法、热袋温敷法和石蜡疗法等。

(9) 冷疗与冷冻疗法：冷疗法是应用比人体温度低的物理因子(冷水、冰等)刺激皮肤或黏膜以治疗疾病的方法。常用方法有冷敷法、浸泡法、喷射法、灌注法和饮服法。冷冻疗法是应用致冷物质和冷冻器械产生的0℃以下低温，作用于人体局部组织，以达到治疗疾病的方法。常用方法有点冻法、接触冷冻法、喷射冷冻法、倾注冷冻法和插入冷冻法。

(10) 压力疗法(compression therapy)：又称加压疗法，是指通过对人体体表施加适当的压力，以预防或抑制皮肤瘢痕增生、防治肢体肿胀的治疗方法，常用于控制瘢痕增生、防治水肿、促进截肢残端塑形、防治下肢静脉曲张、预防深静脉血栓等。该方法经循证医学证实，是防治增生性瘢痕最为有效的方法之一。

(11) 生物反馈疗法(biofeedback therapy)：又称生物回授疗法、自主神经学习法，是在行为疗法的基础上发展起来的一种新型心理治疗技术和方法。通过人体内生理或病理信息的自身反馈，使病人经过特殊训练后，进行有意识的"意念"控制和心理训练，从而消除病理过程、恢复身心健康的新型心理治疗方法。常用的生物反馈疗法包括肌电反馈仪、皮电反馈仪、脑电反馈仪和皮温反馈仪。该疗法具有训练目的明确、直观有效、指标精确等特点。

(12) 冲击波疗法(shock wave therapy)：是指利用高能量冲击波进行治疗的物理治疗方法，具有促进组织修复及再生的作用。

(三) 物理因子的主要治疗作用

物理因子的临床应用十分广泛，对许多疾病均有不同程度的治疗效果，具体可概括如下。

1. 消炎作用　多种物理因子具有消炎作用，除可直接杀灭病原微生物外，还可改善局部血液循环、加速炎性物质的消散、增强免疫力等。皮肤、黏膜、肌肉、关节及内脏器官的急、慢性炎症都属于理疗适应证。

2. 镇痛作用　在针对疼痛病因进行治疗的基础上，应用恰当的物理因子可较好地达到镇痛目的。炎症性疼痛可采用上述具有消炎作用的物理因子；缺血性疼痛和痉挛性疼痛可采用温热疗法，改善缺血、消除痉挛；神经性疼痛可应用直流电麻醉药物导入疗法抑制痛觉冲动传入，或可采用低、中频电疗法。

3. 抗菌作用　紫外线有较好的杀菌作用，其杀菌效力最强的光波长为254～257nm，对金黄色葡萄球菌、枯草杆菌、铜绿假单胞菌、溶血性链球菌等均有杀灭作用。

笔记

4. 镇静和催眠　电睡眠疗法、镇静性药物电离子透入疗法、全身不感温水浴疗法、颈交感神经节超短波疗法、磁场疗法等能够增强大脑皮质扩散性抑制、解除全身紧张状态，因而产生明显的镇静、催眠效果。

5. 兴奋神经肌肉　低、中频电流（如间动电流、干扰电流、调制中频电流）均可引起运动神经及肌肉兴奋，以治疗周围神经麻痹及肌肉萎缩。

6. 缓解痉挛　由于热能够降低肌梭中传出神经纤维兴奋性，使牵张反射减弱和肌张力下降，故具有热效应的物理因子均可起到缓解、降低痉挛的作用。

7. 软化瘢痕和消散粘连　石蜡疗法、超声疗法、直流电碘离子透入疗法可改变结缔组织弹性，提高延展性，因而具有软化瘢痕和消散粘连的作用。

8. 加速伤口愈合　应用小剂量紫外线照射，可防止和控制伤口感染，且能刺激肉芽组织生长，加速伤口愈合过程。

9. 加速骨痂形成　电流强度较弱的直流电阴极、经皮电神经刺激疗法（TENS）、干扰电疗法和脉冲磁场疗法，均能促进骨质生长，加速骨折愈合。

10. 增强机体免疫力　紫外线、红外线、磁场等物理因子均有增强和调节机体免疫力的作用。

11. 脱敏作用　紫外线能将蛋白分解生成组胺，小剂量组胺不断进入血液，可刺激产生组胺酶，当其达到足够量时，则可分解产生过量的组胺，起到脱敏作用。

12. 治疗癌症　热疗、激光的光敏效应、气化、炭化、低温冷冻等方法在癌症治疗上均取得一定效果。

（四）物理因子的适应证和禁忌证

1. 适应证

（1）各种急慢性炎症、感染。

（2）各种软组织损伤。

（3）各种疼痛。

（4）血液循环不良者，如脉管炎、雷诺病。

（5）运动功能障碍者，如脑损伤、周围神经损伤。

（6）其他：偏瘫、截瘫、截肢、颈椎病、腰腿痛、软组织损伤、关节病、神经炎等疾病所导致的感觉和运动功能障碍及其并发症。

2. 禁忌证

（1）恶性肿瘤、出血体质、活动性肺结核、肝肾功能严重障碍者、全身衰弱者，禁忌常规物理治疗。

（2）年老体弱、婴儿、孕妇、感觉功能障碍者。

（刘　尊）

第二节　作业治疗

一、概述

（一）基本概念

作业治疗（occupational therapy，OT）是康复医学的重要组成部分，是通过有目的性和选择性的作业活动，如日常生活活动、手工操作技巧、休闲娱乐活动等，来促进病人的功能恢复，提高其生存质量，从而早日回归家庭和社会的一种康复治疗技术。

世界卫生组织将作业治疗定义为协助残疾者选择、参与、应用有目的和有意义的活动，以最大限度恢复躯体、心理和社会方面的功能，增进健康，预防能力丧失及残疾的发生，以发展为目的，鼓励残疾者参与及贡献社会。

（二）作业治疗与运动治疗的区别

作业治疗与运动治疗遵循相同的生物力学和神经生理学原理，但治疗目标、范围、手段、重点和病人参与情况等均有所区别（表3-3）。

表 3-3　作业治疗与运动治疗的区别

	作业治疗	运动治疗
治疗目标	改善和提高病人的日常生活和工作能力	运动功能得到最大限度的发挥
治疗范围	躯体和心理功能障碍	躯体功能障碍
治疗手段	日常生活活动、生产性和休闲娱乐活动及辅助器具的使用和训练等	手法治疗、器械训练、神经肌肉促进技术、医疗体操等
治疗重点	体现综合能力，提高功能活动的控制能力和耐力，以上肢或手的精细、协调运动为主	增加肌力、ROM，改善运动协调、运动耐力及躯体平衡
病人参与	主动参与	主动为主、被动为辅
趣味性、积极性	强	弱

二、作用

1. 促进机体功能的恢复　增加躯体感觉和运动功能，如增加关节活动度、提高肌力和耐力，改善身体协调性、平衡能力及手指的精细功能等。

2. 改善认知和感知功能　提高大脑的高级功能，如定向力、注意力、认识力、记忆力、顺序、概念、归类、解决问题、安全保护意识等。

3. 提高日常生活活动能力　通过生活活动自理能力的训练和矫形器及自助器具的使用，提高自我照料能力、环境适应能力及工具使用能力等。

4. 改善精神状况和参与社会　可减轻悲观、抑郁、恐惧、愤怒、依赖等心理异常和行为改变，辅助心理治疗，提高处理人际关系、自我表达和应对能力。

5. 帮助就业或再就业　促进工作能力的恢复和提供病人职业前技能训练。

三、分类

1. 按作业活动的项目分类　日常生活活动、认知作业、书法、绘画、治疗性娱乐、游戏、电气装配与维修、计算机作业、五金、金工、皮工、纺织、木工、黏土、制陶作业、手工艺作业、编织作业和园艺作业。

2. 按作业活动的性质分类　功能性作业活动、心理及精神性作业活动、儿童作业活动和老年人作业活动。

3. 按作业活动的功能分类　日常生活活动、生产性作业活动、娱乐休闲性活动和特殊教育性活动。

4. 按作业活动的目的分类　减轻疼痛的作业活动，增强肌力的作业活动，增加耐力的作业活动，改善关节活动范围的作业活动，改善手眼协调性和平衡控制能力的作业活动，改善知觉技能的作业活动，改善视、听、触觉的作业活动，改善记忆力、定向力、注意力、理解力等认知功能的作业活动和增强语言表达及沟通能力的作业活动。

四、适应证和禁忌证

（一）适应证

1. 神经系统疾病　如脑卒中、脑外伤、脑瘫、脑炎、脑瘤术后所致的瘫痪，帕金森病、老年性痴呆、脊髓损伤、脊髓灰质炎后遗症及各种原因引起的周围神经损伤等。

2. 运动系统疾病　如四肢骨折、截肢、各种关节炎、关节置换术后、手外伤、软组织损伤等所致功能障碍病人。

3. 其他系统疾病及各种原因所致功能障碍病人　如心肺系统疾病、糖尿病、烧伤、小儿精神发育迟滞、先天性畸形、学习障碍及精神心理障碍性疾病等。

（二）禁忌证

笔记

病人存在严重的精神、意识障碍，且不能合作；病人处于急、危重症及病情不稳定状态；病人需要绝对休息，均属于作业治疗的禁忌证。

五、内容

（一）躯体功能作业治疗

1. 主要工作地点 普通医院、康复中心、社区医疗中心及日间训练中心等。

2. 服务范围

（1）伤残所致的功能障碍：如骨折、关节损伤、颅脑及脊髓损伤、截肢和断肢再植等。

（2）神经肌肉系统疾病：如脑卒中、共济失调、进行性肌营养不良、帕金森病、脑瘫、老年痴呆、周围神经病损和脊髓灰质炎后遗症等。

（3）骨关节系统疾病：如风湿、类风湿关节炎、强直性脊柱炎、退行性骨关节炎和肩关节周围炎等。

（4）各种肿瘤的相对稳定期。

（5）其他：如肺源性心脏病、冠心病、糖尿病等。

3. 工作内容

（1）促进机体功能的恢复：包括肌力、肌张力、耐力、关节活动度、知觉、认知、协调性和灵敏性训练等。医护人员可通过作业活动条件的变化，要求病人在活动时必须完成相应动作。如通过砂磨板活动以扩大关节活动范围，增加负荷，改变动作复杂性，以提高病人的肌力、关节活动度、协调性、体力、耐力及平衡能力。

（2）神经发育疗法：包括强制性运动疗法、运动再学习法、双侧上肢训练和镜像治疗等，促进中枢与肢体的正常发展。

（3）促进残余功能最大限度地发挥：通过安装假肢并训练等，使残余功能最大限度地发挥；预防肌肉萎缩，减轻或预防畸形的发生，提高对疼痛的耐受力等。

（4）改善精神状况：减轻病人的抑郁、恐惧、愤怒、依赖等心理异常和行为改变。

（5）提高日常生活能力：在日常生活活动能力训练中，可提高病人翻身、起坐、穿衣、进食、个人卫生和行走等生活自理能力。

（6）促进工作能力的恢复：为恢复正常生活和工作能力，病人应经过一段时间调整和适应，作业治疗则为恢复独立性的最好方法。

（二）社会心理作业治疗

1. 主要工作地点 精神病医院、康复中心、社区中心及日间训练中心等。

2. 服务对象 患有各种精神障碍的病人，如精神分裂症、抑郁症、躁狂症、人格异常及其他心理障碍等。

3. 工作内容

（1）改善病人心理社交状态：作业治疗可根据病人不同情况，将各种心理及社交技能或要求巧妙地贯穿于各种活动中以治疗病人。如医护人员利用治疗性活动，培养长期精神分裂症病人的工作习惯，促进其恢复意志力，再学习已失去的生活自理能力及工作技能。

（2）促进适当行为：采用行为疗法，减少不适当的社会行为，促进适当行为的发生。

（3）提供精神支持：给病人提供发泄不良情绪的条件，如利用木工、皮革工艺等带有敲打动作的作业活动，以减轻病人的不安与烦恼。在作业活动中，为与病人进行交流，应设法创造条件。

（4）给予相应的心理辅导：对肢体伤残者提供心理支持性治疗。如完全性脊髓损伤病人在目前医学发展水平下，因不能完全独立自主行走而表现出不安、急躁、抑郁、悲观等各种复杂的情绪，此期称为障碍适应时期，医护人员应及时给予相应的心理辅导。

（5）促进工作能力的恢复：利用就业前功能评测，帮助病人确定较合适的工种，提供工作训练，增加就业机会。

（三）发展性作业治疗

1. 主要工作地点 普通医院儿科、儿童医院、儿童康复中心、儿童福利院及早期教育或训练中心。

2. 服务对象 学习行为异常、智力（认知）障碍、儿童发展障碍（包括自闭症、多动症、专注力失调等）和脑瘫病人。

笔记

3. 工作内容

(1) 发展感知运动、感觉统合，进行认知训练、新 Bobath 疗法等功能训练，促进发育障碍患儿的正常发育。

(2) 在儿童的世界中寓“治”于乐，通过游戏及娱乐活动，恢复儿童应有的作业功能。

(3) 采用引导式教育，促进儿童及发育障碍患儿学习能力的正常发展。

(4) 设计、制造及应用支架和辅助器具。

(5) 通过特别设计的工艺、文书及肢体活动提高作业技能，如手部功能、读写能力等。

(6) 通过训练使患儿掌握因发展障碍而未曾掌握的日常生活技能。

六、常用的方法

0304

图片：使用穿衣板进行模拟训练

1. 日常生活活动训练　借助活动分析技术训练病人穿脱衣服、利用餐具或自助具进食、洗澡等称为日常生活活动训练。训练中常借助一般的生活用品（如衣物、餐具、洗漱用品）和必要的辅助用具等进行模拟训练，在实际生活中训练效果更佳。

2. 转移训练　转移活动包括床椅转移、如厕、入浴活动转移等。训练中，仔细分析病人转移活动中的缺失成分，反复练习及反馈，掌握完整动作训练后，再予以实际转移活动中应用。

3. 生产性活动训练　指利用生产性活动（如木工、编织、制陶等）对病人进行训练，以达到改善功能目的的训练技术。因场地、材料的限制，综合医院很少应用。

4. 手功能训练　手功能训练是作业治疗的核心内容，通过功能性活动训练，以提高手的握力和捏力；通过双手协调、手眼协调和手内协调训练获得手部的正确控制和稳定运动，改善手的灵活性。基本用品包括橡皮泥、弹力带、握力计、捏力计、不同阻力的夹子、生产性活动工具、各种娱乐与休闲工具、插板、插件、套筒等。

5. 强制性使用运动治疗　是限制功能相对较好的一侧手及上肢的活动，同时诱导功能相对较弱的手反复进行与日常生活活动相关的功能性活动，以促进上肢功能恢复的训练方法。限制健手活动可采用手套或夹板。

6. 知觉功能训练　是促进知觉功能障碍者改善触觉整合功能和单侧空间忽略，建立代偿，帮助其回归家庭和社会的训练技术。颜色拼图、拼板、照片、图片、训练用纸、笔、计算机辅助设备、砂纸和日常生活用品等均可作为训练工具。

(1) 视觉失认的治疗：面容失认者借助语言提示，反复识别家人、亲属、名人等照片；用颜色卡片对颜色失认者进行命名和辨别颜色的训练；教会病人使用视觉以外的正常感觉进行代偿。

(2) 触觉失认的治疗：病人闭目，用手感觉、分辨和识别不同质地的材料，如砂纸；用粗糙的物品沿病人手指向指尖移动进行触觉刺激；利用视觉或健手的感觉帮助患肢进行感知，重拾对物体形状、材料、温度等特质的体验。

(3) 单侧空间忽略的治疗：病人进行各种视觉搜索训练，如在整个桌面散落放置物品后让病人全部拿起；在日常生活中尽量给予忽略侧各种感觉刺激，如对患侧皮肤进行冷、热和触觉刺激；用患肢或双手交叉进行跨越中线的作业活动；对忽略侧进行删除作业练习；左侧忽略者躯干向左侧旋转和右眼遮盖。

(4) 失用症的治疗：在治疗前及治疗中，给意念运动性失用者的患肢以触觉、本体感觉和运动觉刺激，加强正常运动模式和运动计划的输出；对于动作笨拙和动作异常者尽量不用语言纠正，而应握住其手帮助完成，随动作的改善逐渐减少辅助量；尽量使活动在无意识的水平上整体出现。

(5) 调整生活环境：如在物品上贴标签，或将不能识别的人物名字写于照片上。

7. 认知功能训练　其目的是改善一项或整体认知功能，促进病人回归家庭和社会。

(1) 注意力训练：①信息处理训练，如兴趣法、示范法、奖赏法和电话交谈等；②以技术为基础的训练，如猜测作业、时间作业和顺序作业等；③分类注意训练，通过书面作业或根据录音带、电脑中的指令，进行连续性、选择性、交替性和分别性注意障碍训练。

(2) 改善记忆力的训练：①助记术，如图像法、层叠法、联想法、故事法、现场法、倒叙法、关键词法和数字分段记忆法等；② PQRST 练习法，通过预习、提出问题、再次仔细阅读、复述和测验来促进记忆；③环境适应，使环境有序简洁，物品固定放置，突出要记住的事物等；④训练病人有效使用外在记忆辅助工具，如记事本、计算机、时间安排表、定时器、闹钟和标志性张贴等；⑤计算机辅助记忆康复训练，如使用教育性、专门性训练软件，利用多媒体技术，强化记忆训练。

8．压力衣的制作与应用　压力治疗（pressure therapy）又称加压疗法，是通过对人体体表施加适当的压力，预防或抑制皮肤瘢痕增生，防治肢体肿胀的治疗方法。采用特别的弹性布料制作压力衣，是压力治疗的一种方法，适用于各种原因所致的增生性瘢痕、肢体水肿、截肢后残端塑形，预防下肢深静脉血栓形成和下肢静脉曲张的发生。治疗部位有感染性创面、脉管炎急性发作、下肢深静脉血栓已形成者应禁用。

在穿压力衣前，有未愈合伤口的病人及皮肤破损有渗出者应用敷料覆盖，避免弄脏压力衣；为避免瘢痕瘙痒和搔抓后引起皮肤破损等问题，可用油膏和止痒霜剂、洗剂擦洗。在洗澡和涂润肤油时，可除去压力衣，但应在30min内穿回。

（宋　锐）

第三节　言语治疗

一、概述

（一）基本概念

言语治疗（speech therapy，ST）是指通过各种手段对有言语障碍者进行针对性的治疗，使其重新获得最大的沟通与交流能力，其目的是改善言语功能。所采用的手段是言语训练，或借助于交流替代设备如交流板、交流手册和手势语等。

（二）训练方式

1．一对一训练　一名医护人员负责一名病人的训练方式。根据病人具体情况，制订个人训练计划和具体语言训练内容。训练过程中，病人注意力集中，刺激条件易控制，治疗针对性强，可及时调整。

2．自主训练　病人经过一对一训练后，充分理解语言训练的方法和要求，具备独立训练的基础。医护人员可将部分需要反复训练的内容让病人进行自主训练，并定期检查。训练内容及训练治疗量由医护人员设计决定。

3．集体训练　集中各种类型及不同程度的言语障碍者，以小组形式进行言语训练。该训练能改善言语障碍者对社会的适应性，减少心理不安，提高交流欲望，同时为其提供交流场所，对改善因言语障碍所致的其他障碍问题（如心理、情绪、人际关系方面等）具有积极作用。

4．家庭训练　将评定和制订的治疗计划介绍和示范给家属，并通过观摩、阅读指导手册等方法教会家属训练技巧，再逐步过渡到回家进行训练。医护人员定期检查和评定，并调整训练内容。

（三）适用人群

凡有语言障碍者均可接受言语治疗。因言语训练是训练者与言语障碍者间的双向交流，故对伴有严重意识障碍、情感障碍、行为障碍、智力障碍、重度痴呆或有精神疾病的病人，以及无训练动机或拒绝接受治疗者，言语治疗难以实施或难以达到预期效果，不适合进行言语治疗；出现全身状态不佳、接受一段时间的系统语言训练，已达到相对静止状态（也称平台期）的病人，应停止训练。

二、失语症的治疗

（一）治疗目标

根据波士顿失语严重程度分级标准确定病人的治疗目标（表3-4）。

表3-4　失语症的治疗目标

程度	严重程度分级	长期目标
轻度	4、5	改善语言功能，力争恢复就业
中度	2、3	充分利用残存功能，在交流上做到基本自如
重度	0、1	利用残存功能和代偿方法，进行简单的日常交流

笔记

（二）治疗时机

语言训练开始时间应选择病人意识清楚、病情稳定、能耐受集中训练30min左右。训练前应做语言评定，根据病人失语的类型及程度给予针对性训练。患病后3～6个月是言语功能恢复的高峰期，如患病2～3年的病人坚持系统、强化的言语治疗，仍会有不同程度甚至明显的改善。

（三）治疗原则

1. 给病人事先选择好刺激，如图片、文字、食物等。

2. 若病人出现正确的反应（正反应），告知病人回答正确（正强化）；若不正确（错误反应），则告知错误（负强化）。

3. 在医护人员的帮助下，使病人努力做出正反应，并固定和保持。正反应一旦固定，则移向上一阶段的项目。

4. 反复进行，直至达到目的阶段。

（四）治疗内容

1. 听理解训练　以Schuell刺激法为核心，根据病人听理解障碍的严重程度选择合适的训练项目。

（1）语音辨识：让病人从事先录好的声音（每组一个或多个词语音，如狗叫、掌声、汽车鸣笛声等）中分辨出词语音，一般先为二选一，并逐渐增加。

（2）听词指图：将多张图片摆放于桌面，说出一单词的名称，嘱病人指出所听到单词的图片。其顺序为高频名词、低频名词、任意名词、高频动词、低频动词、任意动词、高频动宾词组、低频动宾词组、任意动宾词组。

（3）听语记忆广度扩展：又称系列指点训练，用与（2）相似的方法，说出卡片内容，嘱病人按先后顺序指出所听到的单词图片，或用情景画、扑克牌等进行。

（4）句篇听理解：以语句或短文叙述情景画的内容，嘱病人指出对应画面或让病人听一段故事后，再回答相关问题。

（5）执行口头指令：先从简单的一步指令开始训练，如“张开嘴”，再逐渐增加到三步或更多指令。

2. 口语表达训练

（1）言语表达技能训练：通过逐个训练音素、字及词汇，最后结合成句子。先训练病人发元音“a”“u”和易观察的辅音“b”“p”“m”。可用压舌板帮助病人使其发音准确，为调整发音，嘱病人对着镜子进行练习。

（2）改善发音灵活度的训练：对于发音缓慢费力的病人，嘱其反复练习发音，如发“pa-pa-pa”“ta-ta-ta”“ka-ka-ka”，然后过渡到发“pa-ta-ka”，反复练习。

（3）命名训练：先进行听觉训练、图片与文字卡匹配作业，然后用图片或实物让病人呼名。如有困难，可给予词头音、姿势语、选词等提示；亦可利用关联词（成语、谚语、诗词等）引导。如病人不能命名“伞”，可采用手势、口型、词头音或利用上下文的方式进行提示，可对其说“外面下雨，要带……”；经过几次提示，常可获得满意效果。

（4）扩大词汇的训练：通过单词复述、图片与单词匹配等作业扩大词汇，亦可应用反义词、关联词、惯用语等鼓励病人进行口头表达，如男-女、冷-热、饭-菜、跑-跳等。

（5）复述训练：根据病人复述障碍的程度进行直接复述（单音节、单词、词组、短句、长句等）；看图或实物复述；延迟复述；重复复述等。

（6）描述训练：向病人出示有简单情景的图片，让其描述。

（7）日常生活能力交流训练：将训练的单词、句子应用于实际生活，如提问“杯子里装着什么东西？”“口渴时，你会怎样？”重症病人进行交流能力训练时，应运用代偿手段且训练病人正确使用，包括姿势语言（如手势、点头、摇头等）训练和交流板的应用。

3. 阅读理解和朗读训练　根据病人的功能水平（视觉匹配水平、单词水平、语句及篇章水平），选择适当的阅读和朗读内容。

4. 书写训练　对于失写病人，训练时应循序渐进，训练顺序为临摹、抄写、自发性书写（看图书写、听写、功能性书写等）。训练中，可根据病人情况选择不同的书写训练内容，如数或词书写、命名书写、便条书写、信件书写、作文等。

笔记

5．增强或替换交流系统　当重度失语症病人存在严重的言语表达、书写、手势障碍时，可采用增强或替换交流系统。最简单的是交流板/交流册，也可应用高科技辅助交流代偿仪器，如触按说话器、环境控制系统等。简单的交流板应包括日常生活用品与动作的图画，并根据病人需要和不同的交流环境设计。设计前应考虑病人：①能否辨认常见物品图画；②能否辨认常用词；③能否阅读简单语句；④潜在的语言技能是什么。对有阅读能力的病人，可在交流板上补充文字。

三、构音障碍的治疗

（一）治疗原则

1．针对言语表现进行治疗　言语的发生受神经和肌肉控制，身体姿势、肌张力、肌力和运动协调的异常均会影响言语质量。言语治疗的重点多针对异常的言语表现，并非按构音障碍的类型进行治疗。

2．按评定结果选择治疗顺序　通常按呼吸、喉、腭和腭咽区、舌体、舌尖、唇、下颌运动逐个进行训练。轻、中度病人多以主动训练为主，重度病人因自主运动较差，多采用手法辅助治疗及训练使用交流辅助系统。

3．选择合适的治疗方法和强度　恰当的治疗方法可提高疗效，反之会降低病人的训练欲望，使其形成错误的构音动作模式。原则上，治疗的次数和时间越多越好，但应根据病人的具体情况进行调整，避免过度疲劳，每次治疗时间以30min为宜。

（二）训练方法

1．呼吸训练　是改善发声的基础。先调整坐姿，常用的训练包括：①增加呼气时间的训练：医护人员数1、2、3时，病人吸气；然后数1、2、3憋气；再数1、2、3，病人呼气，以后逐渐增加呼气时间直至10s。呼气时尽可能长时间地发“s”“f”等摩擦音，但不出声音，经数周练习，呼气时发音达10s，并维持这一水平；②呼出气流控制训练：继续上述练习，在呼气时摩擦音由弱至强，或由强至弱，加强和减弱摩擦音强度；在一口气内尽量作多次强度改变。指导病人感觉膈部的运动和压力，表明病人能够对呼出气流进行控制。亦可嘱病人在数1、2、3、4、5时，改变发音强度。

2．放松训练　痉挛型构音障碍的病人常出现咽喉肌群紧张，同时肢体肌张力增高，通过放松肢体的肌紧张可使咽喉部肌群相应放松。放松训练顺序应由下肢、躯干、上肢，最后至头颈部。

3．发音训练　痉挛型构音障碍病人的喉运动异常主要为内收增强，而弛缓型则为内收减弱。根据病人具体情况选择下列训练内容。

（1）发音启动：包括：①呼气时，嘴张圆发“h”音的口形，然后发“a”。反复练习后可发不同长短的“h”“a”和“ha”音；②因喉紧张出现沙哑时，可做局部按摩和放松动作，在颏舌骨肌和下颌舌骨肌处进行按摩，喉紧张降低后，可继续进行发音练习；③弛缓型构音障碍病人常伴有不同程度的喉内收肌瘫痪，可双手握拳，双臂水平上举至胸前，然后突然向下摆动，同时呼气，从口腔排出气体。

（2）持续发音：当病人能正确启动发音后，可进行持续发音训练。病人一口气尽可能长时间地发元音，用秒表记录持续发音时间，最好达到15～20s。

（3）音量控制：包括：①数数的音量由小至大，然后由大至小，或音量大小交替，或发元音时音量逐渐改变；②在复述练习中，鼓励病人用最大音量，医护人员逐步增加与病人的距离，直到治疗室可容下的最长距离，鼓励病人让声音充满房间，提醒病人尽可能地放松，深呼吸。

（4）音高控制：包括：①扩大音高范围，指导病人唱音阶；②当病人的音高建立后，可进行“滑移”训练。

（5）克服费力音的训练：费力音是因声带过分内收所致，声音似从喉部挤出，听音充满力量，故治疗目的是让病人获得容易的发音方式。为诱导发音嘱病人打哈欠，使声带完全打开而停止其过分内收。打哈欠同时伴随呼气，并在呼气相训练病人发出词和短句。

4．发音器官的运动训练　运动性言语的各方面包括呼吸、发音、共鸣、发音动作和语调，发音动作和发音肌群的损害最为常见。发音动作要求颌、唇、舌和腭的功能正常，发音器官的任何功能异常均可破坏言语信号。首先集中训练运动的力量、范围和准确性，然后再进行速度、重复和交替运动的训练，这些训练对产生准确、清晰的发音至关重要。

笔记

（1）感觉刺激：用一小块冰由嘴角沿颧肌肌腹向外上划，并可刺激笑肌，或由下向嘴角划去，时间3～5s，反复刺激，引起肌肉收缩。其作用可立即出现，但持续时间短。亦可用软毛刷沿上述部位快速轻刷1min，刷后约30min产生效果。

（2）压力、牵拉与抵抗：压力是由手指或拇指尖实施，如对颏下舌肌外部施行触压，对舌骨施行压力；牵拉是用手指对收缩的肌纤维施行反复地轻击，刺激和诱发更大收缩，如沿收缩笑肌轻轻拍打，可促进微笑动作；抵抗是对运动施加一个相反方向的力量，以加强这一运动。通常先实施压力和牵拉技术，功能改善后再实施抵抗技术。

5. 语音训练　多数构音障碍病人表现为发音不清，虽能正确读字、词，但对话时单辅音不正确，故应先进行发单音训练，再逐渐过渡到练习字、词、词组、语句朗读。要求病人在朗读和对话时减慢说话速度，使其有足够时间完成每个音的发音动作；为控制言语速度，可让病人朗读散文、诗歌等。

6. 非言语交流方法的训练　根据病人具体情况及未来交流的实际需要，选择设置替代言语交流的方法并予以训练。目前我国常用且简单易行的方法包括图画板、词板、句子板等。文化水平较低和失去阅读能力的病人，常选用画有多幅日常生活活动画面的图画板；有一定文化水平和运动能力的病人常选用词板、句子板。

四、注意事项

1. 训练项目的选择　根据言语障碍的类型、程度及病人的障碍表现，结合病人年龄、性别、职业及性格特点选择合适的项目。

2. 治疗环境的要求　因言语治疗的特殊性，治疗时除需一定的设备，还应要求环境尽可能安静，避免噪音，以免影响病人情绪、分散注意力、加重紧张。安排舒适稳定的座椅及高度适当的桌子，室内照明、温度、通风等适宜。

3. 病人反馈的确定　反馈是指治疗过程中，病人对自己反应（如指出图片或发出声音等）有意识的认识。除对自己所进行的活动有客观的把握，还能认识到反应的正确与否。

4. 有效交流的保持　利用手势、笔谈、交流板等交流工具建立非语言交流的方式，以确保有效交流。

5. 自我训练和家庭训练相配合　除在治疗室训练外，在家庭的日常生活中也应进行训练，训练项目和内容可与治疗室训练内容相同。因家属在场可能会影响接受治疗的病人情绪，故可使用有单向玻璃的观察窗口，家属通过观察病人整个训练过程掌握训练方法，帮助病人进行家庭训练和自我训练。

6. 警惕异常反应　治疗前应了解病人的原发病、并发症及可能出现的意外情况；还应注意病人的身体状况、疲劳表现，出现异常状况时及时终止治疗，并处理异常反应。

7. 增加病人的信任　医护人员应充分理解、尊重病人，使其对自身障碍有正确的认识；以认真、耐心的态度帮助病人，与其建立充分的信赖关系。

8. 注意心理治疗　言语障碍病人因交流障碍，易出现抑郁等心理问题，医护人员应注意观察并加以正面引导，避免否定病人的言行。对病人的细微进步，也应加以鼓励，提高其训练欲望。

（宋　锐）

第四节　康复工程

一、概述

（一）基本概念

1. 康复工程技术　是康复医学的重要组成部分，是一门医学与工程学相结合而产生的应用性科学技术，集医学、机械学、材料学、生物学、生物力学、电子学、社会学、控制论与信息科学等于一体，并与康复事业相结合的综合性、边缘性的跨学科科学技术。对因脑血管意外、脊髓损伤及意外损伤造成的肢体伤残者，康复工程技术为主要康复手段，甚至有时为唯一的有效康复治疗方法；对于截肢病

笔记

法来实现其肢体功能的恢复和代偿。

engineering，RE）　全称为生物医学康复工程，是指工程技术人员在康复医学临床中，运用工程技术的原理和各种工艺技术手段，对人体的功能障碍进行全面评定后，通过代偿、替代或辅助重建等方法来矫治畸形、弥补功能缺陷、预防和改善功能障碍，使功能障碍者最大限度地实现生活自理和改善生活质量，重返社会。

凡为帮助功能障碍者改善功能，最大限度提高生活自理能力，改善生活质量，回归及参与社会而开发、设计、制造的特殊产品或现成产品均为康复工程技术产品。该产品不仅牵涉人类生存发展的众多领域，同时又是现代康复治疗中不可缺少的重要组成部分，包含以人体功能评定、诊断、恢复、补偿、训练和监护等为主要内容的器具、设施和设备。

（二）作用

1．替代失去的功能　如假肢能使截肢病人重新站立、行走、骑车及负重劳动。

2．补偿减弱的功能　如助听器能使具有残余听力的失聪病人重新听到外界声音。

3．恢复和改善缺失和减弱的功能　如偏瘫病人借助康复训练器具进行不断训练，重新站立行走。

（三）分类

1．按功能分类　促进残疾躯体功能改善的康复工程技术产品（如编织练习器械等）、改善和补偿残肢功能的康复工程技术产品（如假肢等）、生活辅助康复工程技术产品（如轮椅等）、社会活动和信息沟通的辅助技术（如盲人打字机等）和生活环境改造的辅助技术（如电梯等）。

2．按使用目的分类　康复诊断、检查器具（如量角器等）、功能康复训练器具（如上肢康复训练器等）和康复辅助器具（简称为康复器具、康复辅具、辅助器具或辅具）。

（四）选配原则

1．适合自身需求　康复器具需求者选配器具时，最重要的是适合自身需求，有利于发挥残存功能和更好地改善功能。如脊髓损伤病人为锻炼和增强上肢功能，常选用手动轮椅。

2．适时适用　选配康复器具不仅要适用，而且适时。如装配假肢，原则上应在截肢3个月后，待残肢消肿定型后进行，在此前可为病人装配临时假肢；失禁和防压疮的康复器具也应及早配置，以免造成更多伤痛和溃疡。

3．因人适配　康复工程技术产品的选配，应由专业的康复工程技术服务人员对病人进行功能评估，选配最合适的康复工程技术产品。

二、假肢

假肢（prosthesis）是用于弥补截肢者肢体缺损和代偿其失去肢体的功能而制造、装配的人工肢体。假肢通常由接受腔、连接部件、人造关节、仿真假手（脚）四部分组成。

（一）分类

1．按用途分类　分为装饰性假肢、功能性假肢、作业性假肢和运动假肢。

2．按结构分类　分为内骨骼式假肢和外骨骼式假肢（壳式假肢）。

3．按驱动来源分类　分为自身动力源假肢和外部动力源假肢。

4．按解剖部位分类　分为上肢假肢和下肢假肢。

5．按穿戴时间分类　分为临时假肢和正式假肢。

（二）选配原则

在装配假肢时，不仅考虑穿戴假肢后尽可能地恢复截去肢体的正常外观，还应充分考虑其对肢体基本功能的影响及假肢的性价比等。如装饰性假肢会妨碍残肢的代偿或残余功能，可不予装配。通常上肢假肢应满足残肢功能要求，外观逼真、操纵方便、轻便耐用和穿脱方便；下肢假肢除满足以上要求外，还应具有良好的承重性，能与残肢紧密接触，方便行走。

（三）注意事项

1．为保证残肢与接受腔一直相配，装配假肢者应保持体重稳定。若因某种原因不能穿戴假肢时，则需每天用弹力绷带适当缠绕残肢，以使残肢的体积保持稳定。

2．若下肢假肢者更换与原假肢鞋跟高度不同的鞋，在使用前需对假肢重新对线调整。

笔记

三、矫形器

矫形器（orthosis）是装配于人体四肢、躯干等部位的一类体外器具的总称，可预防、矫正四肢和躯干的畸形，辅助治疗骨关节及神经肌肉疾病并补偿其功能。其中，用于躯干和下肢的也称为支具，用于上肢的也称为夹板。

（一）分类

1. 按装配部位分类　分为上肢矫形器、下肢矫形器和脊柱矫形器三类。

2. 按作用分类　分为保护用矫形器、稳定用矫形器、减免负荷矫形器、站立用矫形器、步行用矫形器、夜间用矫形器、牵引用矫形器和功能性骨折治疗用矫形器等。

3. 按主要材料分类　分为塑料矫形器、金属矫形器、皮质矫形器和木质矫形器等。

4. 按辅助治疗的疾病分类　包括脊髓灰质炎后遗症用矫形器、马蹄内翻足矫形器、脊柱侧弯矫形器、先天性髋关节脱位矫形器、骨折治疗矫形器等。

（二）基本功能

1. 稳定和支持　通过限制肢体或躯干的异常活动，保持关节的稳定性，恢复其承重或运动的能力。如股骨头无菌性坏死时，坐骨承重矫形器可减轻躯体对髋关节的负荷。

2. 预防和矫正　通过固定病变部位或限制其活动，预防、矫正畸形或防止畸形加重，如胸腰椎矫形器。

3. 固定和保护　通过固定病变的肢体或关节，保持其正常的对线关系，保护周围神经、血管等组织，减轻疼痛，促进疾病的痊愈，如骨折矫形器。

4. 代偿和助动　通过某些装置（如橡皮筋、弹簧等）提供动力储存能量，代偿失去或减弱的部分功能，提高独立生活能力，如腕手矫形器可帮助病人握持汤匙等。

（三）注意事项

1. 疾病康复治疗及训练过程中，应根据不同治疗阶段、训练特点，相应调整、更换或穿脱矫形器。

2. 若采用其他技术手段的康复治疗效果更佳，则可不使用矫形器。

3. 鼓励穿戴者积极进行功能训练，以免对矫形器产生依赖。

四、助行器

助行器（walking aids）是辅助人体支撑体重、保持平衡和行走的工具，也可称为步行器、步行辅助器等，主要作用是保持身体平衡、减少下肢承重、缓解疼痛、改善步态及改进步行功能等。

（一）分类

1. 杖类助行器　小巧、轻便，但支撑面积小、稳定性差，包括手杖、前臂杖、平台杖和腋杖。

2. 助行架　较笨重，但支撑面积大、稳定性好，包括标准型助行架、轮式助行架、助行椅及助行台。

（二）适应证

适用于偏瘫、截瘫、下肢肌力减退、平衡障碍、下肢骨与关节病变、双髋用石膏固定或用其他方法制动者、单侧下肢截肢或佩戴假肢者、老年人及心肺疾病病人等。

（三）测量

1. 手杖　以单足手杖为例。

（1）无站立困难病人：①病人穿着普通高度的鞋，双下肢伸直站立；②杖足置于小趾前外侧 15cm 处；③肘关节屈曲 25°～30°，手腕背伸的掌面为把手的高度或平齐大转子的高度为把手的位置。

（2）站立困难病人：①病人仰卧位，双下肢伸直，双手置于身体两侧；②尺骨茎突到足跟的距离加上 2.5cm（鞋底或鞋后跟的高度），即为手杖的适合长度。

2. 前臂杖　前臂杖长度的测量方法同手杖，注意保证前臂套的松紧适中，以免太紧难以移动前臂杖或太松失去前臂杖的依托力；保持前臂套的高度在肘与腕关节连线中点的稍上方，以免太高妨碍肘的活动或太低前臂支撑力不足。

3. 腋杖　常用的测量方法为：①身高乘以 77%；②身高减 41cm；③腋垫顶部距离腋窝 5cm 或三横指（图 3-5）。把手的测量同手杖。

4. 助行架　与手杖测量方法相同。

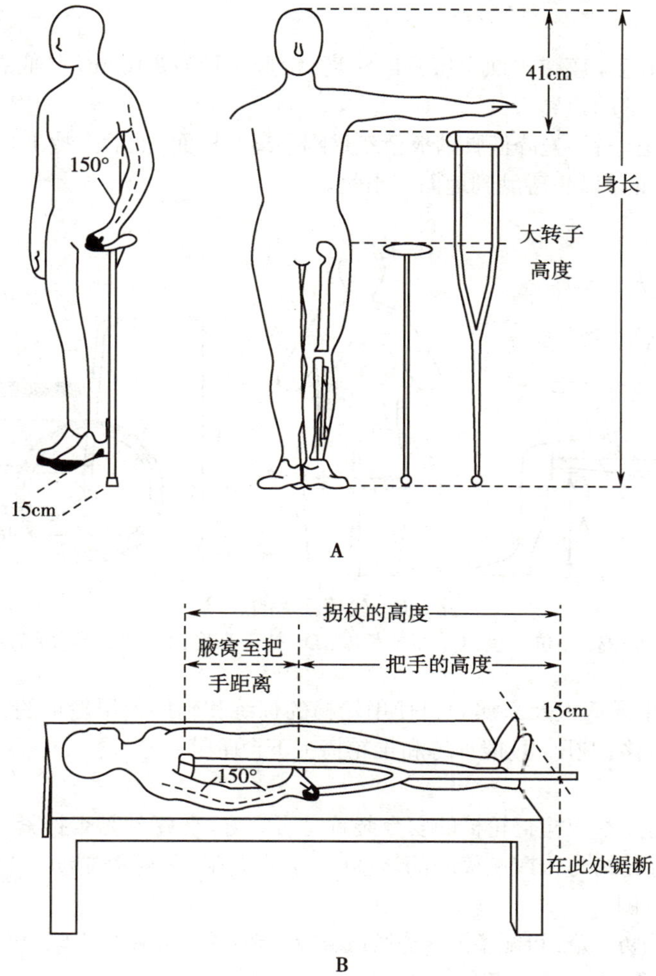

图 3-5　杖的长度选择

A. 站立时，腋杖和手杖的长度确定法；B. 卧位时，腋杖和手杖的长度确定法

（四）注意事项

1. 杖足应配有橡皮装置，以提高杖足弹性，增加杖与地面的摩擦阻力和减轻杖的损耗。

2. 使用助行器时，应清除地面的障碍物、水和油等物，保持地面整洁、干燥，以免发生滑倒和碰伤等事故。

五、轮椅

轮椅（wheelchair）是下肢截肢、神经损伤等原因导致下肢功能减弱、丧失或遵医嘱不能走路者乘坐的代步工具。按照轮椅的结构和用途可分为普通型轮椅、运动型轮椅、电动型轮椅和特殊型轮椅等。

（一）轮椅的选择

根据残疾和功能障碍程度、性格特点、生活习惯、居住和工作环境、经济条件和兴趣爱好等，选择适合的轮椅类型、材质和辅助件，如车闸延伸、防震、防滑装置和轮椅桌等。

1. 轮椅的尺寸　轮椅的选择应符合使用者的实际情况和要求，各部位尺寸是否合适，直接影响使用的舒适度和安全性（图 3-6）。

（1）座位高度：坐好后，足跟或鞋跟至腘窝的距离加 4cm 较为合理。

（2）座位宽度：坐好后，两臀最宽的尺寸加 5cm 是合适的宽度。

（3）座位长度：坐好后，后臀部至小腿腓肠肌间的水平距离减 5cm，或小腿上端后方至坐垫前缘的距离为 5cm 的情况下，座位长度适当。

(4) 扶手高度：坐好后，上臂垂放于身体两侧，肘关节屈曲 90°，座位平面至前臂下缘的高度加 2～3cm 是适当的扶手高度。

(5) 背靠高度：坐好后，座位平面至腋窝的距离（上肢平伸）减 10cm，是低靠背的高度；高靠背为座位平面至肩部或后枕部的距离。

(6) 脚踏板高度：坐好后，先降低脚踏板至双足刚刚离开板面，然后上抬 1.3～1.5cm 较为合适。通常脚踏板面至少离地 5cm，以免碰触到地面突出物。

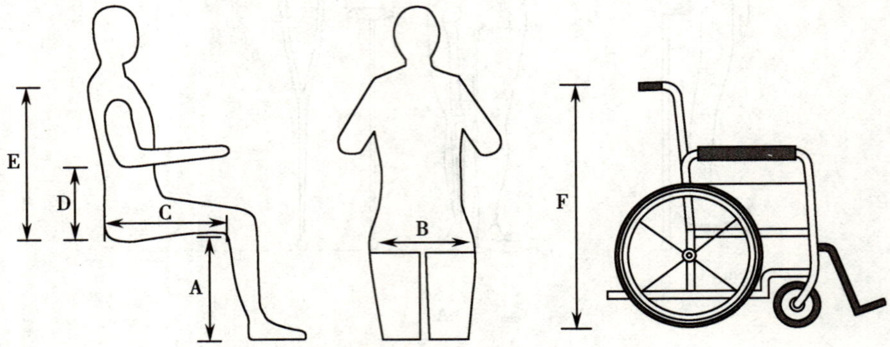

图 3-6 轮椅尺寸的选择

A. 座位高度；B. 座位宽度；C. 座位长度；D. 扶手高度；E. 背靠高度；F. 轮椅全高

2. 轮椅的使用 指导病人及家属独自使用轮椅的训练和辅助使用轮椅的方法，如打开和收起轮椅，进行坐姿、肌力、转移、减压、技能训练和推轮椅上下台阶等。

（二）注意事项

1. 每次使用轮椅前，都应检查轮椅的安全装置是否完好，各螺丝是否拧紧。

2. 上下轮椅、进行轮椅与床或座椅间的转移时，应先刹闸，将轮椅制动，以免在体位转移过程中，轮椅意外滑动使病人摔倒。

3. 为病人舒适和预防压疮，可配备泡沫橡胶或凝胶坐垫；为防止座位下陷，可在坐垫下放一张 0.6cm 厚的胶合板；为防止手伤，应佩戴手套。

4. 高位截瘫病人使用轮椅时，应有专人保护，以免发生意外。

六、自助具

自助具（self-help device）是指为弥补降低或丧失的功能，利用残存功能，便于使用者省时、省力地独立完成一些日常生活、工作或娱乐活动的器具。根据用途分为饮食自助具、穿着自助具、修饰和梳洗自助具、阅读书写自助具、取物自助具、排便自助具、家务自助具和文娱自助具等。

（一）常见的自助具

1. 饮食自助具 一般通过改良日常餐具，方便进餐、防止食物倾倒或滑漏，包括自助叉、匙、筷和杯等（图 3-7）。

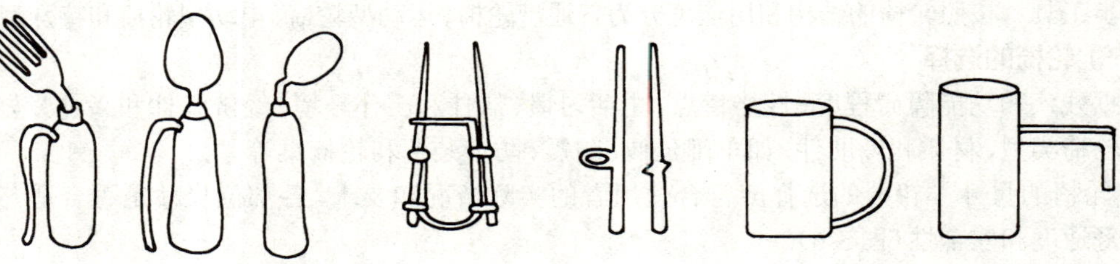

A B C

图 3-7 饮食自助具

A. 自助叉杯；B. 自助筷；C. 自助杯

笔记

2. 穿着自助具　包括穿衣棒、系衣钩、拉锁环和穿袜自助器等（图 3-8）。

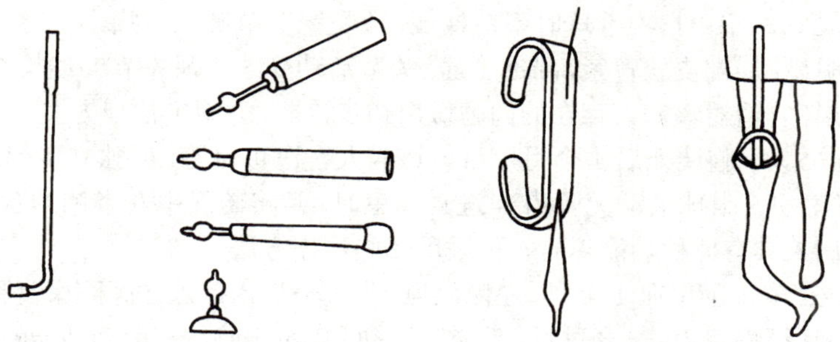

A　B　C　D

图 3-8　穿着自助具

A. 穿衣棒；B. 系衣钩；C. 拉锁环；D. 穿袜自助具

3. 修饰和梳洗自助具　包括自助剃须刀、固定式指甲刀、多功能袖套等（图 3-9）。

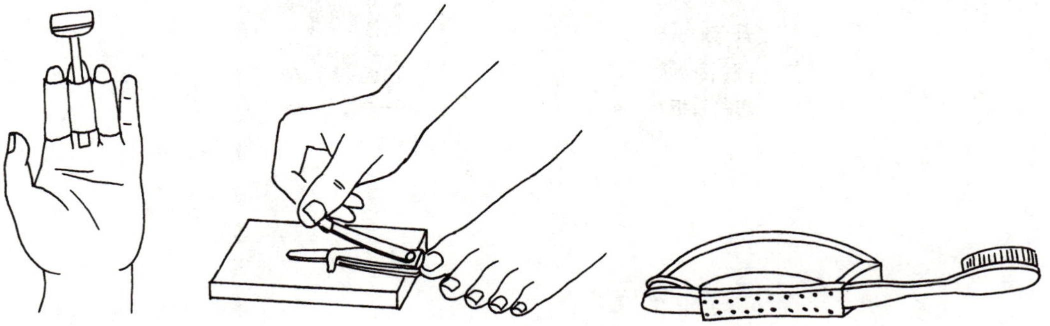

A　B　C

图 3-9　修饰和梳洗自助具

A. 自助剃须刀；B. 固定式指甲刀；C. 多功能袖套

4. 阅读书写自助具　包括持笔自助器、加粗笔和翻页自助具等（图 3-10）。

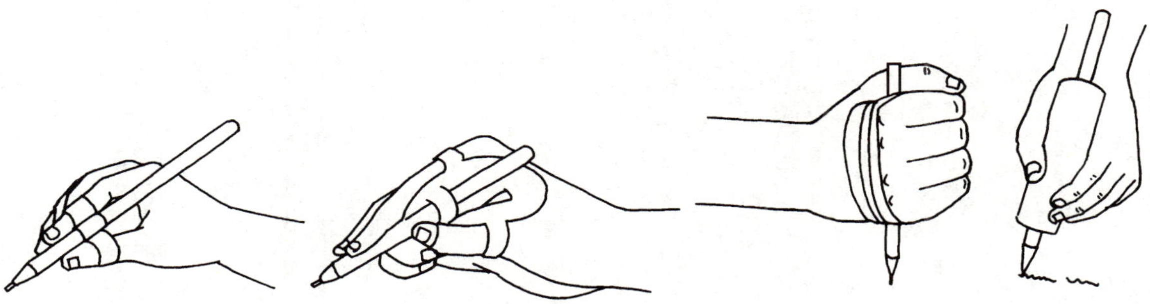

A　B　C　D

图 3-10　书写自助具

A、B、C. 持笔自助器；D. 加粗笔

（二）注意事项

1. 为达到最佳康复效果，应将自助具与其他康复手段和技术配合使用。
2. 使用自助具前，应进行相应的康复训练，掌握自助具的使用范围和方法等。
3. 使用自助具的过程中，应根据康复治疗的效果及时进行调整或更换。

（宋　锐）

思考题

1. 病人，女，23 岁，因“打羽毛球时不慎摔倒，致左踝关节肿胀疼痛半小时”为主诉就诊。查体左踝关节肿胀明显，局部皮肤青紫，局部压痛，关节活动受限。踝关节 X 线检查示：踝关节无明显脱位，无骨质破坏。请对该病人存在的问题做出初步诊断，并拟定治疗方案。

2. 病人，男，65 岁，脑梗死后 1 个月。目前该病人言语可对答，可独立步行，但身体、面部常向右侧，双眼向右注视（眼球活动无障碍），进食结束时，常将碗碟中左半侧的食物或多或少地剩下。首先考虑该病人具有何种功能障碍？可采用哪些治疗方法？

3. 病人，女，62 岁。脑出血 1 个月，左侧偏瘫，为进一步治疗入住医院康复科。查体神清，言语不清，特征为说话缓慢费力，鼻音过重，舌交替运动差，左侧肢体有运动功能障碍，肌张力增高，有单侧空间忽略。该病人属于哪类言语障碍？该言语障碍的治疗方法有哪些？

4. 病人，男，31 岁。右侧胫腓骨骨折术后 3 个月，查体右下肢肌力 4 级，负重能力差，平衡协调能力差，不能独立行走，一直使用电动轮椅代步。该病人目前需要何种康复工程技术产品？

思路解析　　　　扫一扫，测一测

第四章　康复护理基本技术

04章 PPT

学习目标

1. 掌握体位、良肢位、功能位、体位转换和转移的概念；常用康复护理技术训练的注意事项。

2. 熟悉体位摆放和体位转换的目的；常用康复护理技术的概念、内容和治疗原则。

3. 了解体位转换的方式和要求；吞咽功能的生理及临床诊断。

4. 能正确运用体位摆放、体位转换和转移技术开展康复护理；运用系统的方法对病人的损伤、残疾和残障问题进行心理干预。

5. 具有尊重病人权利、保护病人隐私，提高为病人服务的意识。

第一节　体位与体位转换

情景导入

病人，男，71岁，以"左侧肢体无力10余天"为主诉入院。家人发现病人反应迟钝，左侧肢体乏力，尚可行走，急送入院。头颅CT检查示"脑梗死"。经"改善循环、抗血小板聚集、营养神经、促进大脑功能恢复、降血糖、降血压及综合康复"等治疗后，病人神志转清，遗留左侧肢体无力，行走不稳。

请思考：

1. 康复护士如何为该病人进行正确的体位摆放？

2. 良肢位摆放的作用是什么？

早期指导病人进行正确的体位摆放与体位转换，不仅可预防因长期卧床或制动而导致的并发症，还可作为治疗的一部分促进病人运动功能的恢复，最大限度地发挥病人残存的功能，尽可能地恢复生活自理能力。实施体位摆放与体位转换需根据康复治疗与护理的需要而采取。

一、体位

在康复治疗和护理中，应根据疾病的不同特点实施体位摆放。早期病人需使用垫枕等维持被动摆放的体位，随着病人身体功能的恢复，所需帮助越来越少，逐步过渡到主动改变体位。

笔记

（一）概述

1. 定义　体位（position）是指人的身体所保持的姿势或某种位置。临床常指病人根据康复治疗和护理的需要，所采取并能保持的身体姿势和位置。在康复治疗和护理中，护士应根据疾病的特点、协助并指导病人摆放正确、舒适的体位。常用的体位摆放技术有良肢位、功能位的摆放等。

（1）良肢位（good limb position）：是指病人在卧位或坐位时，为保持肢体的良好功能而将其摆放的一种体位，具有预防畸形、减轻症状、使躯干和肢体保持在功能状态的作用。

（2）功能位（functional position）：是指当肌肉、关节功能不能或尚未恢复时，必须使肢体处于发挥最佳功能活动的体位。

2. 目的　正确的体位摆放具有预防或减轻痉挛或畸形的出现、使躯干和肢体保持在功能状态的作用，定时更换体位有助于预防并发症的发生。

3. 原则

（1）舒适：摆放后的体位尽量使病人感觉舒适，有利于促进肢体的静脉血液回流。

（2）符合人体力学的要求：病人的体位应尽量符合人体力学的要求，将身体重量平均分配至各负重部位，使肢体及各关节均处于功能位置；体位的摆放应能达到对抗痉挛模式的出现和发展的治疗目的。

（3）保持稳定性：卧位时应保持一定的稳定性，如无法维持稳定性卧位，可恰当使用支持物及保护性设施。

（二）偏瘫病人的体位摆放

偏瘫病人处于软瘫期时，患肢肌力减退，肌张力下降，腱反射减弱或消失。因患肢不能维持抗重力体位，在病人坐起或站立时，患侧上肢的重量牵拉关节囊，易导致肩关节半脱位和肩痛；偏瘫病人处于痉挛期时，患肢肌张力增高，腱反射亢进。典型的痉挛姿势表现为头屈向患侧，上肢呈屈肌模式，即肩胛骨下沉后缩，肩关节内收和内旋，肘关节屈曲，前臂旋前，腕关节掌屈并尺偏，手指屈曲内收；下肢僵直呈伸展模式，即患侧骨盆旋后并上提，髋关节外旋，膝关节伸展，足跖屈并内翻。早期保持正确的体位，有助于预防或减轻上述痉挛姿势的出现和加重，亦为下一步功能训练做准备。

偏瘫病人的良肢位，又称抗痉挛体位，是指通过床上肢体位置的正确摆放，防止或对抗上肢屈肌、下肢伸肌的典型痉挛模式的出现，为保护肩关节以及早期诱发分离运动而设计的一种治疗性体位。该体位是早期抗痉挛的重要措施之一。

1. 卧位

（1）患侧卧位：患侧肢体在下，健侧肢体在上的侧卧位。病人头、颈下置枕，和躯干呈直线，使头部、颈上段稍向健侧屈曲，头稍高于胸部，纠正病人头屈向患侧的姿势；躯干略向前倾，患侧上肢前伸60°～90°，肩关节前屈，肘关节伸直，前臂旋后，手指张开，掌心向上；髋关节伸展，膝关节略屈曲，踝中立位；健侧肢体自然摆放；下肢保持自然微屈，膝内侧垫一枕以避免压迫患侧膝关节（图4-1）。该体位有利于伸展患侧躯体，减轻痉挛，使患侧关节韧带受到一定压力，促进本体感觉输入，同时有利于健侧肢体的活动，是对偏瘫病人的康复最重要的体位，又称第一体位或首选体位。

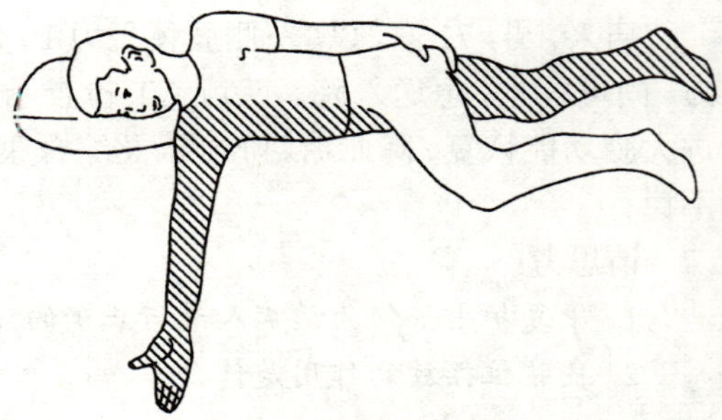

图4-1　患侧卧位

注意事项：①护士应将病人的患肩拉出，使肩部屈曲，肩胛骨前伸，避免患肩受压和肩胛骨后缩；②禁止直接牵拉患侧上肢，以免引起肩关节脱位。

（2）健侧卧位：健侧肢体在下，患侧肢体在上的侧卧位。病人头、颈下置枕，和躯干呈直线，头枕不宜过高，避免头部侧屈及颈部悬空；躯干略向前倾；患侧上肢置于枕上，肩关节向前伸展，肩前屈90°～130°，肘关节伸展，前臂旋前，腕、指关节伸展，掌心向下；下肢置于另一枕上，髋、膝关节呈半屈曲位，避免足悬空；健侧肢体舒适、自然摆放。该体位有对抗偏瘫上肢屈肌痉挛和下肢伸肌痉挛的作用（图4-2）。

笔记

注意事项：①患侧上肢与下肢应给予枕头支撑，高度略高于心脏水平以促进静脉回流，减轻肢体水肿；②病人的手保持张开，手中勿放置任何东西来对抗屈肌痉挛，否则因受抓握反射影响，可引起手紧握掌中的物体；③患手、患足不可外悬于枕头边缘，避免加重腕掌屈及足内翻。

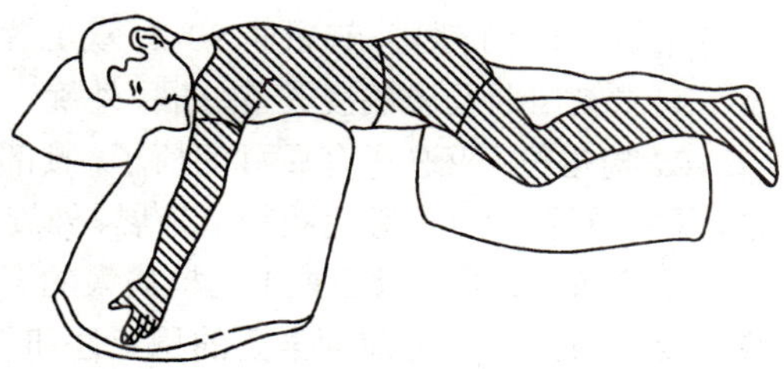
图 4-2　健侧卧位

（3）仰卧位：病人头、颈下置枕，呈中立位，避免头过屈、侧屈及颈部悬空。患侧肩胛骨下垫小枕，肩关节稍外展，肘屈置于上腹部或伸直置于身旁枕上，腕关节保持背伸；患侧臀部至大腿外侧下方放一长枕，防止髋关节外旋，膝关节下用小枕垫起保持微屈，肌张力高者可于两腿间放一长枕；足部处于中立位，足尖向上，足底外侧放置小枕，防止足下垂和足内翻；患手、患足不能外悬于枕头边缘，避免加重患侧肢体肿胀；健侧肢体舒适、自然摆放（图 4-3）。

注意事项：①因仰卧位时受颈紧张反射和迷路反射影响，易出现姿势异常，且长时间卧位易引起骶尾部、足跟外侧或外踝部发生压疮，故应尽量缩短仰卧位时间；②患手、患足不可外悬于枕头边缘，避免加重患侧肢体肿胀；③不应在足底放置任何物品，因坚硬物体压在足底会增加下肢伸肌模式的反射活动。

偏瘫病人应以患侧卧位为主，患侧卧位、仰卧位和健侧卧位三种体位交替使用，每 2h 翻身 1 次，开始以被动为主，待病人掌握翻身动作要领后，由其主动完成。

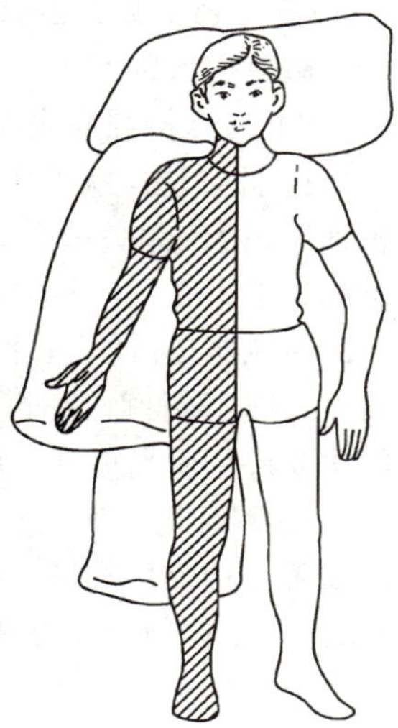
图 4-3　仰卧位

2．坐位　为避免长期卧床引起心肺功能下降，并为促进功能恢复，在病人能够耐受的时间内，可采取坐位姿势，并尽可能在坐位下进食与作业活动。

（1）床上及床边坐位

1）床上坐位：病人伸腰挺胸，头颈保持直立，整个脊柱垂直于骨盆，上身重心平分于臀两侧，髋关节屈曲 90°，双上肢对称置于身体前面的小桌上，使其始终位于视野之内，膝关节下垫一小枕，保持微屈。对于坐姿稳定性差者，躯干前屈力很大时，可在双肘下放一枕头，以防止肘部皮肤组织受压（图 4-4）。

2）床边坐位：床上坐位稳定后，可逐步采取床边端坐位。病人伸腰挺胸，头颈保持直立，整个脊柱垂直于骨盆，上身重心平分在臀两侧，双上肢自然置于体侧、大腿上或身前桌板上，保持髋、膝、踝关节屈曲 90°，为轮椅坐位做准备。

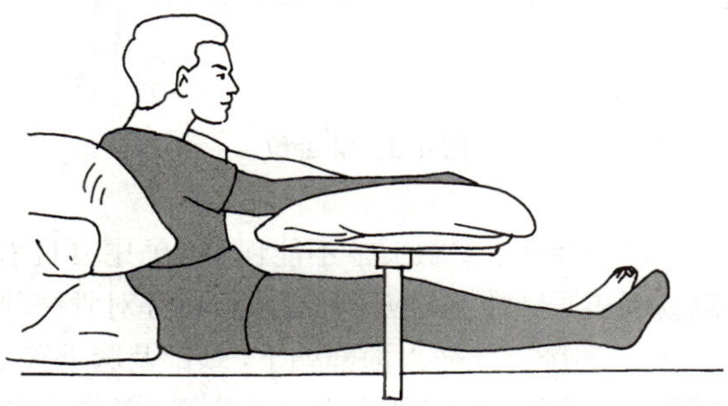
图 4-4　床上坐位

注意事项：①正确的坐姿要求骨盆提供稳定的支持，躯干保持直立位；②协助病人坐位时，应先抬高床尾，再抬高床头。体位改变应循序渐进，坐位训练从 30°～45° 开始，约每 5min 增加 5°，防止体位变换过快导致体位性低血压的发生；③体位变换后应密切观察病人有无头晕、面色苍白、视力模糊、呕吐等体位性低血压症状出现，随时调低床头角度；④尽量避免半卧位，以免增加躯干屈曲伴下肢伸直，并加重骶骨和尾骨受压导致压疮的发生；⑤病人无良好支持、保持直立床上坐位有困难时，应禁止使用该坐姿，避免不良姿势形成和强化痉挛模式；⑥如长时间采取髋关节屈曲小于 90° 的坐姿，会造成病人背部弯曲，骨盆向后方倾斜，使髋关节长时间处于半伸展状态，从而诱发下肢伸肌痉挛加重，阻碍下肢运动功能的恢复，故应避免此种坐姿。

（2）轮椅及椅坐位

1）轮椅坐位：首先应选择适合病人的轮椅。病人保持躯干直立位，两侧肩同高。患侧上肢置于枕上或桌板上，保持肘关节屈曲 90°。双足置于轮椅踏板上，健侧上肢自然放置。注意避免患肩下沉、躯干向患侧屈曲及患侧髋关节外展、外旋。

2）椅坐位：应选择有靠背的椅子，腰部紧贴靠背，保持躯干直立位，两侧肩同高，双足着地。髋、膝、踝关节屈曲 90°，避免髋关节外展、外旋。

注意事项：①为保证乘坐轮椅病人的姿势正确，可采取重心落在坐骨结节上方或后方的后倾坐姿或相反的前倾坐姿。前倾坐姿的稳定性和平衡性更好，而后倾姿势较省力和灵活，但要防止骨盆倾斜和脊柱侧弯。②系好安全带，保证安全。③长时间坐轮椅者，为预防压疮，应定时进行臀部减压，每 30min 抬臀 1 次，每次 15s。

（三）截瘫病人的体位摆放

截瘫病人因双下肢同时受累和长期卧床，髋关节出现内收挛缩、膝关节僵直、踝关节内翻、足下垂，因此应保持截瘫病人双下肢位置的正确摆放。

1. 仰卧位　病人头、颈下置枕，呈中立位，避免过屈、侧屈及颈部悬空；双上肢舒适摆放；伸髋并稍外展，两侧髋关节至大腿外侧下方放置一长枕，防止髋关节外旋，膝关节下用小枕垫起保持微屈；足部处于中立位，足尖向上，足底放置软枕（图 4-5）。

注意事项：①可在两腿间放置枕头，放置前应先进行局部按摩，动作宜轻柔、缓慢，避免用力掰开病人双腿；②仰卧位时，枕部、肩胛部、肘部、足跟部易受压发生压疮，应定时更换体位并对骨突部位的皮肤进行适当按摩；③用于抬高下肢的枕头不宜放在膝关节以下部位，避免导致膝过伸位。

2. 侧卧位　病人头、颈下置枕，与躯干呈直线，背部放置枕头保持稳定；病人双上肢自然放置或胸前置一枕保持舒适；下方下肢屈髋屈膝 20°，上方下肢屈髋屈膝 30°，在两膝关节和踝关节间垫枕；有足下垂或内翻者，可使用足托保持踝关节背伸 90° 中立位（图 4-6）。

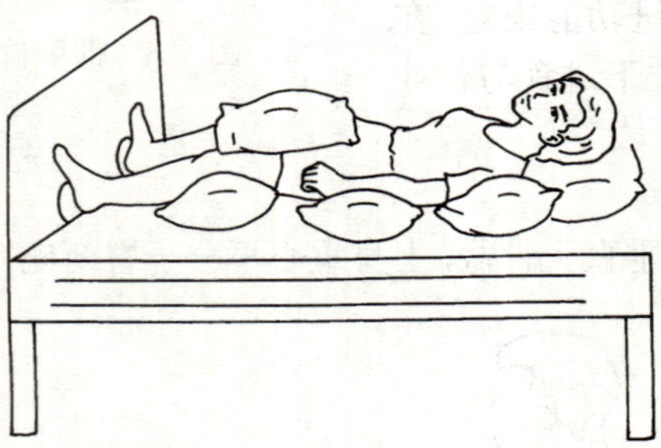

图 4-5　仰卧位

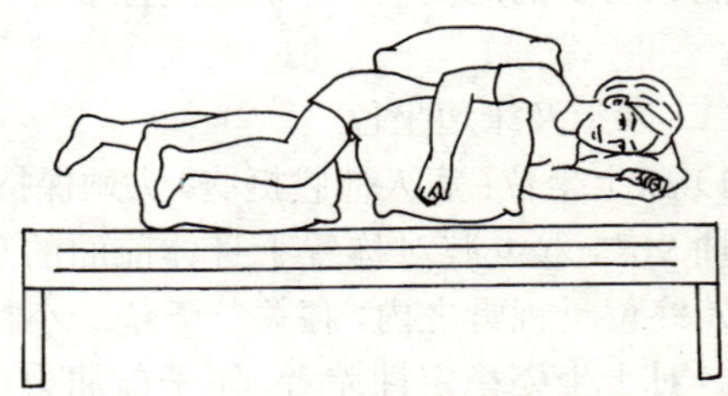

图 4-6　侧卧位

注意事项：①踝关节不能保持 90° 中立位者，可使用足托使之背伸；②侧卧位时，肩峰、髋部、外踝易受压导致压疮，应定时更换体位并对骨突部位的皮肤进行适当按摩。

3. 俯卧位　病人面部朝下，颈部及胸下置一枕，保持病人舒适；肩关节外展 90°，肘关节屈曲，前臂旋前，或双上肢自然下垂于床两侧；髋关节伸展，两侧髋部垫薄枕，双膝关节和踝关节下垫枕，踝关节保持垂直。该体位有利于控制下肢屈肌反射，缓解腹部肌肉张力，多在背侧发生压疮时选用，但因操作不便，仅可短时间应用。

注意事项：①保持病人呼吸通畅；②应定时更换体位，对骨突部位皮肤进行按摩。

二、体位转换

定期的体位转换可促进血液循环，有助于预防因长期卧床或制动导致的各种并发症，如坠积性肺炎、压疮、肌肉萎缩、关节挛缩和深静脉血栓等。体位转换对于保证康复治疗的顺利进行和实现康复目标具有重要意义。

（一）概述

1. 定义　体位转换是指人体从一种姿势转换到另一种姿势的过程。该过程对于正常人容易完成，但对于病人则难以顺利进行。

笔记

2. 方式　根据完成过程中主动用力程度，可将体位转换分为主动体位转换和被动体位转换两种。

(1) 主动体位转换：是指病人不需任何外力帮助，能按照自己的意志和日常生活活动的需要，或根据康复治疗和护理的要求，通过自己的能力转换，使身体达到并保持一定的姿势和位置。

(2) 被动体位转换：是指病人需外力帮助，并通过自己努力来完成体位转换，同时需要利用支撑物保持身体的姿势和位置。外力常来自康复人员或病人家属；支撑物选择垫枕。

3. 要求

(1) 根据病情、康复治疗和护理的需要详细评估，选择病人应采取的适当体位及转换的方式、方法、范围等。

(2) 体位转换前，应向病人及家属说明体位转换的要求和目的，以取得病人及家属的理解和配合。

(3) 体位转换操作中，动作协调、轻、稳，不可拖拉，并鼓励病人尽可能发挥自己的残存能力，同时给予必要的指导和协助；避免碰伤、擦伤，对病人全身皮肤状态进行观察，观察有无红斑或出血点、局部压红或破溃，以及观察皮肤的颜色、温度和肢体血液循环等，发现异常及时处理。

(4) 使用导尿管和各种引流管的病人，应先固定好导管，防止脱落，注意保持导管引流通畅。

(5) 体位转换后，应确保病人感觉舒适、稳定和安全，并保持肢体的功能位。必要时使用垫枕或其他辅助具支持或固定。

(6) 病人残疾较重或存在认知障碍时，不应勉强其进行主动转换活动。

（二）偏瘫病人的体位转换

1. 床上翻身法

(1) 主动向患侧翻身：病人仰卧位，双侧髋、膝关节屈曲，Bobath 握手，伸肘，肩上举约 90°，健侧上肢带动患侧上肢先摆向健侧，再反方向摆向患侧，借助摆动的惯性使身体翻向患侧（图 4-7）。

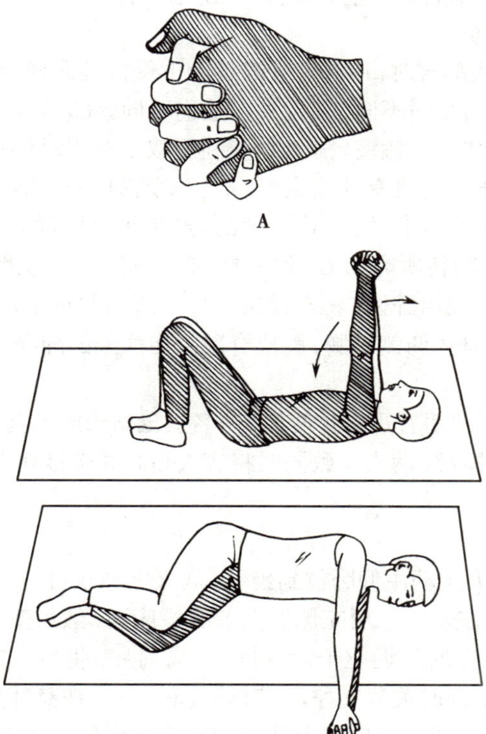

图 4-7　主动向患侧翻身

A. Bobath 握手；B. 伸肘屈膝摆向患侧

视频：向患侧翻身

视频：向健侧翻身

(2) 主动向健侧翻身：病人仰卧位，健足置于患足下方，Bobath 握手，伸肘，肩上举约 90°，向左、右两侧摆动，利用躯干旋转和上肢摆动的惯性向健侧翻身。

(3) 被动向健侧翻身：旋转上半部躯干，再旋转下半部躯干。护士一手置于病人颈部下方，一手置于患侧肩胛骨周围，将病人头部及上半部躯干转为健侧卧位；一手置于患侧骨盆将其转向前方，另一手置于患侧膝关节后方，将患侧下肢旋转并摆放于自然半屈位。

（4）被动向患侧翻身：帮助病人将患侧上肢外展置于 90°，病人自行将身体转向患侧。如病人完成困难，护士可采用被动向健侧翻身的方法，帮助病人完成动作。

2．卧位与坐位转换法

（1）从卧位到坐位

1）主动从健侧坐起：病人取健侧卧位，健足置于患足下方。用健侧前臂支撑自身体重，头、颈和躯干向上方侧屈。用健腿带动患腿移到床缘下，改用健手支撑，使躯干直立。

2）主动从患侧坐起：病人取患侧卧位，用健手将患臂置于胸前，利用健手做支撑点。头、颈和躯干向上方侧屈，在健腿帮助下将双腿置于床缘下，健侧上肢横过胸前置于床面上支撑，侧屈抬起躯干、坐直。

（2）从坐位到卧位

1）主动从患侧躺下：病人坐于床边，患手置于大腿上。健手从前方横过身体，置于患侧髋部旁的床面。病人将健腿置于患腿下方，利用健腿将患腿抬到床面，当双腿置于床上后，逐渐将患侧身体放低，最后躺在床面上。

2）主动从健侧躺下：病人坐于床边，患手置于大腿上，健腿置于患腿后方。躯干向健侧倾斜，健肘支撑床面，利用健腿将患腿抬至床面。当双腿置于床上后，逐渐将身体放低，最后躺在床面上。

3）被动从坐位到卧位：病人坐于床边，患手置于大腿上，健腿置于患腿下方。护士站于病人患侧，一手托住病人的颈部和肩部，另一手置于病人的腘窝处，帮助其将双下肢抬于床面。护士转到床的另一侧，将双侧前臂置于病人的腰部及大腿下方。病人用健足和健手用力向下支撑床面，同时护士向床的中央拉病人的髋部。最后帮助病人调整好姿势，取舒适卧位。

（三）截瘫病人的体位转换

1．床上翻身法　截瘫病人翻身时，应注意使身体上下保持轴向翻身，防止出现脊柱扭转。

（1）主动翻身：因脊髓损伤平面不同，其翻身方法也不同。C_6 完全性损伤病人因缺乏伸肘、屈腕能力，手功能丧失，躯干和下肢完全瘫痪，病人只能利用双上肢甩动的惯性带动躯干旋转，完成翻身动作；C_7 完全性损伤病人因肱三头肌有神经支配，故较 C_6 损伤病人容易完成翻身动作。翻身时，病人仰卧位，头、肩屈曲，双上肢伸展上举、对称性摆动，产生钟摆样运动。向左侧甩动，使右上肢越过身体左侧，以获得下一步向右翻转所需动力；然后屈曲头、肩，双上肢迅速从左侧甩向右侧。借助上肢甩动的惯性使躯干和下肢翻成俯卧位；将左前臂支撑于床面并承重，右肩进一步后拉，使两侧前臂同等负重；最后将双上肢置于身体两侧。胸、腰段脊髓损伤病人的翻身训练可直接利用肘部和手的支撑向一侧翻身。

（2）被动翻身：病人仰卧，双手置于身体两侧，两名护士站于床的同侧，一人托住病人颈肩部和腰部，另一人托住病人臀部和腘窝部，两人一致同时将病人抬起并轻推病人，使其转成侧卧位。

2．卧位与坐位转换法

（1）从卧位到坐位

1）C_6 完全性脊髓损伤病人主动由仰卧位到坐位：病人上举双臂，用力左右摆动躯干，利用惯性将右上肢甩过身体左侧，并翻向左侧。先用左侧肘关节支撑床面，然后变成双肘支撑，抬起上身。将体重移到右侧肘关节上，然后将左肘移近躯干。保持头、肩前屈，将右上肢撤回身体右侧，并用双肘支撑保持平衡。再将身体转向左侧肘关节支撑，同时外旋右上肢，在身体后伸展，右手支撑床面。调整身体位置使重心向右上肢转移，同样外旋左上肢，在身体后伸展，用左手支撑床面。慢慢交替将双手向前移动，逐渐将体重移到双下肢上，完成坐起动作。

2）胸、腰段脊髓损伤病人主动由仰卧位到坐位：病人可利用向两侧翻身，完成双侧肘关节支撑，再将身体重心左右交替变换，同时变成手支撑，最后完成坐起动作。

3）被动坐起：病人呈仰卧位，双上肢置于身体两侧，双侧肘关节屈曲支撑床面，护士站于病人侧前方，以双手扶托病人双肩并向上牵拉。嘱病人利用双肘支撑抬起上部躯干，逐渐改用双手掌撑住床面，支撑身体坐起；调整坐姿，保持舒适坐位。

笔记

（2）从坐位到卧位

1）C_6完全性脊髓损伤病人主动从坐位到卧位：病人坐于床上，双手在髋后支撑，保持头、肩向前屈曲。身体向右后侧倾倒，用右侧肘关节支撑。屈曲左上肢，将一半体重转移至左侧肘关节，仍然保持头、肩屈曲，交替伸直上肢直至躺于床面。

2）胸、腰段脊髓损伤病人主动从坐位到卧位：与由仰卧位到坐位的顺序相反。

（张　利）

第二节　转　　移

情景导入

病人，男，35岁，以"左侧肢体麻木伴无力2天"入院。2天前该患无明显诱因出现左侧肢体麻木伴无力，未引起重视，未做特殊处理。发病约12h后病情进展，行走不能，遂至当地医院就诊，血压230/170mmHg，颅脑CT检查示"左侧丘脑低密度影"，在当地拟"脑梗死"治疗（具体治疗不详）。今为进一步诊治特来我院，门诊以"脑梗死"收入我科。病程中该患无发热，无意识障碍，无头晕头痛，无四肢抽搐，无胸闷胸痛，无恶心呕吐，无大小便失禁，近期饮食、睡眠可，体重未见明显改变。病人卧床，需家属协助方能坐起，不能单独从床边站起并转移到轮椅上。

请思考：

1. 现在可以为该病人进行体位转移吗？

2. 如该病人需坐轮椅去检查，如何为其体位转移？

转移是指病人根据日常活动的需要、康复治疗和护理的要求，身体从一个位置转移到另一个位置。

一、体位转移

（一）偏瘫病人的体位转移

1. 床上转移法

（1）床上横向转移

1）主动床上横向转移：病人取仰卧位，健足置于患足下方；健手将患手固定于胸前，利用健侧下肢将患侧下肢抬起向一侧移动。利用健足和肩支起臀部，将臀部移向同侧。将肩、头向同方向移动。

2）被动床上横向转移：病人取仰卧位，双膝关节屈曲，双足平放于床面。护士一手将患膝下压，并向床尾方向牵拉，另一手扶持病人髋部稍下处，嘱病人抬臀，并向一侧移动，然后病人移动肩部使其身体呈直线。

（2）床上纵向转移

1）主动床上纵向转移：病人向上移动比向下移动容易。健侧下肢屈髋屈膝，足平放于床面；以健侧足和肘部为支撑，抬起臀部向上移动身体，完成整个活动过程。

2）被动床上纵向转移：健手支撑床面，健侧下肢屈髋屈膝，足平放于床面；护士站于病人患侧，用手支撑患侧大腿根部，帮助病人转移身体重心，完成整个活动过程。

2. 坐位与站立位转移法

（1）主动从坐位到站立位：病人坐于床边，双足分开与肩同宽，双侧足跟落后于双侧膝关节，患足稍后，以利负重及防止健侧代偿。双手Bobath握手，双上肢前伸；躯干前倾，使重心前移，患侧下肢充分负重。臀部离开床面，双膝前移，双下肢同时用力缓慢站起，立位时双下肢同等负重。

（2）被动从坐位到站立位：病人取椅坐位，躯干向前倾斜，双足着地，力量较强的足稍靠后。护士面向病人站立，双下肢分开于病人双腿两侧，用双膝夹紧病人双膝外侧以固定，双手托住病人臀部或拉住腰带，将其向前向上拉起。病人双臂抱住护士颈部或双手放于护士肩胛部，一起向前向上用力，完成抬臀、伸腿至站立位。调整重心，双下肢自立承重，维持站立平衡。

笔记

（3）主动从站立位到坐位：病人背靠床站立，双下肢平均负重，双手 Bobath 握手，双上肢前伸；躯干前倾，同时保持脊柱伸直，两膝前移，屈髋、屈膝，缓慢向后、向下移动臀部，坐于床面。

（4）被动从站立位到坐位：病人站立位，护士位于病人正前方，双手拉住病人两侧腰带，使病人大腿靠于床沿，屈曲双侧膝关节，使其坐于床面。

3. 床与轮椅间的转移法

视频：床椅转移

（1）主动从床到轮椅转移：病人坐于床边，双足平放于地面，轮椅置于病人健侧，并与床呈 45° 角，刹住车闸，卸下近床侧扶手，移开近床侧脚踏板。病人用健手支撑轮椅远侧扶手，患手支撑于床，患足置于健足稍后方，向前倾斜躯干，健手用力支撑，抬起臀部，以双足为支点旋转身体直至背靠轮椅。确认双腿后侧贴近轮椅后坐下。

（2）被动从床到轮椅转移：病人坐于床边，双足平放于地面，轮椅置于病人健侧（如左侧），护士面向病人，采用髋膝屈曲、腰背伸直的半蹲位，用自己的双脚和双膝抵住病人的双脚和双膝外侧，双手抱住病人臀部，同时病人躯干前倾，将下颌抵在护士一侧肩部。护士用力将病人向上提起，呈站立位，左手仍扶住病人臀部，右手向上移至病人肩胛骨以稳定躯干，同时控制住病人膝关节，使髋关节屈曲，将病人臀部轻放于轮椅上（图 4-8）。

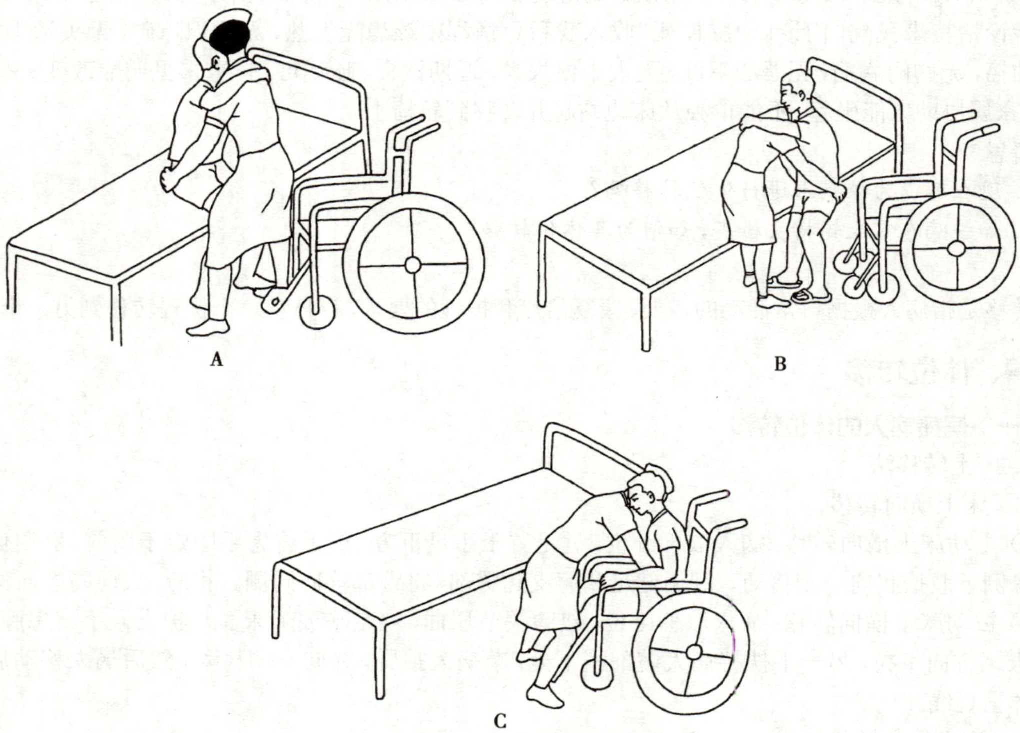

图 4-8 被动从床到轮椅转移

（3）主动从轮椅到床的转移：轮椅健侧邻近床缘，斜向床边，制动，卸下近床侧扶手，抬起脚踏板。健手支撑站起，再用健手扶床，边转身边坐下（图 4-9）。

4. 轮椅到坐便器转移法

（1）主动从轮椅到坐便器转移：病人驱动轮椅正面接近坐便器，制动，移开脚踏板，双手支撑轮椅扶手站起。将健手移到对侧坐便器旁的扶栏上，健腿向前迈一步，健侧上肢同时支撑，向后转身，背向坐便器。患手置于轮椅另一侧扶手上，然后再移到坐便器旁的另一侧扶栏上，脱下裤子，坐于坐便器上。

（2）被动从轮椅到坐便器转移：病人驱动轮椅正面接近坐便器，轮椅与坐便器间留有一定空间，制动，移开脚踏板。护士面向病人站于病人患侧，同侧手握住病人患手，另一手托住患侧肘部。病人用健手支撑轮椅扶手，患手拉住护士的手站起，再将健手移到坐便器旁的扶栏上。护士和病人同时移动双足向后转身，直至病人双腿后侧贴近坐便器，脱下裤子，护士协助病人臀部向后、向下坐于坐便器上。

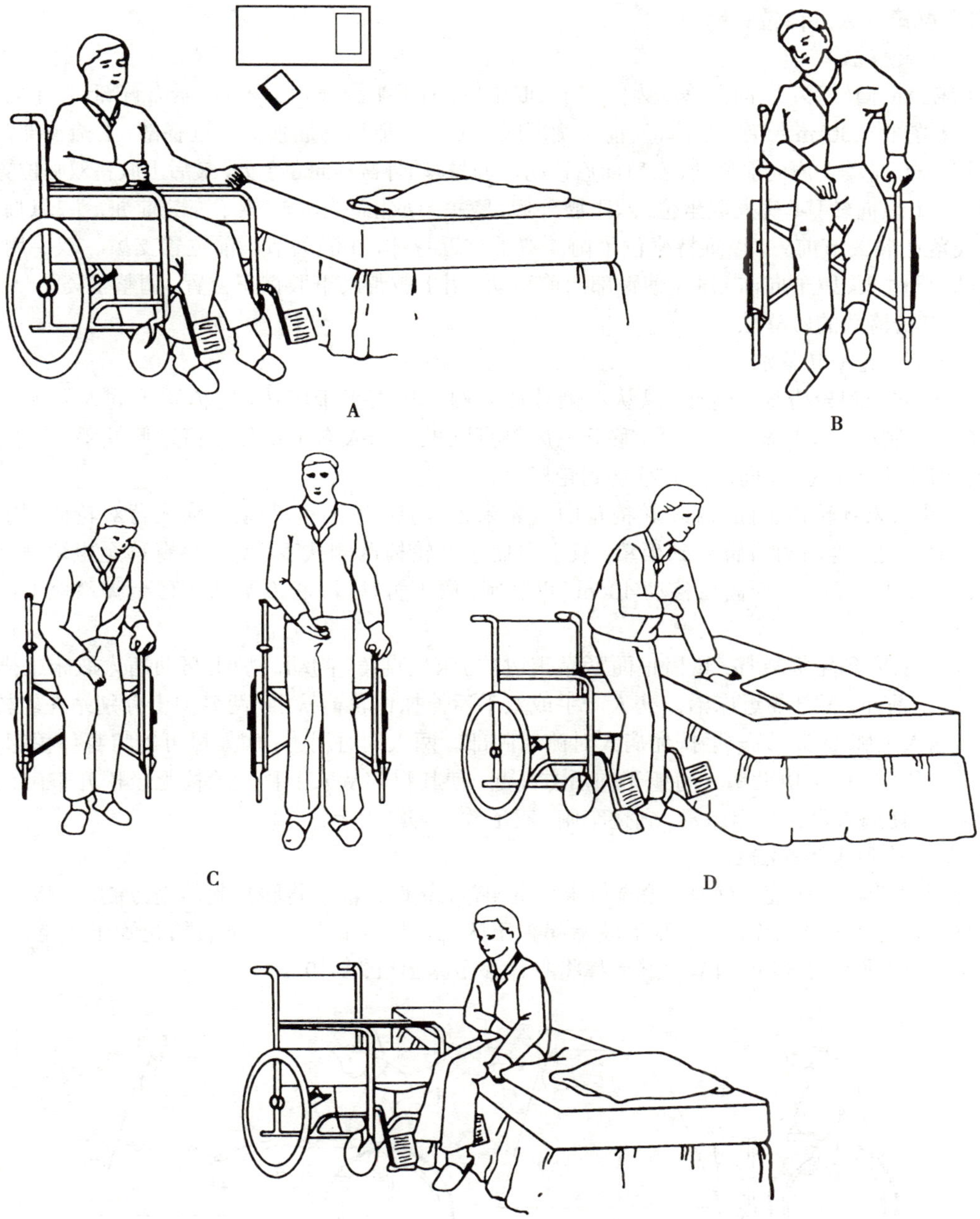

图 4-9　主动从轮椅到床的转移

5. 轮椅到浴盆转移法

（1）主动从轮椅到浴盆转移：轮椅靠近浴盆，与其呈 45° 角，健侧邻近浴盆，轮椅与浴盆间留有一定空间，以便放置浴板。轮椅制动，卸下靠近浴盆侧扶手，移开脚踏板，双足平放于地面。病人脱下衣裤，健手支撑于浴板，患手支撑于轮椅扶手，同时用力撑起上身，以下肢为支点转动身体，直至双腿后侧碰到浴板，先将患手移到浴板一端，然后向下坐到浴板上。病人先将健腿跨进浴盆，再将患腿跨进浴盆，逐渐移到浴盆中央上方坐好，最后将身体置于浴盆中。

（2）被动从轮椅到浴盆转移：轮椅与浴盆呈 45° 角，制动，移开脚踏板，护士面向病人站于病人患侧，用同侧手握住病人患手，另一手托住患侧肘部。病人健手支撑浴板，同时患手拉住护士的手站起。病人以下肢为支点转动身体，直至双腿后侧碰到浴板，然后移到浴盆中央上方坐好。病人自行将健腿跨进浴盆，护士帮助病人把患腿放入浴盆，然后移到浴盆中央上方坐好。

（二）截瘫病人的体位转移

1．床上转移法

（1）床上横向转移：以向左移动为例，病人取坐位，右手半握拳置于床面，紧靠臀部，左手与右手同一水平，离臀部约 30cm 位置，肘伸直，前臂旋后或中立位。躯干前屈使头超过膝部，上抬臀部，同时头和肩转向右侧，带动左肩向前移动、右肩向后移动，同时拉动骨盆移向左手处，最后上肢将双腿位置摆正。

（2）床上纵向转移：病人取坐位，双下肢外旋，膝关节放松，头、肩、躯干充分前屈，头超过膝关节，使重心线落在髋关节前方，以维持坐位平衡。双手靠近身体，在髋关节稍前位置支撑。双手用力支撑抬起臀部，同时头、躯干向前屈曲，使臀部向前移动；用上肢帮助下肢摆正位置，调整坐姿。

2．床与轮椅间的转移法

（1）从床到轮椅转移法

1）主动从床到轮椅侧方转移：以从右侧转移为例。病人坐于床边，轮椅置于病人右侧，与床呈 20°～30° 角，制动，卸下靠床侧扶手，移开靠床侧脚踏板。病人右手扶住轮椅远侧扶手，左手支撑床面，同时撑起躯干并向前、向右侧方移动到轮椅上。

2）主动从床到轮椅正面转移：轮椅正面紧靠床边，与床呈直角，制动。病人背对轮椅，用双手支撑身体移到床边，再用力将臀移到坐垫，双手向后紧握轮椅两侧扶手，用力将臀移至坐垫适当位置，摆正坐位。松开车闸，轮椅向后移动 40cm，再刹闸，放下脚踏板，将双脚从床移至脚踏板上，最后摆正身体，松开车闸。

3）被动从床到轮椅转移：轮椅正面紧靠床边，与床呈直角，制动。护士帮助病人取床上坐位，背对轮椅，躯干前屈，臀部靠近床沿。病人一手或双手后伸抓住轮椅扶手，两名护士分别站在轮椅两侧，一手置于病人大腿根部，另一手扶住病人对侧肩胛部。两人同时用力，病人尽可能将身体撑起并将臀部向后上方移动，护士协助病人将躯干向后方托起，使其臀部从床上移至轮椅上。松开车闸，驱动轮椅离开床缘，使病人足跟移至床沿，刹住车闸，双足放于脚踏板上。

（2）从轮椅到床转移法

1）主动从轮椅到床前向转移：轮椅与床呈直角，在靠近床沿能将腿抬起的地方制动，将双手腕置于一侧膝下，利用屈肘动作，将一侧下肢抬起置于床上。同法将另一侧下肢抬起置于床上。打开手闸，将轮椅推向前紧贴床沿，用双上肢支撑将身体移至床上（图 4-10）。

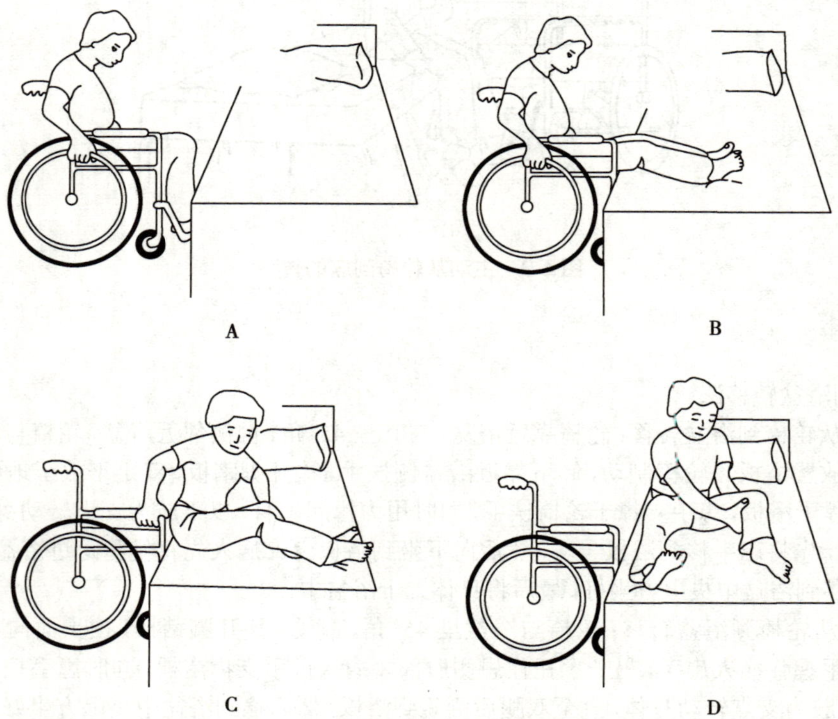

图 4-10　主动从轮椅到床前向转移

笔记

2）主动从轮椅到床后向转移：选择靠背可拆卸的轮椅，如轮椅靠背装有拉链，拉开拉链就可打开靠背。先将轮椅后倒，与床呈直角，在紧贴床沿处制动，将轮椅靠背拉链拉开，放置滑板，双手紧握扶手并撑起身体，使其躯干前倾，臀部后移至滑板，再滑至床上，再借助双上肢支撑继续后移，直至双脚全部移至床上（图 4-11）。

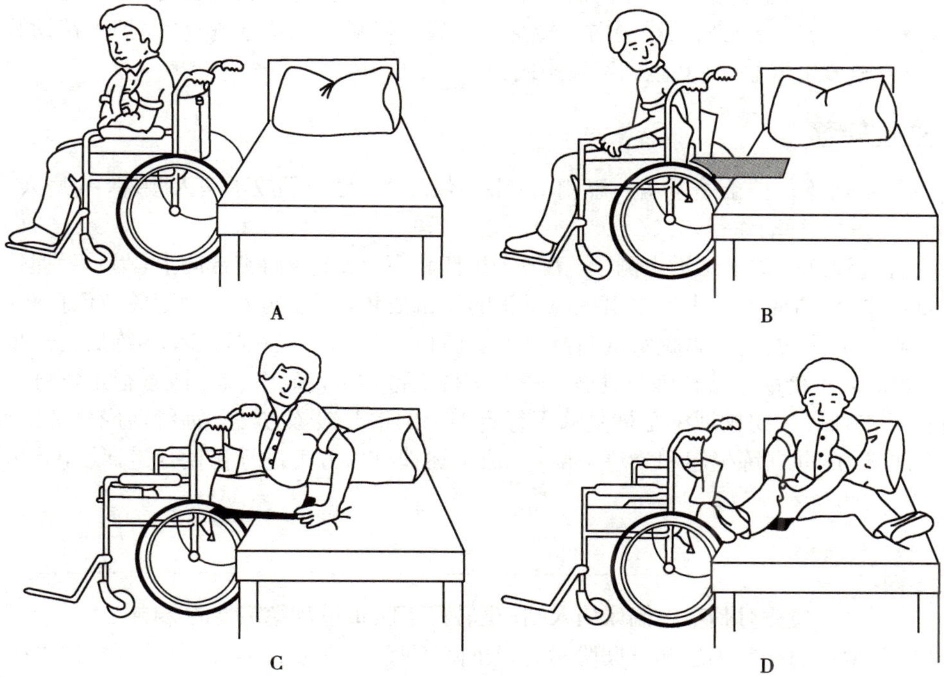

图 4-11 主动从轮椅到床后向转移

3．轮椅到坐便器转移法

（1）主动从轮椅到坐便器侧方转移：以从右侧转移为例。转移前先将裤子脱下，轮椅与坐便器呈45°角，刹住车闸，双足平放于地面，卸下轮椅右侧扶手。将左手置于轮椅左侧扶手，右手置于坐便器旁墙上扶手上，双手支撑并上抬躯干同时向右侧转身。将左手移到轮椅右侧大轮上，右手支撑于墙上扶手，进一步上抬躯干并向后移坐于坐便器上。

（2）主动从轮椅到坐便器正面转移：将轮椅正对坐便器，病人双下肢分开，双手置于坐便器旁的扶手上，双手支撑并上抬躯干，从轮椅转移至坐便器上，像骑马一样骑在坐便器上。

（3）被动从轮椅到坐便器转移：轮椅正面接近坐便器，刹住车闸，移开脚踏板。轮椅与坐便器间留有一定空间，以便于护士活动。护士协助病人坐于轮椅边沿，其双足置于病人双足外侧，双膝、双足抵住病人的双膝、双足；护士双手从病人腋下穿过扶住其肩胛骨，病人双上肢抱住护士肩部；护士双腿用力帮助病人站起，以双下肢为支点，帮助其缓慢向后转身；当病人双腿后方贴近坐便器后，护士左手仍扶住病人肩胛骨，右手脱下病人裤子，然后向后、向下推压病人髋部，协助病人坐于坐便器上。

4．轮椅到浴盆转移法 进出浴盆需病人上肢有较大支撑力量，故 C_7 及以下脊髓损伤病人才可主动完成由轮椅向浴盆的转移。

（1）主动从轮椅到浴盆的一端转移：病人驱动轮椅接近浴盆一端，在能将双脚上抬放置浴盆上的地方制动。用上肢将双下肢置于浴盆边沿，移开脚踏板；打开手闸，驱动轮椅直至完全贴近浴盆，再次制动；左手置于浴盆边沿，右手置于轮椅右侧扶手上，双手支撑上抬臀部向前移动，双腿滑入浴盆中；将右手移至浴盆边沿，双手支撑，躯干充分屈曲。双手沿浴盆边沿向前移动，先上抬躯干越过边沿，再将身体放低进入浴盆。

（2）主动从轮椅到浴盆的侧方转移：以右侧转移为例。将轮椅置于浴盆右侧，与其呈 30° 角，制动，卸下轮椅右侧扶手，移开右侧脚踏板。双上肢将双下肢上抬置于浴盆中，屈曲躯干，右手置于浴盆远

笔记

侧边沿，左手置于浴盆近侧边沿，双手用力支撑上抬躯干越过浴盆边沿，并转动身体面向浴盆一端，慢慢放低身体进入浴盆。

(3) 被动从轮椅到浴盆的转移：轮椅从侧面接近浴盆，制动，移开脚踏板。护士帮助病人脱下衣裤，半蹲，双足置于病人双足外侧，其双膝、双足抵住病人的双膝、双足，以免病人膝、足向前滑动及屈曲。护士双手从病人腋下穿过扶住其肩胛部，病人双上肢抱住护士肩部。护士双腿用力帮助病人站起，以双下肢为支点，帮助病人缓慢向后转身。当病人双腿后侧贴近浴板后，护士帮助其坐于浴板上，并协助将双腿放进浴盆，使其坐到浴板中间。

二、立位转移

1. 扶持行走训练　护士站于病人患侧，一手握住患手，另一手放于病人腰部，与病人一起步行，训练时应按正确的步行动作行走。

0404

视频：平行杠内步行

2. 独立行走训练　护士站于患侧，一手放于患侧腋下，以支持肩胛带向上，另一手握住患手使之保持腕肘伸展位，为避免日后步行中出现膝反张的异常姿势，可使病人患侧膝关节保持轻度屈曲位。待病人能安全站立后，嘱其在患腿负重的情况下做健腿向前、向后小幅迈步，熟练后进一步做两腿交替迈步练习。病人可借助平行杠练习健肢与患肢交替支持体重，矫正步态，改善行走姿势。

3. 持拐行走训练　拐杖训练是恢复病人行走能力的重要锻炼方法。训练前应先训练双侧上臂、腰背部及腹部肌力，并训练坐起和立位平衡，完成上述训练后方可进行拐杖行走训练，具体详见第三章第四节。

知识拓展

姿势对脑卒中偏瘫病人站-坐转移下肢负重及稳定性的影响

脑卒中后偏瘫病人常因患侧下肢肌肉力量下降、肌张力异常、感觉障碍等因素导致在坐-站、站立、站-坐过程中双下肢负重存在不对称性，在日常生活中常过度使用健肢，而忽视患肢的参与，不利于患肢功能的康复。如何让脑卒中偏瘫病人熟练控制站-坐转移中的人体重心和姿势的稳定，接受合理治疗，从而达到提高其ADL能力，并给予指导预防其跌倒，显得尤为重要。

对称、稳定及动态控制能力是姿势控制的三要素。研究发现，偏瘫病人改变上肢的体位，对站-坐转移时下肢负重及人体姿势稳定性的影响不显著；而调整足位可影响站-坐转移时下肢负重以及人体姿势稳定性。当健足置后时，健侧下肢负重增加，双下肢负重的不对称性增大，人体重心点的摆动幅度减小，姿势稳定性较好；当患足置后时，患侧下肢负重增加，双下肢负重的不对称性减小，人体重心点的摆动幅度增大，姿势控制较差。因此，在脑卒中偏瘫病人站-坐转移训练时，可将患足置后作为一种增加患侧下肢负重、促进患侧下肢功能恢复的治疗方法。

0405

视频：持拐行走

4. 上下楼梯训练　偏瘫病人应遵循健足先上、患足先下的原则。

(1) 扶栏杆上下楼梯训练：上楼时，偏瘫病人健手扶栏杆，先将患肢伸向前方，用健足踏上一阶，然后将患肢踏上与健肢并行；下楼时，病人健手扶栏杆，患足先下一阶，然后健足再下与患足并行。

上楼梯：病人健手扶栏杆，护士站于病人患侧后方，一手协助控制患侧膝关节，另一手扶持健侧腰部，帮助病人将重心转移至患侧，健足先上第一个台阶。当健侧下肢在高一层台阶上支撑时，重心充分前移于健侧下肢，护士一手固定病人腰部，另一手协助患足抬起，髋膝关节屈曲，将患足置于高一层台阶。病人健足再上台阶时，护士固定腰部的手不动，另一手上移至患侧大腿向下压，并向前拉膝部至足的前方(图4-12)。

下楼梯：病人健手扶栏杆，护士站于患侧，患足先下第一层台阶，护士一手置于患膝上方，稍向外展方向引导，协助完成膝关节的屈曲及迈步，另一手置于健侧骨盆处，用前臂保护患侧腰部，并将其身体重心向前方移动。健足下第二个台阶时，护士位于患侧的手保持原位，另一手继续将骨盆向前推移。

笔记

(2) 持手杖上下楼梯训练：上楼时，先将手杖立在上一级台阶上，健肢蹬上，然后患肢跟上与健肢并行(图4-13)。下楼时，先将手杖立在下一级台阶上，患肢先下，然后健肢跟着移动(图4-14)。

视频：上下楼梯训练

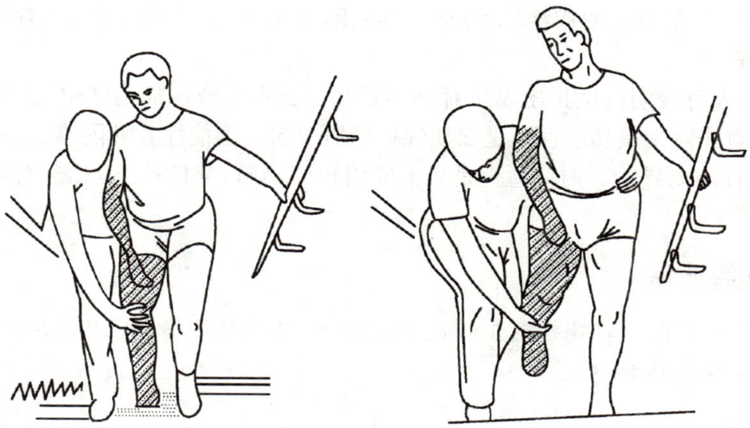

图 4-12　扶栏杆上下楼梯

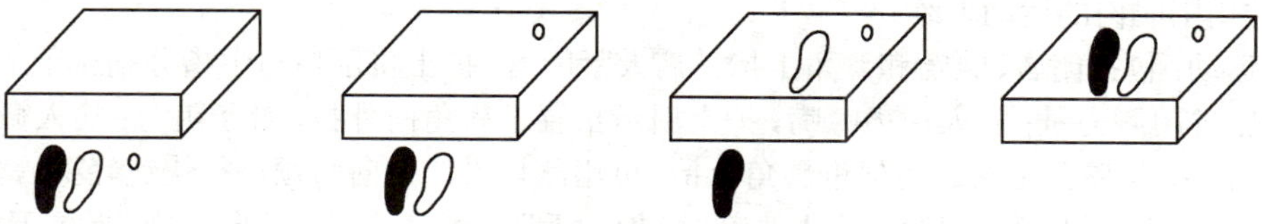

图 4-13　持手杖上楼梯训练

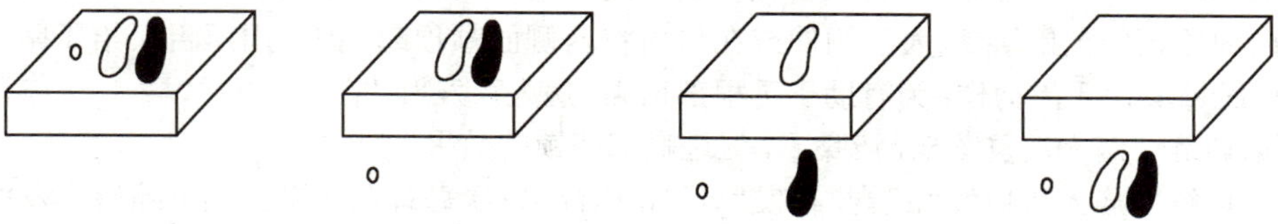

图 4-14　持手杖下楼梯训练

（张　利）

第三节　吞咽功能障碍的康复护理

情景导入

病人，男，46 岁，口腔肿瘤手术切除后。经吞咽评估，该患口腔期吞咽重度障碍，主要表现为流口水，双唇无力，吞后口腔有残留物，舌头红肿，舌上有红点；咽期吞咽可能有轻度吞咽反射时间（2～5s 才有吞咽反射），喝水时和喝完后不会咳嗽，咳嗽力正常。目前该病人靠 G-tube 喂食，无低烧，痰多且稠。

请思考：

1. 针对该病人存在的吞咽功能障碍，治疗的目标是什么？
2. 如何对该病人实施吞咽功能训练？

一、概述

（一）基本概念

吞咽功能障碍（dysphagia）是指食物从口腔至胃、贲门运送过程中受阻而产生咽部、胸骨后或食管部位的梗阻停滞感觉，是脑卒中、脑外伤等神经系统疾病常见的并发症，由双侧大脑半球及脑干损害后引起，可影响摄食及营养吸收，常出现吞咽的食物误入气管而引起肺部感染，发生吸入性肺炎，严重者可危及生命。

笔记

视频：吞咽困难的内镜检查

吞咽困难是食管癌最常见的症状，对任何有吞咽困难者，应及早明确是否为食管癌所致。

（二）诊断方法

吞咽困难的病人可较明确地指出发生吞咽困难及感到不适或疼痛的部位，并常与病变发生部位相吻合，其诊断应首先区别是功能性还是器质性疾病所引起。功能性吞咽困难虽病程长，但无进行性加重现象，各种检查均无异常。内镜检查是目前应用较广、较可靠的检查方法，对确定病变有较大的临床实用价值。

二、吞咽训练方法

吞咽训练宜尽早进行，常在患病后3～5d、神志转清、生命体征稳定后开始，分为基础训练及摄食训练，早期康复有效率可达89.3%。

（一）基础训练

基础训练是针对与吞咽活动有关的器官进行功能训练，因不食用食物，误咽、窒息等危险较小，故不仅适用于轻度病人，还适用于中重度摄食、吞咽障碍病人。

1. 口腔周围肌肉的运动训练

（1）唇运动：包括闭唇、噘嘴和唇角上抬。病人紧闭唇，护士将示指与中指分别压于上下唇，用力分开双唇，促进闭唇力量；病人用力噘嘴，护士用示指置于唇角向外拉，给予阻力；病人微笑，护士将中指置于口角，抵抗唇角上抬。为促进唇角上抬，可用冰块沿口角向面颊进行快速轻擦。

（2）颌运动：包括张颌和闭颌。病人张嘴时，护士手置于病人下颌下，向上推，抵抗下颌的向下力量；闭颌时，病人用力咬合，护士向下拉下颌，施加反向力。

（3）舌运动：包括伸出、侧伸、舌尖舌根抬高。病人尽可能地向外伸舌，护士用压舌板或勺子在舌中部快速向内压，给予阻力；病人舌侧伸或在口内将两侧面颊顶起，护士用压舌板给予阻力；舌尖做顺时针或逆时针清扫牙齿动作；为有助于舌根部抬高，病人可发“k”音。

2. 咳嗽训练　病人反复咳嗽，清嗓子，促进喉部闭锁的效果。

3. 构音训练　病人张口发“a”音，再发“yi”“wu”音，每次每音发5次。亦可缩唇后发“hu”音，像吹蜡烛、吹哨动作；发“你、我、他”简单音；鼓励大声唱熟悉的歌曲，通过张闭口动作，声门开闭促进口唇肌肉运动和声门的闭锁功能。

4. 屏气－发声运动　病人坐于椅上，双手支撑椅面做推压运动，屏气，突然松手，大声用力发“a”音。亦可改为推墙。护士面对病人，将双手置于其双肩，病人发声时推动身体向前，抵住护士双手。此运动可训练声门闭锁功能、强化软腭肌力，有助于除去咽部残留的食物。

5. 屏气吞咽　丧失呕吐反射、咳嗽反射、声带麻痹易造成吸入性肺炎。为防止误咽，可改善进食步骤，进行声门上吞咽，用鼻深吸一口气后完全屏住呼吸，做吞咽动作，吞咽后立即咳嗽。

6. 咽部冷刺激与空吞咽训练　寒冷刺激能有效强化吞咽反射，反复训练可使之易诱发且吞咽有力。训练时，用冰冻棉棒轻刺激软腭、舌根及咽后壁，嘱病人做空吞咽动作，3次/d，每次10min（图4-15）。

7. 门德尔松（Mendelsohn）手法　主要用于提升咽喉部，以利于吞咽。病人做空吞咽并保持喉部上抬的位置，吞咽时用舌抵住硬腭，屏住呼吸，保持数秒，同时用示指置于甲状软骨上方、中指置于环状软骨上感受喉部上抬（图4-16）。如喉部上抬无力，可按摩颈部、上推其喉部，以促进吞咽。

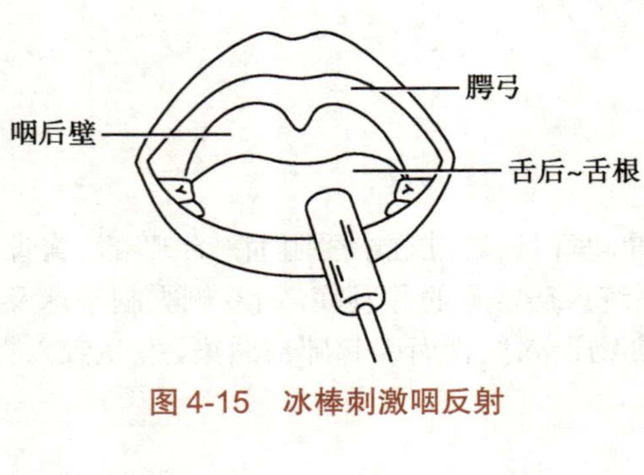

图4-15　冰棒刺激咽反射

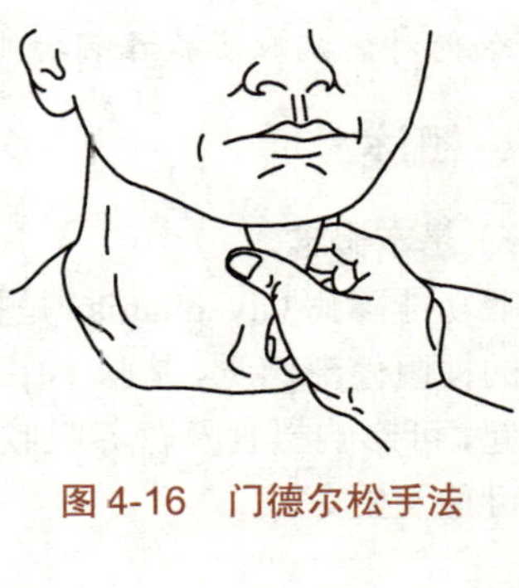
图4-16　门德尔松手法

笔记

8. 吸吮和喉头上举训练　病人将戴胶套的示指放于护士口中，护士吸吮手指。病人再将手指放于自己口中，模仿吸吮动作，体验吸吮感觉。反复练习，直至产生中度吸吮力量；病人将手指放于护士甲状软骨上缘，感受其运动，护士做吞咽动作。病人再将手指置于自己的甲状软骨上，模仿动作。

（二）摄食训练

摄食训练是实际进食的训练，适用于意识清醒、病情稳定、能产生吞咽反射、少量误咽能通过随意咳嗽咳出的病人。

1. 体位　以端坐位为最佳。如病人病情许可，进食时取端坐位，头部向前，颈部弯曲，全身放松。亦可取 30° 半坐卧位，头前屈，偏瘫侧肩以枕垫起，头偏向健侧。该体位利于食物运送到舌根，不易从口中漏出，可减少向鼻腔逆流及误咽的危险。护士可位于病人健侧，将食物送入口腔健侧（图 4-17）。

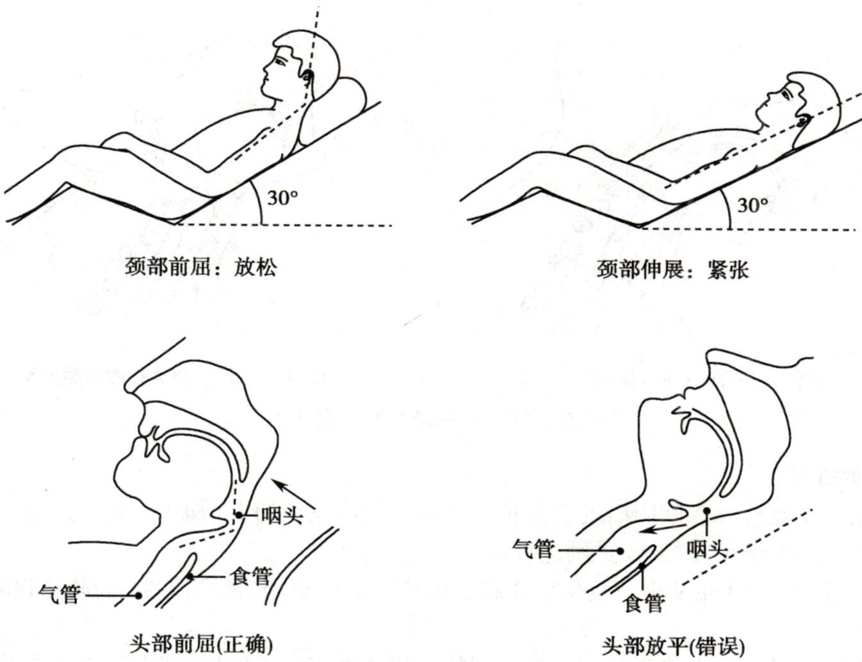

图 4-17　摄食护理体位

2. 食物的种类和量

（1）种类：根据病人饮食特点及吞咽障碍程度，选择有适当黏性、不易松散、表面光滑、通过咽及食管时易变形，且不在黏膜上残留的食物，顺序一般为软食、半固体、固体、液体。饮水呛咳者可尝试用食物增稠剂改变食物性状。还应注意食物的营养、温度、色、香、味等。

（2）量：注意“一口量”，即最适于吞咽的每次摄食入口量，正常人约为 20ml。一口量过多，食物会从口中漏出或引起咽部食物残留导致误咽；过少，则会因刺激强度不够，难以诱发吞咽反射。病人先摄入 3～4ml，再逐渐增加。

3. 咽部残留食物去除吞咽方法

（1）重复吞咽：即每次进食吞咽后，反复作几次空吞咽，使食物全部咽下，再继续进食。

（2）交互吞咽：病人交替吞咽固体食物和流食，亦可每次吞咽后饮 1～2ml 水，既利于刺激诱发吞咽反射，又能除去咽部残留食物。

（3）侧方吞咽：咽部两侧的“梨状隐窝”最易残留食物，病人下颌分别左右转，做侧方吞咽，可除去隐窝的残留食物（图 4-18）。

（4）点头样吞咽：颈部尽量前屈，形似点头，同时做空吞咽动作，以去除残留食物（图 4-19）。

组图：吞咽体操

（三）吞咽体操

结合吞咽动作所设计，包括深呼吸运动、头颈部旋转侧屈、耸肩运动、上肢伸展体侧屈运动、鼓 - 缩腮运动、伸舌运动、构音训练和深呼吸运动共 8 个动作。可教给出院病人，坚持练习可巩固治疗效果。

笔记

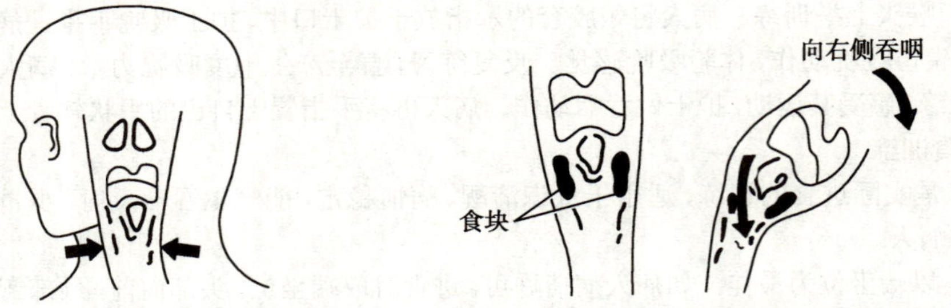

A. 食物在梨状隐窝残留　　B. 向右侧吞咽，左侧梨状隐窝内食物易去除

图 4-18　侧方吞咽示意图

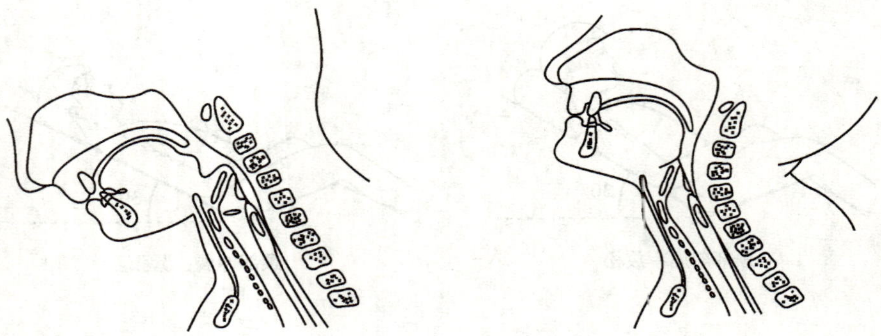

A. 低头，会厌谷的间隙变宽　　B. 头部后仰，会厌谷的间隙变窄

图 4-19　点头样吞咽示意图

（四）注意事项

1. 调动病人主动性　吞咽障碍的康复护理是强化正确反应的主动训练，病人应建立正确反应的欲望，并为此努力，给予积极帮助，鼓励进食。

2. 预防原发病、合并症及事故发生　详细了解病人的病史，预测危险性；为防止误咽，应掌握必备的抢救方法。

3. 充分训练　鼓励病人将吞咽训练中学到的吞咽动作有意识地加以利用，包括自我训练和家庭训练，常提示病人闭口、咽口水等，是达到充分训练的最有效方法。

（戴　波）

第四节　日常生活活动能力训练

情景导入

病人，男，65 岁，患高血压病 10 年，铁杆球迷。凌晨看完一场足球比赛后，因过度疲劳和饮酒导致右侧肢体偏瘫。主诉头痛头晕，经检查口眼歪斜，手脚无力，无法独立行走，走路时需两人搀扶。

请思考：

1. 该病人日常生活中存在哪些生活自理障碍？
2. 日常生活活动能力训练应遵循哪些原则？

一、概述

日常生活活动（activities of daily living，ADL）是人们为了维持生存及适应生存环境而每天必须反复进行的、最基本的、最具有共性的活动，包括进食、饮水、更衣、如厕和个人卫生等活动。广义的 ADL 能力是指个体在家庭、工作机构及社区中独立生活、独立工作以及参与社区活动的能力。当丧失 ADL 能力时，会对个体的自我形象产生创伤性影响，还会影响其周围人群。

笔记

二、日常生活活动能力训练的原则

1. 针对病人的生活习惯、活动表现及学习态度，选择合适的活动项目，活动难度稍高于病人的实际能力。

2. 根据日常生活活动能力评定结果，制订恰当、实用、可行的康复训练计划。

3. 训练应结合实际生活，指导和督促病人将训练内容应用于日常生活活动中，如更衣训练在早晨或睡前进行，进食训练在中、晚餐时进行。

4. 在训练中，所有训练步骤应尽量由病人独自完成，必要时护士给予协助。

5. 鼓励家庭成员参与训练，教会其用适当方式协助病人自理生活。

6. 不轻易考虑使用辅助器，必要时才提供辅助器及其使用技术。

7. 为促进体能与运动的协调性，增强活动技巧性，应配合其他治疗性锻炼活动。

三、日常生活活动能力训练的基本方法

（一）饮食训练

1. 训练方法

（1）食物选择：选择易于口腔移送和吞咽的食物，不易误咽。根据病人吞咽障碍程度和阶段，选择食物的顺序为胶冻状→糊状→普食。胶冻状食物密度均一、有一定黏性、不易松散且通过口腔时容易变形、在黏膜上不残留，如蛋羹、果冻等。利手缺损者应选择块状食物，更易拿起。

知识拓展

利手

利手（handedness）是一个人日常生活中做技巧性活动时习惯使用的那只手。习惯于用右手称为右利手，习惯于用左手称为左利手。西方国家常采用 Annett 利手问卷（Annett's Hand Prefrence Questionnaire，1970）和 Oldfield 的爱丁堡利手调查表（Edinburgh Handness Inventory，1971）进行利手研究。我国学者参考这两种方法，根据我国具体情况加以改进，制定了中国人的利手分类标准。测试项目包括执笔、执筷、掷东西、刷牙、执剪刀、划火柴、穿针、握钉锤、握球拍、洗脸共10项。

个体利手的单侧化程度越高，其大脑半球互动的程度就越低，大脑半球间的联系就越少。混合利手者的大脑半球互动程度较高，主要因中枢神经对手的活动存在对侧化控制的神经机制，个体双手的协作程度越高，半球间的信息交流就越多。

（2）进食体位：根据不同病人的不同病情而定。

1）坐位：辅助病人身体靠近餐桌，必要时使用靠背架。护士位于病人正面或健侧，病人患侧上肢放于桌上，保持身体对称直立坐姿。

2）半坐位：床头成30°角，病人躯干仰卧位，头部前倾。护士位于病人健侧，患侧肩部垫一枕，以保持肩部在正常高度。

3）侧卧位：病人健侧在下。

（3）进食方法：将食物及餐具放于便于使用的位置，必要时碗、盘应用吸盘固定，偏盲病人用餐时将食物放于健侧。健手持筷（勺）将食物送入口中，咀嚼并吞咽食物。为训练双手功能转换，病人用健手将食物放入患手中，再由患手将食物放入口中，必要时健手托住患侧前臂近肘关节处，协助将食物送入口中。当患手恢复一定主动运动时，可用患手进食。

视频：饮食训练

（4）饮水训练：杯中倒适量温水，放于适当位置→患手持杯，健手帮助稳定患手→端至嘴边→使杯缓慢倾斜，倒少许温水于口中，咽下。

2. 注意事项

（1）提供良好的进食环境，进食前嘱病人保持轻松、愉快的心情。

（2）选择合适的进食体位，鼓励其尽量自己进食，必要时给予帮助。

笔记

（3）密切观察病人咀嚼及吞咽能力，防止发生食物误咽。如发生咳嗽、误咽应及时拍背，促使病人咳出食物，且床旁备有吸引器。

（4）进食前后清洁口腔，保持口腔卫生，如有活动义齿应取下。

（二）个人卫生训练

1. 训练方法

（1）刷牙：备好用物，病人坐于洗脸池前→健手打开水龙头，装好水→用膝夹住牙膏管，健手将盖旋开，挤好牙膏→健手刷牙。

视频：清洗训练

（2）洗手：健手将毛巾铺在洗脸池边缘或患侧前臂上，并在毛巾上来回搓洗，或将改造后的细毛刷吸在水池壁上，健手来回刷洗；洗患手时，用健手完成。

（3）洗脸：备好用物，病人坐于洗脸池前→健手打开水龙头，装好水，测试水温→浸湿毛巾→将毛巾套在患侧手臂或水龙头上→健手将毛巾向一个方向拧干→洗脸后再次拧干。

（4）剪指甲：剪健侧手指甲时，将改造的大指甲刀固定在木块上，利用患手掌或肘部按压指甲剪完成（图 4-20）；剪患侧手指甲时，用健手完成。

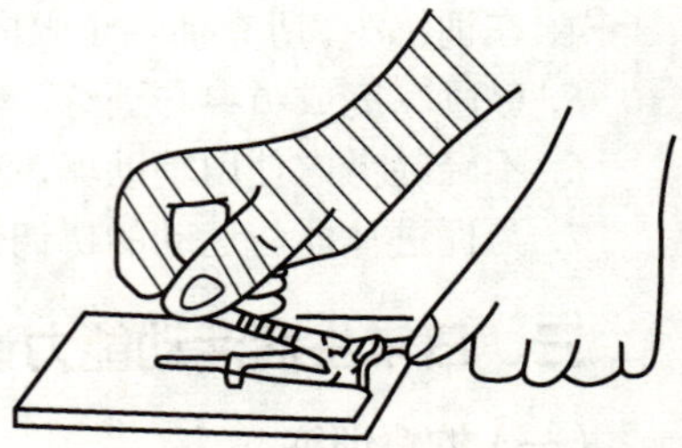

图 4-20　用患手剪健手指甲

（5）洗澡：盆浴时，病人坐于紧靠浴盆且与其相当高的椅子上→脱去衣物→健手托住患腿放入盆内→健手握住盆沿→健腿支撑身体前倾→抬臀移至盆内→健腿放入盆内（图 4-21）；亦可用一块木板，将木板固定于浴盆一端，病人将臀部移向盆内木板上→健腿放入盆内→健手抬患腿放入盆内（图 4-22）。洗澡时，健手持毛巾擦洗或将一端缝上布套的毛巾套在患臂上协助擦洗，亦可使用长柄海绵球擦洗背部和身体远端→将毛巾压在腿下或夹在患侧腋下，用健手拧干→洗毕，出浴盆顺序与前面步骤相反。淋浴时，病人坐于淋浴凳或椅子上即可。

（6）如厕：坐便器两侧安装扶手，其高度与轮椅高度相当，约 50cm。将轮椅从侧方靠近坐便器，制动，收起脚踏板→身体前移至轮椅前缘→健侧靠近扶手站起，转身至坐便器前缘，站稳，分腿→健

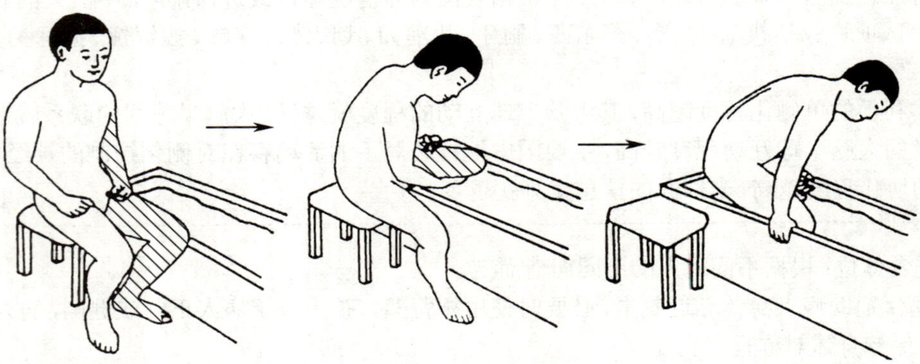

图 4-21　病人入浴盆

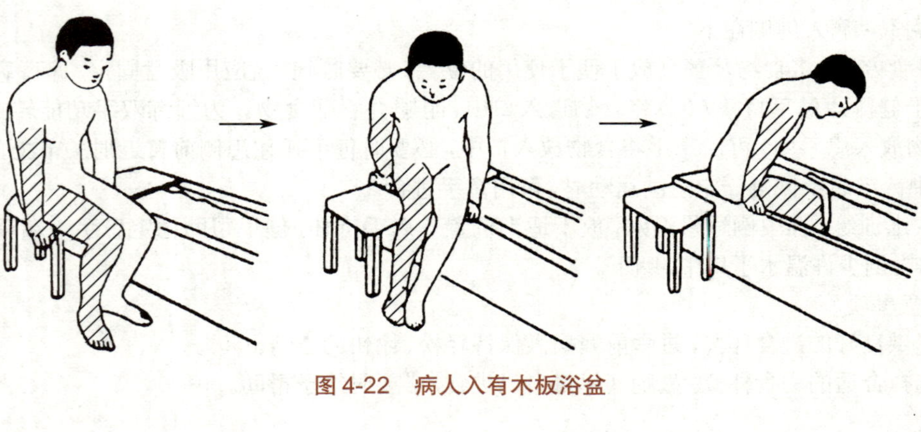

图 4-22　病人入有木板浴盆

手解开裤带，顺势将裤子退到大腿中部→身体前倾，借助扶手缓慢蹲下，坐于坐便器上→便后自我清洁→一手拉住裤子、一手抓住扶手站起→系好裤带。

2. 注意事项

（1）如病人能在轮椅上坐位坚持30min以上，说明健侧肢体肌力良好，应尽快进行个人卫生训练。

（2）出入浴室应穿防滑拖鞋，浴盆底部及淋浴处的地面应铺防滑垫或塑胶垫。

（3）洗澡时，浴室温度控制在24℃±2℃，水温调节在40～45℃。调节水温时，应先放冷水再放热水，关闭时步骤相反。

（4）病人洗澡时间不宜过长，注意观察病人体温、脉搏、血压等全身情况，如有异常及时处理。

（5）如厕训练前，应根据病人情况对厕所环境进行改造。

（三）更衣训练

1. 训练方法

（1）穿脱开襟上衣：穿衣时，病人取坐位→健手找到衣领，将衣领朝前、内面朝上平铺在双膝上，患侧袖子垂放双腿间→健手将衣袖套在患肢上并拉至肩峰→健手拉住衣领，沿经患肩绕过头部，将衣服拉至健侧→健手穿入衣袖→整理并系好扣子。脱衣时，顺序与穿衣相反，病人取坐位→健手解开衣服扣子→健手将患侧衣袖脱至肩下→脱健侧衣袖至肩下→脱下健侧袖→用健手脱下患侧衣袖。

视频：穿开襟上衣训练

（2）穿脱套头上衣：穿衣时，病人取坐位→健手找到衣领并将衣领朝前、背面朝上平铺在双膝上，患侧袖子垂放双腿间→健手将患肢伸入袖子并拉到肘以上→穿健侧袖子→健手将套头衫背面举过头顶，套入头部→整理衣服。脱衣时，病人取坐位→将衣服上卷至胸部以上→用健手越过肩部拉起衣服背部钻出头部→脱出健手→脱出患手。

视频：穿套头上衣训练

（3）穿脱裤子：穿裤时，病人取坐位→健手放于患腿腘窝处将其抬起放在健腿上→健手抓住裤腰将患侧裤腿套在患腿上，拉至膝以上直至露出患腿→放下患腿，全脚掌着地→穿健侧裤腿，拉至膝上→抬臀或站起将裤向上拉至腰部→健手整理好并扣上纽扣。脱裤时，病人取站位→松开腰带，让裤子自然滑落→坐下抽出健腿→抽出患腿→健腿从地上挑起裤子→整理好待用。

视频：穿裤子（坐位）训练

（4）穿脱鞋袜：穿鞋或穿袜子时，病人取坐位→健手放于患腿腘窝处将其抬起放在健腿上→健手为患足穿鞋或穿袜子→放下患腿，全脚掌着地→将健腿放患腿上→穿好健足鞋或袜子（图4-23）。脱鞋袜顺序与穿相反。

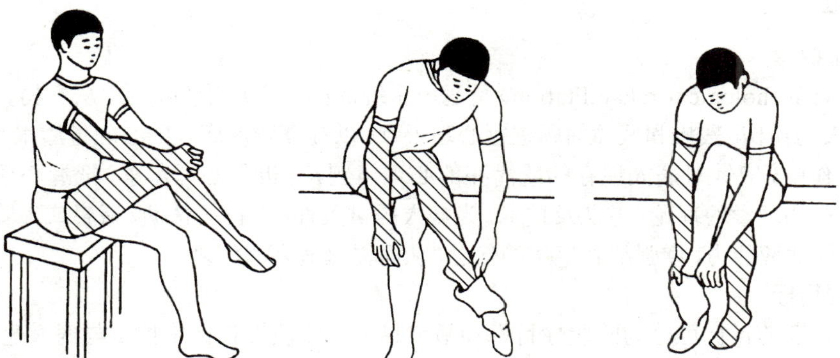

Ⅰ　　Ⅱ　　Ⅲ

图4-23　病人穿鞋袜

2. 注意事项

（1）衣物应宽松、柔软有弹性和防潮性，穿着舒适；衣服上的纽扣换成尼龙搭扣或大按扣；裤带选用松紧带。

（2）更衣训练时应先学脱，再学穿。

（3）偏瘫病人穿脱衣服时应先穿患侧再穿健侧，先脱健侧再脱患侧。

（4）鞋和袜子应放在病人身边易取到的地方，宜固定位置。

（5）鼓励病人尽量利用患肢主动穿衣。

四、日常生活活动训练的注意事项

1. 训练前做好各项准备。如帮助病人排空大小便，避免训练中排泄物污染训练器具；固定好各种导管，防止训练中脱落等。

2. 为病人选用适当的辅助器具，必要时对辅助器具和训练环境进行改造和调整，以达到最佳效果。

3. 训练应由易到难，循序渐进，切忌急躁，可将日常生活活动的动作分解为若干个细小动作，反复练习。

4. 训练时应提供充足的时间和必要的指导，在训练过程中护士不可离开病人，注意保护，以防发生意外。

5. 训练中应认真观察病人的实际活动能力，不断调整训练计划，使其恰当、实用而又可行。

6. 训练中护士要有极大的耐性，对病人的每一个微小进步，都应给予恰当的肯定和赞扬，以增强其信心，训练全过程都应实施心理护理。

7. 训练后要注意观察病人的精神状态和身体状况，如是否过度疲劳、有无身体不适，以便及时处理。

（戴　波）

第五节 心理康复护理

情景导入

病人，男，34 岁，脑卒中康复初期，性格内向。3d 前出现焦虑情绪，晚上不易入睡，入睡后易惊醒，对家人有较高依赖性。经与该病人交流发现其对治疗和身体的健康缺乏信心。

请思考：

1. 针对该病人的心理问题，心理康复护理目标是什么？

2. 如何对该病人实施心理康复护理？

一、概述

（一）基本概念

心理康复（psychological rehabilitation）是运用系统的心理学理论与方法，从生物 - 心理 - 社会角度出发，对病人的损伤、残疾和残障问题进行心理干预，以提高残疾病人的心理健康水平。

护士在工作中，应针对病人现存的或潜在的心理问题，分析其心理需求，把握心理状态，发现其心理问题。运用心理学的理论、方法及技术，为病人提供关怀、支持与帮助，减轻或消除负性情绪，增强疾病状态下的适应能力，增强战胜疾病的信念，从而促进病人的康复。

（二）护理目标

心理康复护理的目标可分为阶段性目标和最终目标。阶段性目标是护士与病人建立良好的护患关系，实现有效沟通，使病人在认知、情感和行为方面逐步发生有益的改变；而心理护理期望达到的最终目标是促进病人的发展，包括病人的自我实现、自我接受和自我尊重，提高自信心与个人完善水平，增强建立和谐人际关系和满足需要的能力，获得适应现实的个人目标。

（三）护理原则

1. 服务性原则　在临床护理中，护士不仅要解决病人的生理需要，减轻躯体痛苦，恢复和重建生理功能，还要满足其心理需要，减轻精神痛苦，保持良好的心理状态。

2. 交往的原则　心理康复护理是在护患交往过程中实施的。护士应掌握良好的交往技巧，在交往中起主导作用；护患双方应平等相待，互相尊重，不断增加交往的深度、提高交往质量。

3. 启迪与自我护理的原则　护士应协助和促进病人提高对疾病与健康的认知，自觉转化行为并积极建立和发挥自我护理能力。

笔记

（1）通过启迪开发病人的心理能动性，调动其内在积极性。启迪的范围包括恢复健康的希望、修身养性的启示、心理冲突的宣泄、正视伤病的激励勇气等。

（2）通过指导和启发，帮助病人认识自我护理是为了自身生存、健康及舒适所需进行的自我实践活动，让病人以平等的地位参与自身的医疗护理活动，以维持健康、自我诊断、自我治疗、积极预防、保健康复，提高病人的自尊与自信心。

4. 针对性原则　根据病人在疾病不同阶段所出现的不同心理状态，有针对性地采取各种措施，必要时还可使用心理测量等手段，以及时了解和掌握病人的病情和心理状态。

二、心理康复护理常用的方法

护士在实施心理康复护理时，应根据病人存在的心理、社会等方面的问题，提供个性化的护理服务。

（一）一般性心理护理

适合于所有的护理对象，护士将心理护理贯穿于整个护理过程，又称为广义的心理护理。包括建立良好的护患关系，促进护患沟通；通过促进病友间的适应交往，以及亲友邻里和同事的友善交往，强化病人的心理支持系统；创造良好的治疗、护理和修养环境，消除环境对病人的负性刺激；加强健康教育，满足病人认知的需求。

（二）支持性心理护理

运用治疗性语言，如倾听、鼓励、安慰、解释、指导、启发、支持和保证等方法帮助病人认识问题，改善情绪，矫正不良行为。通过心理 - 生理的交互作用，调节病人的生理功能，维持其生理稳态，预防心身疾病的发生或促进疾病的康复。

（三）技术性心理护理

针对病人的异常心理，运用心理学的原理和手段，如精神分析、改变认知和行为矫正等，调适病人的心理。如病人心理异常较严重，可与心理医生一起给予病人心理干预。

（戴　波）

思考题

1. 病人，女，82 岁，半月前突发左侧肢体无力，同时伴口角歪斜，饮水呛咳，无明显流涎及反应迟钝。头颅 MRI + MRA 检查示右侧脑室旁急性期脑梗死，诊断为脑梗死，予以抗血小板聚集、调脂、营养脑细胞等对症治疗，病人左侧肢体无力症状有所加重，不能行走。护士如何为病人摆放体位？首选哪种体位？体位摆放时应注意什么？如何进行体位转换？

2. 病人，男，43 岁，初期诊断为“脑梗死、右侧偏瘫、言语障碍”。专科检查分析后，该患主要存在部分认知障碍、立位平衡障碍、右侧部分肌肌力低下、ADL 受限等问题；其中，ADL 评分 25 分（大便、床椅转移各 10 分、进食 5 分）。针对该患存在的问题，应重点训练 ADL 哪项内容？

3. 病人，男，67 岁，在“脑梗死，继发性癫痫”治疗后，因“右侧肢体活动不利，吞咽困难，音量低沉”转入康复科。病人坐轮椅推入治疗室，头颈向右偏斜；精神状况良好，认知水平良好。摄食 - 吞咽功能等级评定为重度吞咽障碍，误咽严重，吞咽困难或无法进行，反复唾液吞咽试验结果为喉上抬不充分，启动慢；饮水试验，2ml 有呛咳。针对该患存在的问题，应选择何种吞咽训练方法？

思路解析　　扫一扫，测一测

第五章 神经系统疾病的康复护理

学习目标

1. 掌握神经系统疾病的概念；主要功能障碍的评定方法；常用康复护理技术。
2. 熟悉神经系统疾病的康复护理指导原则、指导方法。
3. 了解神经系统疾病的病因及发病情况。
4. 能正确运用常用康复护理技术为神经系统疾病病人提供康复护理服务。
5. 具有尊重残疾人、促进残疾人重返社会的意识，提高病人家属的参与程度。

第一节 脑 卒 中

情景导入

病人，男，65岁，突发右侧肢体无力4h入院，既往高血压病史5年，冠状动脉粥样硬化性心脏病史2年。经查体，血压182/98mmHg，言语模糊，饮水呛咳，左侧肢体肌力4级，右侧肢体肌力0级。脑MRI提示T1低信号和T2高信号病变区域，诊断为"缺血性脑卒中"。

请思考：

1. 护士应如何评定该病人的运动、吞咽及言语功能？
2. 护士应如何指导和协助该病人进行康复功能训练？

一、概述

（一）基本概念

脑卒中（stroke）又称脑血管意外（cerebral vascular accident，CVA），是指由于各种原因引起脑部血液供应障碍所致的持续性神经功能缺损综合征，症状至少持续24h。根据脑卒中的病理机制和临床表现分为缺血性脑卒中（脑血栓形成、脑栓塞）和出血性脑卒中（脑出血、蛛网膜下腔出血）。

（二）病因

依据解剖结构和发病机制将脑卒中病因归为以下几类。

1. 血管壁病变 高血压性动脉硬化和动脉粥样硬化（最常见）、动脉炎（风湿、结核、梅毒等所致）、先天性血管病（动脉瘤、动静脉畸形）、血管外伤（外伤、颅脑手术、穿刺）等。

笔记

2. 血液流变学及血液成分异常　高脂血症、高糖血症、高蛋白血症、白血病、红细胞增多症等所致血液黏滞度增高；血小板减少性紫癜、血友病、DIC所致凝血机制异常。

3. 心脏病和血流动力学异常　高血压、低血压或血压的急骤波动、心脏功能障碍、传导阻滞、风湿性心脏瓣膜病、心律失常（如房颤）等。

4. 其他　颈椎疾病、肿瘤压迫邻近的大血管、颅外栓子（空气、脂肪、癌细胞、细菌栓子等）进入颅内。

（三）危险因素

1. 不可干预因素　包括年龄、性别、性格、种族、遗传等。55岁后发病率明显增加；男性卒中发病率高于女性；父母双方有脑卒中史的子女卒中风险增加。

2. 可干预因素　包括高血压、高血脂、心脏病、糖尿病、吸烟、酗酒、体力活动少、超重、高盐饮食及服药依从性等。

（四）流行病学

脑卒中的发病率、死亡率及致残率均高。我国城市和农村地区脑卒中的年发病率为219/10万和185/10万、年死亡率为116/10万和142/10万、时间点患病率为719/10万和394/10万。据此推算每年新发病例超过200万，每年死于脑卒中人数约为150万，且存活的脑卒中病人约600万～700万，3/4留有不同程度的残疾，如运动、言语、感觉、吞咽、认知及其他障碍，使病人生活质量明显下降。大量循证和临床实践表明，早期、科学、合理的康复训练能改善病人的功能障碍程度，提高其生活质量。

二、主要功能障碍及评定

（一）脑损害严重程度的评定

1. 格拉斯哥昏迷量表（Glasgow coma scale，GCS）　通过检查病人的睁眼反应、言语反应和运动反应三项指标，判断病人有无昏迷及昏迷的严重程度。

2. 美国国立卫生研究院卒中量表（NIH stroke scale，NIHSS）　是国际上公认的、使用频率最高的脑卒中评定量表，包括意识与定向力、水平凝视功能、视野、面瘫、上肢运动、下肢运动、肢体共济失调、感觉、语言、构音障碍、忽视共11项检测内容，得分越低说明神经功能损害程度越重。

（二）运动功能障碍及评定

脑卒中后的运动功能障碍发生率为70%，是以运动模式改变为主的运动控制能力降低的功能障碍。运动功能评估主要包括肌力、肌张力、运动模式、平衡功能、关节活动度、步行功能评估和步态分析。此处主要阐述对脑卒中后运动模式的评估，其他评估内容详见第二章等相关章节。

1. 肌力的评定　MRC法（Medical Research Council）常用于软瘫期病人的肌力评估，采用6级肌力测评法，有较好的灵敏度；不适用于中枢神经系统损伤及脑卒中偏瘫痉挛期的评定。

2. 肌张力的评定　主要通过观察、被动运动病人的关节和病人的随意运动检查肌张力是否正常。改良Ashworth量表是临床评定肌张力最常用的方法。

3. 关节活动度　评估脑卒中偏瘫病人的关节活动度有助于发现痉挛和挛缩，但单纯的关节活动度不能反映患侧肌肉痉挛的程度，需结合其他检查以判断机体病损及恢复情况。

4. 运动模式和功能的评估　分为未量化的等级评定法（如Bobath法、Brunnstrom法）和量化的评定法（如Fugly-Meyer法）。

（1）Bobath法：是将评估与治疗融为一体的评定方法，主要评估姿势反射的改变和运动模式。该方法由评估病人现有的能力和评估运动模式的质量、平衡能力及其他保护性反应两部分组成。

（2）Brunnstrom法：该方法认为偏瘫的恢复几乎是定型的连续过程，根据脑卒中恢复过程中的变化，将上肢、下肢、手运动功能分为6个阶段（表5-1）。

（3）Fugly-Meyer法：是评估脑卒中偏瘫使用最多的方法，常使用简化Fugly-Meyer量表，以运动评定为主，另加共济运动及平衡。运动功能评定分为5个层次，即：重新出现反射；完全以共同运动为表现的随意运动；部分脱离共同运动的随意运动；不依赖于或轻度依赖于共同运动的随意运动；反射恢复正常。

笔记

表 5-1　Brunnstrom 评定法

阶段	特点	上肢	下肢	手
1	无随意运动	无任何运动	无任何运动	无任何运动
2	引出联合反应、共同运动	仅出现共同运动模式	仅有极少的随意运动	仅有极细微屈伸
3	随意出现的共同运动	可随意运动	坐和站位，有髋、膝、踝共同性屈曲	钩状抓握，不能伸指
4	出现分离运动	出现脱离共同运动的活动：手臂可触及腰骶部；肘伸直，肩可前屈90°；肘屈90°，前臂可旋前、旋后	坐位，屈膝90°，足可向后滑动；足跟触地，踝能背屈	能侧捏及松开拇指
5	肌张力逐渐正常，出现分离运动、精细运动	出现相对独立的共同运动活动：肘伸直，肩可外展90°；肘伸直，肩前屈30°～90°，前臂可旋前旋后；肘伸直，前臂中立位，上肢可举过头	立位，患腿可先屈膝后伸髋；伸膝，踝能背伸	可做球状和圆柱状抓握，手指同时伸展
6	精细、协调、控制运动接近正常水平	运动协调接近正常	立位，使髋外展至超出抬起该侧骨盆所达到的范围，坐位，伸膝，髋关节可内外旋	所有抓握均能完成，但速度和准确性比非受累侧差

5. 平衡功能

（1）三级平衡检测法：将平衡分为三个层次。Ⅰ级平衡是指静态下病人可以保持平衡；Ⅱ级平衡是指自身运动（支撑面不动）时可以保持平衡；Ⅲ级平衡是指病人在外来干扰的情况下可以保持平衡。

（2）Berg 平衡量表：共 14 项评估内容，包括坐 - 站；无支撑站立；足着地，无支撑坐；站 - 坐；床 - 椅转移；无支撑闭眼站立；双脚并拢，无支撑站立；上肢向前伸；从地面拾物；站立位转身向后看；转体 360°；双脚交换踏台阶；双足前后位，无支撑站立；单脚站立。

（三）言语功能障碍及评定

1. 失语症

（1）波士顿诊断性失语症检查：对了解病人残存的语言能力价值大，可作为治疗程序的依据，常用于失语症的鉴别诊断。

（2）汉语标准失语症检查：中国康复研究中心听力语言科以日本标准失语症检查为基础，并借鉴国外失语评价量表的优点，按我国语言特点和文化习惯所编制。

2. 构音障碍　主要为 Frenchay 构音障碍评价法，从反射、呼吸、唇、舌、颌、腭、喉、言语可理解度等方面评价构音障碍的严重程度。对牙齿、听觉、体位、情绪、感觉等影响因素也包括在检查中。

（四）吞咽功能障碍及评定

脑卒中病人应常规进行吞咽功能筛查，建议由临床医师、康复护士或语言治疗师对其尽早完成标准的吞咽功能临床床旁评价。

1. 吞咽障碍的临床检查　先确认病人意识是否清醒，仔细询问其病史，观察言语、认知、呼吸功能，了解有无发热、脱水、低营养，可借助进食评估问卷调查工具 -10（Eating Assessment Tool，EAT-10）询问吞咽障碍相关的 10 个问题，如吞咽液体、固体、药丸是否费力，吞咽时有无疼痛、咳嗽，吞咽时有无食物卡在喉咙里等。

2. 口腔颜面功能评价　观察口部开合、口唇闭锁、口腔卫生、牙齿状态、舌部运动、有无流涎、软腭上抬、吞咽反射、呕吐反射；检查面部表情，嘱病人咀嚼或咬牙，触摸咬肌和颞肌，了解两侧面、口、颈部肌肉是否对称或无力。

3. 反复唾液吞咽试验　病人取坐位，卧床者床头抬高 30°。护士将示指横置于病人甲状软骨与舌骨间，嘱其做吞咽动作。当确认喉头随吞咽动作上举、越过示指后复位，即完成一次吞咽反射。如 30s 内完成 3 次吞咽则判定试验通过。

4. 洼田饮水试验　病人取坐位，卧床者床头抬高 30°。试饮 1～3ml 水，若无问题则进行下一步；

若饮少量水发生呛咳，可休息后再进行，2 次均呛咳则属异常。将 30ml 水按往常习惯饮用，同时观察并记录病人饮水时间、有无呛咳等，并对其进行分级及判断（表 5-2）。

表 5-2　洼田饮水试验分级及判断标准

分级	评级方法	评价标准
1 级	可一次喝完，无呛咳	正常：1 级，5s 内完成
2 级	分两次以上喝完，无呛咳	可疑：1 级，5s 以上完成；2 级
3 级	能一次喝完，但有呛咳	异常：3、4、5 级
4 级	分两次以上喝完，且有呛咳	
5 级	频繁呛咳	

（五）认知功能障碍及评定

脑卒中病人常发生认知功能障碍，对外界环境的感知和适应困难，导致病人生活和社会适应性降低。病人在入院后、治疗过程中、康复训练前后均需进行认知功能评估。评估时，应综合考虑病人的教育水平、文化背景、生活经历、年龄、情绪、智力等因素。对意识清楚的病人，可采用简明智能状态检查量表（MMSE）进行认知功能筛查，具体评定内容及方法详见第二章第三节。

（六）日常生活活动能力及生存质量障碍及评定

1. 日常生活活动能力评估　目前国内常用的日常生活活动能力评价方法为改良 Barthel 指数，其分为完全依赖、较大帮助、中等帮助、最小帮助、完全独立五个标准。

2. 生存质量评估　脑卒中专用生存量表包括脑卒中影响量表（Stroke Impact Scale，SIS）、生存质量指数脑卒中版本（QOL Index-Stroke Version）、脑卒中生存质量测量量表（Stroke-specific Quality of Life Scale）。以上量表针对性强，但其应用时间较短，相关资料较少，仍需在临床实践中不断完善。

（七）心理障碍及评定

常规评估脑卒中病人的心理状态、人际关系与环境适应能力、社会支持系统是否健全有效，了解有无抑郁、焦虑、恐惧等心理障碍。常用的焦虑和抑郁评估量表为汉密尔顿焦虑评估量表（Hamilton anxiety scale，HAMA）、汉密尔顿抑郁评估量表（Hamilton depression scale，HAMD）。为识别失语或存在交流障碍病人的抑郁情绪，可采用非语言依赖性抑郁量表，如中文修订版卒中后失语抑郁问卷，但此类量表仍需在临床实践中不断完善。

（八）其他障碍及评定

1. 卒中后神经源性肠道　神经功能紊乱影响排便反射形成、长期卧床及排便习惯改变致肠蠕动减弱，是脑卒中病人发生便秘最常见原因。脑卒中后便秘的高发生率增加病人痛苦，且用力排便可致血压及颅内压增高，导致已有症状加重，诱发再出血，因此应每日评估病人排便情况。

（1）一般情况的评估：包括神志及精神状态、认知能力及语言表达能力、肌力、日常生活活动能力。

（2）排便的评估：包括排便活动、大便性状，注意观察肠蠕动及肠鸣音、肛周皮肤触觉、针刺觉及外括约肌张力等。临床常采用布里斯托大便分类法进行评估。

2. 卒中后神经源性膀胱（post-stroke neurogenic bladder，PSNB）　是指脑卒中后非意识障碍人群中，出现膀胱储存和排空障碍，表现为尿频、尿急、尿失禁和尿潴留。临床上主要评估以下几点。

（1）病史采集：泌尿系统、神经系统及性功能的既往史与现病史；疼痛、感染、血尿、发热等症状。

（2）辅助检查：尿常规、肾功能、尿细菌学检查、泌尿系统超声、膀胱尿道造影检查，尽力寻找神经病变或缺陷的直接证据。

（3）其他：排尿日记、残余尿量、最大膀胱容量、尿流率等非侵入性检查，应在侵入性检查前进行。

（4）影像尿动力学检查：是评估和诊断 PSNB 尿路功能的金标准。

3. 下肢深静脉血栓　深静脉血栓形成（deep venous thrombosis，DVT）是血液在深静脉内不正常凝结引起的病症，多发生于下肢，表现为患侧肢体肿胀、疼痛，血栓脱落可引起肺栓塞。DVT 不仅影响患侧肢体功能康复，也增加脑卒中病人的致残率和致死率，故应常规评估脑卒中病人是否为深静脉血栓形成的高危人群。

（1）临床症状：患侧肢体肿胀发硬，沿血管可扪及索状物；疼痛，站立、行走时或活动后加重，抬高患侧肢体可好转；局部皮肤温度升高；偶有心率加快。

（2）临床体征：血栓发生于小腿肌肉静脉丛时，可出现血栓部位疼痛，表现为 Homans 征和 Neuhof 征阳性。

1）Homans 征：患侧下肢伸直，踝关节背屈时，因腓肠肌和比目鱼肌被动牵拉而刺激小腿肌肉内病变的静脉，引起小腿肌肉深部疼痛。

2）Neuhof 征：患侧下肢伸直，护士用手压迫小腿腓肠肌出现饱满紧韧感、硬结和压痛。

3）两侧腿围：深静脉血栓高风险病人应每日动态评估两侧腿围，为保证每次测量部位一致可在测量部位做好标记。一般患肢肿胀，较健侧周径 > 2cm。

（3）辅助检查

1）血浆 D- 二聚体：急性 DVT，D- 二聚体 > 500μg/L 有重要参考价值。但因多种疾病均可引起 D- 二聚体增高，故特异性不高。

2）彩色多普勒超声探查：其敏感性、准确性均较高，为无创检查，临床应用方便，是最常用的筛选、监测方法。

3）静脉造影：为 DVT 诊断的金标准。

4. 肩部并发症

（1）肩痛：是脑卒中病人常见并发症之一，发生率为 5%～84%，常发生于脑卒中后 2～3 个月。多因不适当的肩关节运动，造成肩部过度屈曲、外展，损伤局部关节囊和韧带而引起。

（2）肩手综合征（shoulder-hand syndrome，SHS）：是特殊类型的肩痛，又称反射性交感神经营养障碍，表现为肩、手部疼痛性运动障碍、肿胀，后期可出现营养不良性改变、肌肉萎缩、关节挛缩变形、皮肤色素沉着等。

（3）肩关节半脱位：发生率为 17%～81%，多在 3 个月内发病，主要因周围肌肉张力下降、关节囊松弛等原因引起。如治疗和护理不当、直立位时缺乏支持及不适当的牵拉上肢均可造成肩关节半脱位。

三、康复护理原则与目标

（一）康复护理原则

选择早期合理康复护理时机；制订动态康复护理计划；循序渐进、贯穿始终，与日常生活活动和健康指导相结合，鼓励病人及家属主动参与，积极预防并发症，做好脑卒中的二级预防。

（二）康复目标

1. 短期目标　病人逐渐适应自身角色，采取有效沟通方式表达需求和情感；提供舒适环境，选取恰当进食方法，维持充足营养供给，满足基本生活需要；积极配合肢体功能和言语训练，有效预防压疮、肺炎、尿路感染、深静脉血栓等并发症。

2. 长期目标　最大限度促进脑卒中病人功能障碍的恢复，防止失用和误用综合征，减轻后遗症；充分强化和发挥参与功能，通过代偿和使用辅助工具，促使病人早日恢复日常生活活动能力，回归社会。

四、康复护理措施

（一）运动功能障碍的康复护理

0501

视频：良肢位的摆放

1. 软瘫期　是指发病开始 1～3 周内（脑出血 2～3 周，脑梗死 1 周左右），此期病人意识清楚或有轻度障碍，生命体征平稳，但患肢肌力、肌张力均很低，腱反射减弱。康复护理应及早介入，一般在病人生命体征稳定、神经学症状不再发展后的 48h 内开始康复治疗。

（1）良肢位的摆放：又称“抗痉挛体位”，主要为防止或对抗痉挛姿势的出现、保护肩关节、早期诱发分离运动，是提高康复疗效的重要措施。

笔记

（2）肢体被动运动：可预防关节活动受限、促进肢体血液循环、增强感觉输入。对患肢所有关节均做全范围的关节被动运动，一般从近端关节到远端关节循序渐进。重点进行肩关节外旋、外展和屈曲，肘关节伸展，腕和手指伸展，髋关节外展和屈伸，膝关节屈伸，足背屈和外翻。每个关节各方向运动3～5次，每日训练2～3次，直至恢复主动运动。

（3）主动运动：鼓励病人利用健侧帮助患侧进行活动，重点促进肩胛带和骨盆带的功能恢复。

1）Bobath握手：双手手指叉握，患手拇指置于健手拇指之上，用健侧上肢带动患侧上肢做患肢的被动运动，使双侧肘关节伸展，肩关节前屈并上举。Bobath握手可防止或减轻患肢失用性肌萎缩，维持肩、肘关节活动度和抑制上肢痉挛。

图片：Bobath握手

2）体位转换：为预防压疮和肺部感染，促进病人躯干功能恢复，提高生活自理能力，应尽早教会病人翻身坐起等体位转换动作。

主动向患侧翻身训练时，病人Bobath握手，头转向患侧，健侧上肢前伸，摆至患侧；健侧下肢屈曲，屈髋屈膝摆至患侧，或足蹬踏床面，促使躯体旋转向患侧（图5-1）。

主动向健侧翻身训练时，病人Bobath握手，肩胛带前伸，肩屈曲90°，肘伸直，头转向健侧；由健侧上肢、躯干带动患侧上肢及躯干翻向健侧，同时健侧踝背屈，勾住患侧小腿，在健侧下肢的带动下，使骨盆和患侧下肢转向健侧（图5-2）。

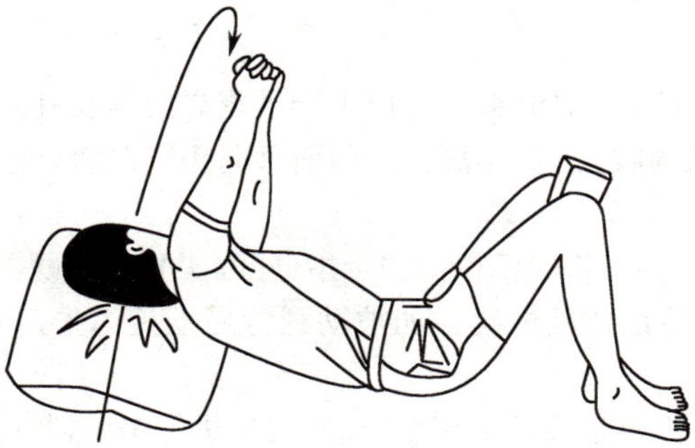

图5-1　主动向患侧翻身训练

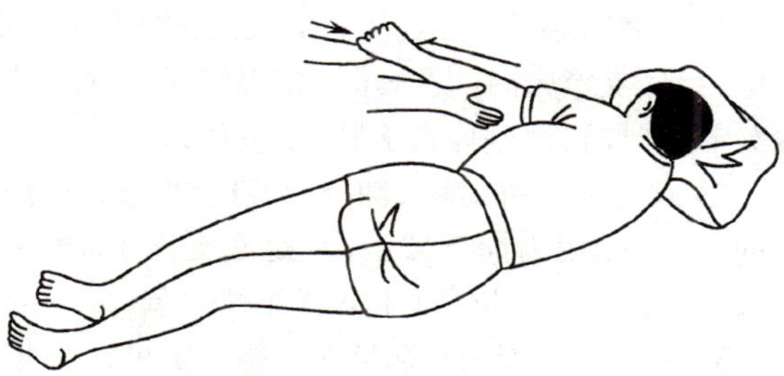

图5-2　主动向健侧翻身训练

3）桥式运动：翻身训练时，应加强伸髋屈膝的训练，可有效防止立位时因髋关节不能充分伸展而出现的臀部后突所致的偏瘫步态。

双侧桥式运动时，病人取仰卧位，上肢置于体侧，双腿屈曲，足踏床，将臀部主动抬起，并保持骨盆呈水平位，维持片刻后缓慢放下（图5-3）。如病人完成较容易，可使其仅患腿屈曲，足踏床抬臀，做单侧桥式运动（图5-4）。

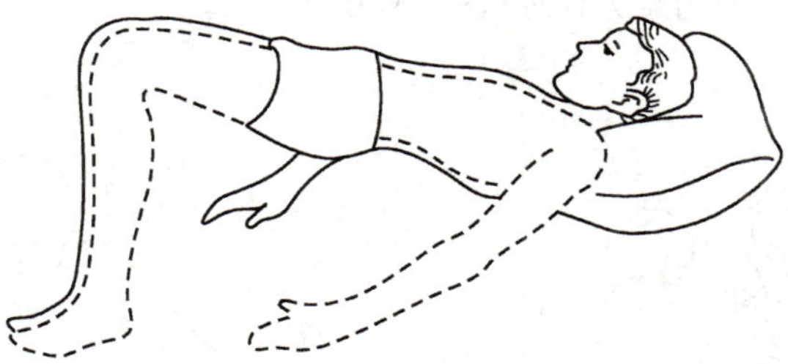

图5-3　双侧桥式运动

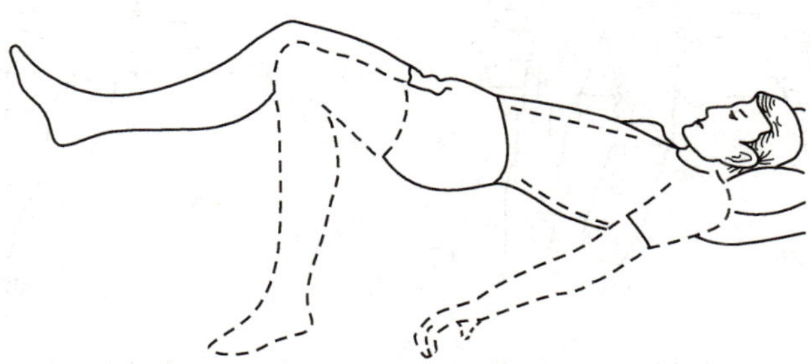

图5-4　单侧桥式运动

笔记

4）坐起训练：从患侧坐起时，病人用健腿将患腿抬至床边，膝稍屈曲，健侧上肢横过胸前置于床面上支撑，同时旋转并抬起躯干，完成床边坐位；从健侧坐起时，先向健侧翻身，健侧上肢屈曲，双腿远端垂于床边，头向患侧上方侧屈，健侧上肢支撑缓慢坐起。

2．痉挛期　一般在软瘫期2～3周开始，肢体开始出现痉挛并逐渐加重，此期一般持续3个月左右。此期的康复目标是拮抗痉挛模式、控制异常的运动模式，促进分离运动的出现。

（1）卧位抗痉挛训练：采用Bobath握手上举上肢，使病人肩胛骨向前，患肘伸直；亦可双腿屈曲，Bobath握手抱住双膝，头抬起，前后摆动使下肢更加屈曲；桥式运动也有利于抑制下肢伸肌痉挛。

（2）被动活动肩关节和肩胛带：病人仰卧，Bobath握手，用健手带动患手上举，伸直和加压患臂，以帮助上肢运动功能的恢复，预防肩痛和肩关节挛缩（图5-5）。

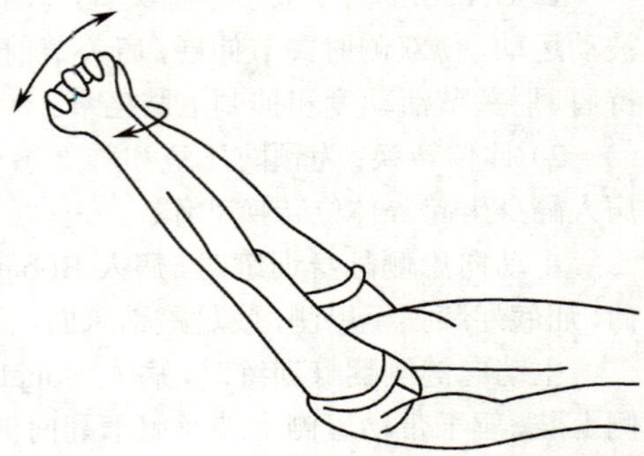

图5-5　被动活动肩关节和肩胛带

（3）下肢控制能力训练：可为行走训练做准备。

1）屈髋屈膝训练：病人仰卧，上肢置于体侧或Bobath握手举至头顶。护士一手将患足保持在足屈位、足底支撑床面；另一手扶持患侧膝关节，维持髋关节内收，患足不离开床面而移向头端，完成髋、膝关节屈曲，再缓慢伸直下肢，反复练习。

2）踝背屈训练：病人仰卧，双腿屈曲，双足踏于床面。护士将一手拇指和示指分开，夹住患侧踝关节的前上方，用力向下按压，使足底支撑于床面；另一手使足背屈外翻。如被动踝背屈抵抗消失，则病人主动保持该体位，并主动背屈踝关节。

3．恢复期　因恢复期早期患侧肢体和躯干肌力尚弱，没有足够的平衡能力，故应先进行平衡训练，再进行肢体的精细运动和协调运动训练，帮助病人恢复日常生活自理能力。

（1）平衡训练：包括坐位平衡训练和站立位平衡训练，先进行静态平衡训练，再进行动态平衡训练，尤其是左右和前后的动态平衡训练。

1）坐位平衡训练：训练静态坐位平衡时，病人取无支撑下床边或座椅上静坐位，髋、膝和踝关节均屈曲90°，足踏地或支持台，双足分开约一脚宽，双手置于膝上。护士协助病人调整躯干和头至中间位，如感到双手已不再用力时松手，嘱病人保持该体位数秒。训练自动动态平衡时，病人身体缓慢倒向一侧，再调整身体至原位，必要时给予帮助。如受到外力推拉仍能保持平衡，说明已达到他动动态坐位平衡，此后坐位训练主要为耐力训练（图5-6，图5-7）。

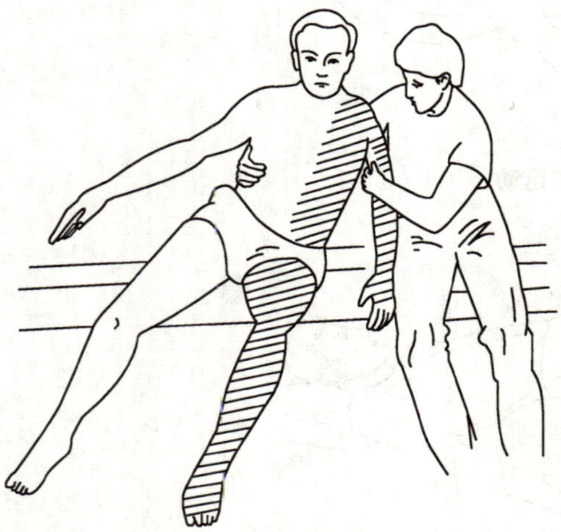

图5-6　坐位左平衡训练

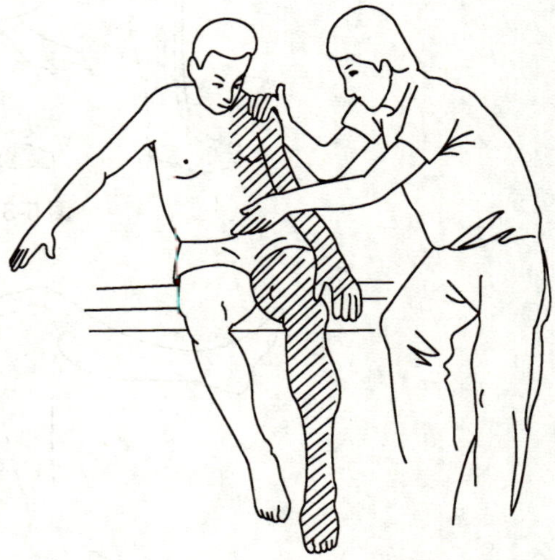

图5-7　坐位右平衡训练

笔记

2）立位平衡训练：为行走训练做准备。训练静态立位平衡时，病人上肢垂于体侧，保持立位。如能独立保持静态站立，可嘱病人重心逐步移向患侧，训练患腿的持重能力，同时病人双手交叉上肢（或仅用健侧上肢）伸向各个方向，并伴随躯干的相应摆动，训练自动动态立位平衡。如受到外力推拉仍能保持平衡，说明已达到他动动态立位平衡。

（2）患侧下肢单腿站立训练：当患侧下肢负重能力提高后，便可开始进行训练。病人取立位，身体重心移向患侧，健足悬空，健手可握固定扶手起保护作用。为避免患侧膝关节过伸，可用手帮助膝关节保持屈曲15°左右。

（3）步行训练：一般需在病人达到自动动态平衡、患腿能单腿站立，且具有一定分离运动能力后，才可开始进行训练，避免强化异常步态。

1）步行前准备：先练习扶持站立位，再进行患腿前后摆动、踏步、屈膝、伸髋等活动，以及患腿负重下健腿前后迈步、双腿交替前后迈步等训练。

2）扶持步行：护士站于病人患侧，一手握住患手，掌心向前；另一手从病人腋下穿出置于胸前，手背靠在胸前处，与病人一起缓慢向前步行。训练时，护士重心移动应与病人一致，视病人步行能力的提高逐渐减少扶持辅助量。

3）改善步态训练：步行训练早期常有膝过伸和膝塌陷现象，应进行针对性的膝控制训练。如出现划圈步态，应加强膝屈曲和踝背屈训练。

4）复杂步态训练：如高抬腿、走直线、绕圈走、转换方向、各种速度和节律的步行及步行耐力训练，增加下肢力量（如上斜坡），训练步行稳定性（如在窄步道上步行）和协调性（如踏固定自行车）。

5）上下楼梯训练：遵循“健腿先上、患腿先下”的原则。具体见第四章第二节。

（4）上肢控制能力训练

1）前臂的旋前、旋后训练：病人坐于桌前，用患手翻动桌上的扑克牌，亦可在任何体位让病人转动手中物体。

2）肘的控制训练：病人上抬肩部，尽量使肘伸直，再缓慢屈肘，并让患手触摸自己的前额、口、对侧耳朵和肩。

3）腕指伸展训练：双手交叉，手掌朝前，手背朝胸。肘伸直，举手过头，掌面向上，返回胸前，再向左、右方向伸肘。

4）改善手功能训练：通过练习对指运动、打字、拧螺丝、搭积木、拾小钢珠及进行与日常生活相关的训练，提高病人手的精细动作。

0503 组图：手的对指运动

（二）言语功能障碍的康复护理

发生言语功能障碍的脑卒中病人，护士仍需与其进行语言或非语言交流，通过交谈和观察，全面评估病人言语功能障碍程度，同时加强疏导，增强病人言语训练的信心。

1. 失语症的康复护理　首先对病人进行听理解训练和呼吸训练，逐步进行语言表达训练和书写训练，常用的训练方法包括Schuell刺激法、阻断去除法、程序介绍法、功能重组法等。

2. 构音障碍的康复护理　首先对病人进行松弛训练和呼吸训练，逐步进行发音训练、发音器官运动训练和语音训练等。根据病人日常生活和工作选择训练内容，同时注意合适的训练环境、训练时间，考虑病人的注意力和兴趣。

（三）吞咽功能障碍的康复护理

1. 饮食指导

（1）进食途径：根据试验结果选择进食方式。洼田饮水试验1～2级选择经口进食；洼田饮水试验3～4级，但吞糊试验通过选择糊状食物；吞糊试验失败或洼田饮水试验5级选择鼻饲流食。

（2）食物种类的选择：根据病人吞咽障碍的程度，选择易消化、密度均匀、黏度适当、不易松散、通过咽部易变形不易残留的食物，如糊状、浓流质、冻块状或粥状食物，不仅保证水分的摄入，满足营养需求，且糊状食物能刺激口腔内触、压觉，使食物更易于吞咽，防止误吸发生。

0504 图片：脑卒中饮食宣教

（3）鼻饲饮食的指导：首先确定胃管在胃内；每2h鼻饲一次，每次量不超过200ml，每日流质总量不超过1500ml；鼻饲时抬高床头超过30°～35°，鼻饲后30min内维持原体位，不应搬动和翻动病人。

笔记

0505

视频：吞咽功能训练

2. 吞咽障碍的基础训练　详见第四章第三节。

3. 吞咽障碍的物理因子治疗

(1) 电刺激治疗：选用经皮电刺激治疗仪或吞咽障碍治疗仪。将电极置于颈部，并连接手持的电极刺激器(以电池为动力)。每日电刺激持续 1h。

(2) 生物反馈法：在颌下放置表面电极，记录舌骨上肌群的活动。用热刺激和声带内收练习进行康复训练 10 周，生物反馈系统的反馈资料表明肌肉活动加强。

(四) 认知功能障碍的康复护理

脑卒中后认知功能障碍给病人生活和治疗带来诸多困难。常见认知功能训练方法包括注意力与集中能力缩短训练、记忆力损伤训练、空间障碍训练、判断力损伤训练、视觉缺陷训练、顺序排列困难训练、失认症训练。详见第五章第二节。

(五) 日常生活活动能力障碍的康复护理

病人病情稳定后，即有意识地训练日常生活活动能力，以提高病人生活质量。训练内容包括进食、穿脱衣物、个人卫生指导、乘轮椅如厕、步行等。为让病人更有效地进行日常生活活动能力训练，护士应指导其选用合适的装置，如便于进食的特殊器具、便于穿脱的衣裤和鞋子、改装的牙刷、合适的轮椅等。详见第四章第四节。

(六) 心理障碍的康复护理

卒中后心理障碍严重影响病人神经功能恢复、认知功能的好转，降低其生活质量，增加脑卒中病人的致残率、病死率及卒中复发风险，故心理康复尤为重要。护士可与病人建立良好的护患关系，鼓励其通过各种方式倾诉内心痛苦体验，通过心理疏导，运用放松技巧或音乐疗法等认知行为干预，帮助病人建立正常的情绪反应模式。详见第四章第五节。

(七) 神经源性肠道的康复护理

神经源性肠道护理是指针对神经系统损伤或疾病导致神经功能异常而引起直肠排便机制发生障碍的恢复性护理措施。护士应当指导病人进行康复训练，选择适合病人的排便时间、体位和方式。

1. 合理安排饮食　增加摄入水分和纤维素含量高的食物，如五谷类、水果类、青菜类、根菜类。如病情许可，每日液体摄入量不少于 30ml/kg。

2. 定时排便　根据以往习惯安排排便时间，养成定时排便习惯，即使无便意，仍可尝试排便 10～15min，通过训练逐步建立排便反射，亦可每日早餐后 30min 内排便。

3. 排便体位　常采用可使肛门直肠角增大的体位，即蹲位或坐位，借助重力作用使大便易于排出。若不能取蹲位或坐位，则选择左侧卧位。

4. 促进直结肠反射的建立　手指直肠刺激可缓解神经肌肉痉挛，诱发直肠肛门反射，促进结肠蠕动。将戴手套的示指或中指涂润滑油后缓慢插入直肠，在不损伤直肠黏膜的前提下，沿直肠壁做环形运动并缓慢牵伸肛管，诱导排便反射。每次刺激持续 1min，间隔 2min 后可再次进行。

5. 腹部按摩　用单手或双手的示指、中指和无名指沿结肠解剖位置自右向左环形按摩，从盲肠部开始，按肠蠕动方向经升结肠、横结肠、降结肠、乙状结肠作环形按摩，每次 5～10min，每日 2 次。

6. 增强腹肌运动　病人取坐位或半坐位，嘱病人深吸气，往下腹部用力，做排便动作。

7. 盆底部肌肉运动　病人平卧，双下肢并拢，双膝屈曲稍分开，轻抬臀部，缩肛、提肛 10～20 次，4～6 次/d。

0506

图片：卒中后神经源性膀胱处理流程

(八) 神经源性膀胱的康复护理

神经源性膀胱的康复目标为降低膀胱内压、增加膀胱容量、实现低压储尿和低压排尿、恢复膀胱排尿功能、改善排尿状况、减少残余尿量和防止尿路感染、保护肾功能。训练前病人应接受尿流动力学检查，以确定膀胱类型和安全的训练方法。在膀胱功能训练中，禁止挤压膀胱。训练应按计划进行，切忌因效果暂时不佳而终止训练。

1. 排尿习惯训练　详细记录病人 3d 的排尿情况，确定排尿模式及排尿间隔时间表。排尿间隔时间不少于 2h，在预定时间提示并协助病人排尿。如 24h 内尿失禁超过 2 次，排尿间隔时间应减少 30min；如 24h 内尿失禁不超过 2 次，则保持排尿间隔时间不变；如 48h 内均未出现尿失禁，将排尿间隔时间增加 30min，直至达到 4h 排尿一次的理想状态。训练应在特定时间进行，如餐前半小时、晨起或睡前，

笔记

可结合病人具体情况进行调整。

2. 诱导排尿训练　如病情允许，鼓励病人到洗手间坐于坐便器上，打开水龙头让其听流水声。如病人不能下床活动，则在床上放置便盆，用温热毛巾外敷膀胱区或用温水冲洗会阴，同时按摩膀胱膨隆处。

3. 排尿意识训练（意念排尿）　适用于留置尿管的病人。放尿前 5min，指导病人全身放松，想象身处安静、宽敞的卫生间，听流水声准备排尿，自己有意识的排尿，由照护者缓慢放尿。

4. 反射性排尿训练　导尿前 30min，通过寻找扳机点，如以手腕的力量，指腹轻扣耻骨上区或大腿上 1/3 内侧，50～100 次 /min，每次叩击 2～3min。亦可牵拉阴毛、挤压阴蒂或阴茎、用手刺激肛门诱发膀胱反射性收缩，产生排尿。

5. 代偿性排尿训练

（1）Crede 按压法：用拳头深按压脐下 3cm 处，并向耻骨方向滚动，动作缓慢柔和，同时嘱病人增加腹压帮助尿液排出。

（2）Valsalva 屏气法：病人身体前倾，屏住呼吸 10～12s，用力将腹压传到膀胱、直肠和骨盆底部，髋、膝关节屈曲，使大腿贴近腹部，防止腹部膨出，增加腹部压力。

6. 盆底肌训练　病人在不收缩下肢、腹部及臀部肌肉的情况下，自主收缩盆底肌肉（会阴及肛门括约肌），每次收缩持续 5～10s，重复 10～20 次，3 组 /d。亦可两腿分开坐于坐便器上，开始排尿，中途有意识地收缩盆底肌肉，使尿流中断。如此反复排尿、止尿，锻炼盆底肌，训练以病人不疲劳为宜。

7. 盆底肌生物反馈电刺激　首先测量病人盆底肌纤维的收缩力和控制力，评估尿失禁模式，并根据评估结果选择训练模式，建立病人治疗档案。护士根据屏幕显示的盆底肌电值和图形变化，指导和帮助病人进行正确的盆底肌肉收缩放松，即 Kegel 锻炼，电脑自动记录病人每次运动完成量，并调整下一次电刺激强度。

8. 导尿治疗

（1）留置导尿：因脑卒中病人急性期膀胱功能不稳定、大量输液等，早期以留置导尿为主，可采用经尿道或经耻骨上留置导尿方式。因留置导尿易引起尿路感染，故应预防膀胱过度潴尿和感染，保持引流通道的密闭性。病人病情稳定后，应尽早拔除留置尿管，评估逼尿肌和括约肌功能，针对性地选择治疗方案，及早采取膀胱再训练、间歇导尿等方法。

（2）间歇导尿：为国际尿控协会推荐治疗神经源性膀胱功能障碍的首选方法。膀胱安全容量以内进行的间歇导尿不会引起上尿路功能损害，其尿路感染发生率明显低于留置导尿。

1）导尿时机：病情基本稳定、无需大量输液、饮水规律、无尿路感染的情况下开始。

2）导尿间歇时间：依据自解尿量和残余尿量而定。两次导尿间，自行排尿＞100ml、残余尿量＜300ml 时，每 6h 导尿一次；自行排尿＞200ml、残余尿量＜200ml 时，每 8h 导尿一次；残余尿量＜100ml 或为膀胱容量 20% 以下时，即膀胱功能达到平衡后，方可停止间歇导尿。

3）正确执行饮水计划：在进行间歇导尿前 1～2d，教会病人按饮水计划饮水，每日饮水量控制在 1500～2000ml，24h 内均衡分配饮水量。将饮水计划表置于病人床边，以提醒照护者按时记录。

4）及时填写排尿日记：主要包括病人一般信息、导尿次数、导尿时间、饮水量、导出尿量、残余尿量、两次导尿间自行排出尿量。

5）观察并预防并发症：如遇血尿、尿管插入或拔出失败、插入尿管时出现难以忍受的痛苦、泌尿道感染、排尿时尿道口疼痛、尿液混浊及有沉淀物或异味、下腹疼痛或背部疼痛及烧灼感等情况，应及时处理。

（九）深静脉血栓的预防

1. 基础预防

（1）如病情允许，应尽早下床活动，4～5 次 /d。

（2）静脉输液时，尽量减少扎止血带时间；避免在患侧、肌力下降的一侧肢体或下肢穿刺。

（3）选择低脂多纤维饮食，保持大便通畅；饮水＞2000ml/d，避免脱水增加血黏度。

（4）抬高患肢，禁止腘窝下单独垫枕头。

笔记

2. 运动预防　应事先检查确认病人无深静脉血栓形成。

(1) 踝泵运动：膝关节伸直，踝背伸、跖屈各 10s，10 次 / 组，3～4 组 /d；再以踝关节为中心，足趾做 360° 绕环旋转，500 次 /d。

(2) 股四头肌运动：将下肢平放于床，绷紧大腿肌肉，使髌骨有向上运动的动作，持续 3～5s 后放松；再伸直膝关节，足背伸，抬高床面 20cm，持续 5～10s，缓慢放下，10 次 / 组，3～4 组 /d。

(3) 环抱式挤捏：双手环抱病人小腿，由足背向膝关节循环用力挤压再放松，10 次 / 组，3～4 组 /d。

(4) 腘绳肌运动：下肢伸直置于床上，足跟下垫一软枕，将双手放于膝盖上轻轻下压，使下肢尽量伸直，持续 10s，10 次 / 组，3～4 组 /d。

3. 物理预防　检查确认病人目前无深静脉血栓形成后，临床常采用间歇性充气压力泵、足底静脉泵进行预防。

0507

图片：预防深静脉血栓健康宣教方法

（十）肩部并发症的预防

1. 保持良肢位　卧位时多采取患侧卧位；坐位时患侧肢体置于胸前小桌或轮椅桌上；坐起时应适当托住肘关节。

2. 正确被动活动肩和上肢　被动关节活动时，应保持正常关节活动范围，注意保护肩关节，禁忌粗暴牵拉患侧。

3. 避免患侧手静脉输液及外伤。

五、康复护理指导

1. 康复护理指导原则　鼓励病人主动参与康复训练，积极配合治疗原发疾病，改善病人生活方式，保持情绪稳定，训练日常生活活动能力，争取获得有效的社会支持系统，早日回归家庭、社会。

2. 康复护理指导方法

(1) 计划性指导：经全面康复评定，为病人制订个性化的、可行性强的康复护理计划。通过健康教育手册、健康教育处方、座谈会的方式，为病人及家属讲解疾病相关知识和康复训练方法。

(2) 示范性指导：护士逐步教会病人及家属良肢位摆放、被动运动和主动运动方法、平衡能力训练技巧、日常生活活动能力训练方法，促使病人自觉建立健康行为模式。

(3) 随机指导：康复护理指导可贯穿于常规护理操作中，如静脉输液、晨晚间护理、巡视病房、发放口服药时，随时评估病人健康需求，并针对健康问题讲解康复要点。

(4) 交谈答疑式指导：通过与病人及家属沟通，耐心询问其在治疗过程中有无疑惑，并积极、准确回答相关问题；为病人及家属讲解迫切所需的相关知识，使其积极主动的参与康复护理。

知识拓展

三步识别脑中风，牢记“中风 120”

75% 脑卒中病人可发生残疾，其致残率高的原因之一在于许多人不知道发生了脑卒中，即使意识到也不会立即到医院就诊，错过最佳治疗时间。快速判断卒中症状是卒中救治的第一步，也是是赢得抢救时间的关键。脑卒中病人多发生口眼歪斜、言语不清和肢体无力等，严重者可出现昏迷，脑卒中识别应牢记口诀“中风 120”。“中风 120”是美国宾夕法尼亚大学刘仁玉教授和复旦大学附属闵行医院赵静教授在美国 FAST 中风宣教基础上，提出的适合于中国人群进行中风快速识别和即刻行动的工具，即 1 看、2 查、0 听。

1 看（1 张脸）：首先让病人笑一笑，当发现表情不对称、口角歪斜等现象即可确认。

2 查（2 只胳膊）：嘱病人平行举起双臂，若发现单侧无力，不能达到同等高度即可确认。

0 听（聆听语言）：与病人交流，若发现病人言语不清、表达困难即可确认。

一旦发现病人有任一突发情况需立即拨打 120。

（廖春莲）

笔记

第二节　颅脑损伤

情景导入

病人，男，30 岁，因“车祸致头部外伤后头痛 6h”急诊入院。入院时神志清楚，烦躁，查体欠配合，GCS 评分 12 分，双侧瞳孔等大等圆，对光反射灵敏，颈软。头部 CT 示双侧额叶脑挫伤，蛛网膜下腔出血，左额叶、颞叶小血肿形成。行“左额颞血肿清除＋去骨瓣减压＋颅内压监测探头植入”，颅内压波动在 5～12mmHg 间，皮下引流管引出暗红色血性液体。

请思考：

1. 该病人发生的颅脑损伤属于哪种类型？

2. 如何对该病人进行康复护理？

一、概述

（一）基本概念

颅脑损伤（traumatic brain injury，TBI）也称脑外伤，是指脑部受各种外力作用后，所导致的颅骨、脑膜、脑血管和脑组织的机械形变引起的暂时性或永久性神经功能障碍。主要见于交通事故、工伤、运动损伤、跌倒和头部撞击等。

（二）分类

1. 按损伤方式　分闭合性损伤和开放性损伤。前者指头皮可有破裂，颅骨可有骨折，但脑组织不与外界相通，无脑脊液漏；后者除头皮、颅骨、硬脑膜和脑组织损伤，脑组织与外界相通，可伴脑脊液漏。

2. 按损伤病理机制　分原发性损伤和继发性损伤。前者指在头部直接受到撞击后即可发生的损伤，如脑震荡、脑挫裂伤和弥漫性轴索损伤；后者指在原发性损伤的基础上，因颅内压增高和脑受到压迫而出现的一系列病变，如脑水肿、继发血肿、脑疝、脑缺血和缺氧等。

3. 按脑损伤的部位　分为局部损伤和弥漫性损伤。前者又分为挫伤、撕裂伤、血肿；后者指外力作用后导致脑组织结构及功能发生严重而广泛的障碍，病情严重，可表现为深昏迷或植物状态，伴有广泛性的功能障碍。

4. 按颅脑损伤程度　根据格拉斯哥昏迷量表的评定结果分为轻型、中型、重型颅脑损伤。

（三）流行病学

颅脑损伤是一种常见的创伤性疾病，在我国，其发生率居于各类创伤的第二位，仅次于四肢创伤，占 22%～42%；颅脑损伤常合并身体其他部位的损伤，致残率和死亡率均居首位，占创伤总死亡的 72.2%～92.5%。颅脑损伤可发生于各年龄段，其中 47% 发生于 30 岁左右；男、女发病率之比约为 2∶1；男性死亡率为女性的 3～4 倍。

（四）临床表现

颅脑损伤因致病因素、损伤部位和就诊时间不同，临床表现亦不同，但具有共性，具体表现为意识障碍、头痛、呕吐、神经系统局灶症状和体征、眼部征象、生命体征变化及脑疝。

二、主要功能障碍及评定

（一）意识功能障碍及评定

脑损伤的程度主要通过意识障碍的程度反映，昏迷的深度和持续时间是判断 TBI 严重程度的指标。

1. 格拉斯哥昏迷评分量表（Glasgow coma scale，GCS）　国际上通常采用 GCS 来判断急性损伤期的意识状态。通过对颅脑损伤病人的睁眼反应、运动反应和言语反应三项指标进行评分，将累积得分作为判断伤情轻重的依据。该量表能简单、客观、定量评估昏迷及其深度，对预后具有估测意义（表 5-3）。对颅脑损伤 6h 之内死亡或颅脑火器伤的病人不进行评分。

笔记

表 5-3　格拉斯哥昏迷评分量表（GCS）

睁眼反应	计分	运动反应	计分	言语反应	计分
自动睁眼	4	按吩咐动作	6	回答正确	5
呼唤睁眼	3	刺痛能定位	5	回答错误	4
刺痛睁眼	2	刺痛能躲避	4	乱说乱讲	3
不能睁眼	1	刺痛肢体屈曲	3	只能发音	2
		刺痛肢体过伸	2	不能言语	1
		不能运动	1		

注：GCS 总分 15 分，根据 GCS 计分和伤后昏迷时间长短分为轻度脑损伤：13～15 分，昏迷时间在 20min 内；中度脑损伤：9～12 分，昏迷时间为 20min～6h；重度脑损伤：≤8 分，昏迷时间在 6h 以上；或在伤后 24h 出现意识恶化并昏迷 6h 以上

2. 连续记忆恢复以后的评估方法　可采用伤后遗忘（post-traumatic amnesia，PTA）时间对颅脑损伤的严重程度进行评估（表 5-4）。PTA 时间是指受伤后记忆丧失到连续记忆恢复所需的时间，因必须在连续记忆恢复后才能确定，故通常用盖尔维斯顿定向遗忘试验（Galveston orientation and amnesia test，GOAT）来确定病人的连续记忆是否恢复。

表 5-4　伤后遗忘（PTA）时间与脑损伤严重性的关系

PTA 时间	严重性	PTA 时间	严重性
小于 5min	极轻	1～7d	重
3～60min	轻	1～4 周	很重
1～24h	中	大于 4 周	极重

（二）运动功能障碍及评定

1. 颅脑损伤后运动障碍　可出现因脑器质性损害造成的原发性运动功能障碍和由并发症造成的继发性运动功能障碍，可因锥体束损害表现为偏瘫、单瘫、双侧瘫，亦可出现帕金森综合征、共济失调、舞蹈样动作等锥体外系表现。肌力下降、关节活动受限影响运动功能；肌张力异常影响运动控制。部分病人可同时存在多种运动功能障碍。

2. 颅脑损伤运动障碍的评定　可采用 Brunnstrom 法、Bobath 法、上田敏法、Fugly-Meyer 法及运动功能评定量表，对病人的运动模式、肌张力、肌肉协调能力进行评估。常选用 Brunnstrom 法作快速筛查，再进行肌张力、平衡协调能力评定，为康复计划实施提供科学依据。

（三）言语功能障碍及评定

颅脑损伤可导致失语、构音障碍或言语失用等言语功能障碍，其中以失语症最为常见。通过对病人发音情况和各种语言形式表达能力（如听、说、读、写和手势）的评定来评估病人的言语功能状态。

（四）吞咽功能障碍及评定

1. 颅脑损伤的病人常发生吞咽障碍，表现为液体或固体食物进入口腔时，吞下过程发生障碍或吞咽时发生呛咳、哽噎。吞咽障碍的病人因摄食困难可导致营养不良、水电解质紊乱等，甚至导致误吸，引起吸入性肺炎，危及生命。

0508

图片：洼田饮水试验

2. 吞咽功能评定前先进行临床检查及与吞咽有关的口颜面功能评估，了解病人意识状态、认知能力，吞咽困难发生及持续时间、频率、加重和缓解因素、继发表现等；目前进食方式、食物类型和营养状态；唇、舌、下颚、软腭、喉等结构和运动情况。常用评定方法有洼田饮水试验、反复唾液吞咽试验、视频 X 线透视检查（video fluoroscopic swallowing study，VFSS）。

（五）认知功能障碍及评定

颅脑损伤后认知功能障碍可表现为注意集中能力障碍、记忆学习能力障碍、思维能力障碍、执行能力障碍、听力理解异常、失用症、失认症、忽略症、体像障碍、皮质盲、智能障碍等情况，其临床表现可随损伤部位不同而有所差别，故正确评估病人的认知状况对促进病人康复有重要意义。

笔记

（六）性格、情绪和器质性精神障碍及评定

1. 性格障碍　颅脑损伤后常见的性格障碍包括反应性问题、神经心理性问题、性格方式问题等。

2. 情绪障碍　颅脑损伤后可出现淡漠、易冲动、抑郁、焦虑、情绪不稳、神经过敏、攻击性、呆傻等情绪障碍。

3. 精神障碍　颅脑损伤后可出现谵妄、妄想和幻觉、痴呆等多种精神障碍，临床上依据相应的精神心理评定作出诊断。精神心理功能评估可应用智力测验、人格测验、神经心理测试以及精神症状评定等进行评测。

三、康复护理原则与目标

（一）康复护理原则

个体化方案、长期康复、全面康复、家属参与。

（二）康复护理目标

1. 短期目标　挽救生命，稳定病情，预防和减轻各种并发症的影响。

2. 长期目标　减轻后遗症，最大限度促进病人功能恢复，提高生活质量，重返家庭和社会。

四、康复护理措施

（一）早期康复护理（急性期康复护理）

此期病人生命体征尚不稳定，意识不清或尚未完全恢复，不能进行有效地自主活动。其康复护理的目标是尽可能稳定病情，提高觉醒能力，防治各种并发症，同时加强营养，进行被动运动，预防关节僵硬，促进功能恢复。

1. 保持呼吸道通畅　呼吸道管理是颅脑损伤全身管理的重要环节。深昏迷病人取侧卧位或侧俯卧位，利于口腔分泌物排出，防止误吸；及时清除呼吸道分泌物，保持呼吸通畅；短期不能清醒者，可行气管插管或气管切开，呼吸机辅助通气。

2. 促醒治疗　病人的苏醒是实施其他康复护理措施的前提，是颅脑损伤早期的康复护理重点。

（1）家属叙说、音乐疗法等听觉刺激。

（2）对病人一定部位施以按摩与针灸，会对其神经系统有较强的刺激作用，有利于催醒病人，亦能减缓病人的肌肉萎缩。

（3）通过翻身坐起和关节的被动活动，刺激病人的本体感觉，有助于病人苏醒。

（4）通过擦浴等生活护理对皮肤刺激，或从肢体远端皮肤至近端皮肤进行刺激，常选用质地柔软的毛刷或牙刷轻轻刷动。

（5）高压氧治疗可通过升高病人血氧浓度，在一定程度上改善脑细胞的代谢，具有催醒作用。

（6）直流电刺激。

3. 定时翻身叩背　为预防压疮或坠积性肺炎，每 2h 翻身叩背 1 次，必要时使用气垫床。翻身时应注意防止牵拉患侧上肢，预防肩关节半脱位。

4. 营养支持，保持水电解质平衡　严重的分解代谢使乳酸堆积，可加重脑水肿，影响病人康复。给予病人高蛋白、高热量饮食，提高机体免疫力，促进创伤恢复及神经组织修复和功能重建。昏迷病人给予鼻饲饮食，所提供的热量宜根据功能状态和消化功能逐步增加，每千克体重蛋白质供应量 > 1g/d，以维持正氮平衡。

5. 给予良肢位摆放，尽早全关节范围被动活动　良肢位可预防关节挛缩变形，促进早期出现分离运动；每天进行 1～2 次全身关节的被动活动，每个关节活动 5 次，动作轻柔。

6. 遵医嘱给予促进神经细胞功能恢复的药物，改善颅内循环，营养脑细胞，减少脑水肿，治疗脑积水。

（二）恢复期康复护理

此期病人生命体征已稳定，但存在运动、认知、情绪、行为等各种功能障碍，影响病人生活自理和参与社会生活。其康复护理的目标是针对病人情况，最大限度促进病人各种功能恢复，提高生活自理能力和生活质量，重返家庭和社会。

笔记

1. 运动功能康复　病人运动功能障碍可表现为类似于脑卒中的单侧偏瘫或双侧偏瘫，康复内容包括瘫痪肢体肌肉力量的训练和抗痉挛练习等。

（1）恢复与增强肌力训练：颅脑损伤后可出现痉挛或肌力减弱，甚至软瘫，亦可表现为主动肌与拮抗肌间的不协调，根据不同情况采取相应对策。肌力0～3级时，可采用被动运动、按摩、低频直流电刺激及肌电生物反馈治疗，以增加瘫痪肌肉部位的血供，减缓肌肉萎缩，增强肌力及主动肌与拮抗肌间的协调功能；肌力达到4级时，主要依靠肌肉的主动收缩增强肌力，包括等张收缩、等长收缩或等速收缩训练等。

（2）抗痉挛训练：颅脑损伤后的肌肉痉挛严重影响肢体的运动功能，持续痉挛易造成病人过度疲劳，影响功能康复。抗痉挛训练的方法有放松训练、协调训练及药物等，其原则为放松，在舒适稳定的体位下做肢体的延伸下垂、旋转或摆动练习等。

2. 认知功能康复　训练过程遵循由简到难、由少到多、反复进行、多种感觉输入的原则。选择病人注意力集中时进行，记忆训练时间不宜过长，多给予正面鼓励，切忌简单粗暴的批评。具体康复方法如下。

（1）注意力训练

1）猜测游戏：取一玻璃球和两个透明玻璃杯，护士在病人注视下将一杯子扣在玻璃球上，让病人指出有球的杯子，反复进行无误后，改用不透明杯子重复上述过程。

2）删除游戏：在纸上写几个大写的汉语拼音字母，如A、O、E、Y、W、U，让病人指出指定字母如Y，成功后改变字母顺序再删除规定字母。也可增加游戏难度，将字母字号变小、增加字母行数等再进行删除。

3）时间感觉：病人按口令启动秒表，并于10s停止。然后病人不看表，启动秒表后10s停止，并将时间逐渐延长，至2min停止。

（2）记忆能力训练：记忆由短期记忆和长期记忆组成。短期记忆是指保持信息1min～1h的能力；长期记忆是保持信息数小时或更长时间的能力。常用的训练方法：①鼓励病人使用记忆助具，如卡片、杂志、书籍或录音带，反复朗诵需记住的信息；②使用钟表、日历、电视或收音机等提醒物；③设计安排好日常活动表；④将时间和日常安排贴在醒目之处；⑤提供新的信息，用不断重复的方式增强记忆；⑥为过后回忆（复习）而记录或写下新的信息；⑦PQRST训练：给病人一段文章，篇幅由短到长，内容由易到难，P（preview）为浏览要记住的内容、Q（question）向自己提问与内容有关的问题、R（read）为回答问题而仔细阅读、S（state）反复陈述阅读过的资料、T（test）通过回答问题检验自己的记忆；⑧手指操，温柔敲打按摩穴位，每组动作敲打穴位36次，每天早晚各一组；双手搓热敷眼时，需转动眼球。

组图：手指操

（3）思维能力训练：颅脑损伤后因上述一个或几个功能障碍，使病人在日常生活中解决问题的能力下降，影响生活质量。在思维能力训练中，应加强病人缺损功能的专项练习，重视整体思维。简单的推理和解决问题能力的训练方法有指出报纸中的消息、排列数字、物品分类练习等。

3. 言语功能康复　以听觉刺激法为中心，包括听语指图、复述、听语指字、呼名、阅读、书写、句法练习等，每周训练1～6次，每次30min。训练时，由口腔动作训练开始，病人在镜前模仿护士口型，通过视觉、听觉接受信息，并通过视觉反馈进行调整，形成刺激-反应-反馈环路。构音障碍训练包括呼吸发音和共鸣训练及颜面器官（口唇舌等）训练等。

组图：盆底肌收缩训练

4. 二便管理　及时评估病人二便情况，观察有无神经源性膀胱及神经源性肠道的表现，并给予神经源性膀胱及肠道功能锻炼指导，如盆底肌收缩、反射性排便等。

5. 心理康复　颅脑损伤常因突然发生的意外所致，心理变化大多经历震惊期、否认期、抑郁期、努力期和承受期，各期有时交错出现。病人由过去健康的身体，突然转变成肢体功能障碍，需他人照顾，心理面临巨大压力和打击。护士应对其进行行为矫正疗法，建立健康的行为，使其能面对现实，逐渐学会生活自理，融入社会。

6. 日常生活活动能力康复　包括穿衣、起居、进食、洗漱、大便和小便能力的训练等，以提高病人独立生活能力。

（三）后遗症期康复护理

部分病人仍遗留有不同程度的功能障碍，影响回归家庭和社会。康复内容包括矫形器和辅助器具的应用、继续强化日常生活活动能力的训练、职业能力的训练及其他社会适应能力的训练。

五、康复护理指导

1. 颅脑损伤后遗留的语言、运动或智力障碍在伤后1～2年内有部分恢复的可能，应提高病人信心，协助其制订个性化康复计划，利用社区和家庭康复资源坚持训练，尤其是ADL训练，促进病人不断强化自我照护能力，早日回归社会。

2. 合理饮食、适当运动、保证充足睡眠。

3. 指导病人出院后坚持正确服药，讲解坚持服药的重要性和不良反应的观察。

4. 给病人及家属讲解可能出现的并发症，指导正确预防和护理。

5. 训练过程中，照护者应在旁指导，防止意外损伤，定期门诊随访。

6. 指导病人保持情绪稳定，指导家属及时了解其心理动态，正确对待疾病，最大限度发挥病人潜能，提高功能训练水平，改善生活质量。

（廖春莲）

第三节　脊 髓 损 伤

情景导入

病人，男，30岁，建筑工人，未婚。在高空作业过程中不慎坠落，以脊髓损伤急诊入院。脊髓MRI示胸8、9椎体爆裂性骨折。行后路椎管减压、椎体内固定术，30d后病情平稳，神清语明。查体：双下肢运功不能，肌力2级，肌张力低，腱反射消失；T_9平面以下感觉缺失；不能自行排尿，有留置尿管；不配合康复训练。

请思考：

1. 如何对该病人进行功能障碍的评估？

2. 结合功能障碍，如何对该病人实施康复护理服务？

3. 出院时，如何做好病人及家属的康复护理指导？

一、概述

脊髓损伤（spinal cord injury，SCI）是由各种不同伤病因素引起的脊髓结构/功能的损害，造成损伤水平以下运动、感觉、自主神经功能的异常以及相应的并发症，导致不同程度的残疾。SCI的发病率因各国家或地区的具体情况、年代及研究统计方法等因素的不同而有所差异，但均呈明显的上升趋势，男性发病率约为女性的2.4～4倍。各国统计资料显示80%脊髓损伤病人年龄在40岁以下。

脊髓损伤根据致病因素分为外伤性和非外伤性SCI。外伤性SCI常因高空坠落、交通事故、体育运动等导致脊髓受压甚至完全断裂；非外伤性SCI主要由脊髓炎症、肿瘤、血管性疾病等引起。脊髓损伤是一种严重的致残性损伤，往往造成不同程度的截瘫或四肢瘫，严重影响病人的生活自理和参与社会活动能力，因此一旦病人生命体征平稳，就应及早进行康复干预，最大限度地调动残存的功能，以预防并发症的发生，减轻残疾程度，提高病人的日常生活活动能力和心理适应能力，为回归家庭、重返社会做好准备。

二、主要功能障碍及评定

（一）主要功能障碍

1. 运动功能障碍　损伤早期，瘫痪肢体常呈松软状态，此时称为弛缓性瘫痪；随着时间推移，瘫痪肢体逐渐变得僵硬，肌张力增高，甚至表现为肌肉抽动，此时称为痉挛性瘫痪。

2. 感觉功能障碍 机体对各种刺激（如痛、温度、触、压、位置、振动等）感觉消失、感觉减退或异常。当皮肤出现感觉功能障碍时，不能根据所受的压力情况调节姿势，一旦某处皮肤受压过久，皮肤的血供障碍时间过长，容易发生压疮。

3. 自主性反射障碍 其特征为严重的高血压、搏动性头痛、眼花、视物不清、心动过缓、损伤平面以上出汗、潮红和鼻塞等症状。一般发生于受伤2个月以后。

4. 疼痛 常发生于肩、颈、腰和手等处，特点为活动时加重，休息时可减轻。约40%的SCI病人的疼痛可影响日常生活活动能力。

5. 呼吸功能障碍 颈髓特别是高位颈髓损伤的病人，由于呼吸肌不能正常工作，要依赖呼吸机维持生命，易发生肺炎。

6. 心理障碍 脊髓损伤的大多数病人都有不同程度的心理障碍。其表现为失眠、焦虑、坐立不安等，长期处于抑郁状态，极易出现自伤、自杀等意外。

7. 其他功能障碍 包括循环功能障碍、吞咽功能障碍、体温调节障碍、二便功能障碍和性功能障碍等。

（二）康复护理评定

脊髓损伤的康复护理评定是通过一系列标准对机体功能损伤的性质、程度、范围及能力恢复情况作出评估和分析，制订最佳康复护理计划并给予实施、评定疗效。

1. 脊髓损伤的神经功能评定

(1) 损伤平面的评定：损伤平面是指保留身体双侧正常运动和感觉功能的最低脊髓节段。脊髓损伤平面的综合判断主要以运动损伤平面为依据，但 T_2～L_1 节段运动损伤平面难以确定，所以主要以感觉损伤平面来确定。C_4 脊髓损伤可采用膈肌作为运动平面的主要参考依据。

美国脊髓损伤学会（American Spinal Injury Association，ASIA）和国际脊髓学会（ISCOS）根据神经支配的特点，选出一些关键肌（key muscle）和关键点（key point），通过对这些肌肉和感觉点的检查，迅速确定损伤平面（图5-8）。根据神经节段与肌肉的关系，将肌力为3级的关键肌确定为运动损伤平面，该平面以上节段支配的关键肌肌力必须≥4级。因身体两侧损伤平面可能不一致，评定时应分别检查两侧运动和感觉损伤平面，并分别记录。

(2) 损伤严重程度评定：脊髓损伤后首先应判断是完全性还是不完全性脊髓损伤。在检查病人肢体、躯干的运动和感觉功能同时，应重点检查肛门周围的运动和感觉。通过评估最低骶节 S_4～S_5 有无残留功能来判断脊髓损伤的严重程度，常采用美国脊髓损伤学会（ASIA）的损伤分级（表5-5）。

骶部感觉功能包括肛门皮肤黏膜交界处的感觉及肛门深部感觉；运动功能是指肛门指诊时肛门外括约肌的自主收缩。完全性损伤时，既无感觉也无运动功能，可有部分功能保留区（zone of partial preservation，ZPP），但不超过3个节段；不完全性损伤时保留部分感觉和（或）运动功能，部分保留区超过3个节段。

表5-5 美国脊髓损伤学会的损伤分级

损伤程度	运动和感觉功能
A—完全性损伤	骶区节段 S_4～S_5 无任何感觉或运动功能
B—不完全性损伤	在受损水平以下和骶区节段 S_4～S_5 有感觉功能，但无运动功能
C—不完全性损伤	在受损水平以下运动功能存在，大多数关键肌的肌力<3级
D—不完全性损伤	在损伤水平以下运动功能存在，大多数关键肌的肌力≥3级
E—正常	感觉和运动功能恢复，可有病理反射

(3) 脊髓休克的评定：脊髓受横贯性损伤后，脊髓与大脑高级中枢的联系中断，损伤平面以下所有反射消失，肢体呈完全性弛缓性瘫痪、尿潴留、便失禁，表现为脊髓休克。判断脊髓休克是否结束的指征：①球（海绵体）-肛门反射，反射消失为休克期，反射的再出现表示脊髓休克结束，但15%～30%的正常人和圆锥损伤病人不出现该反射；②损伤水平以下出现任何感觉、运动或肌肉张力升高和痉挛。

笔记

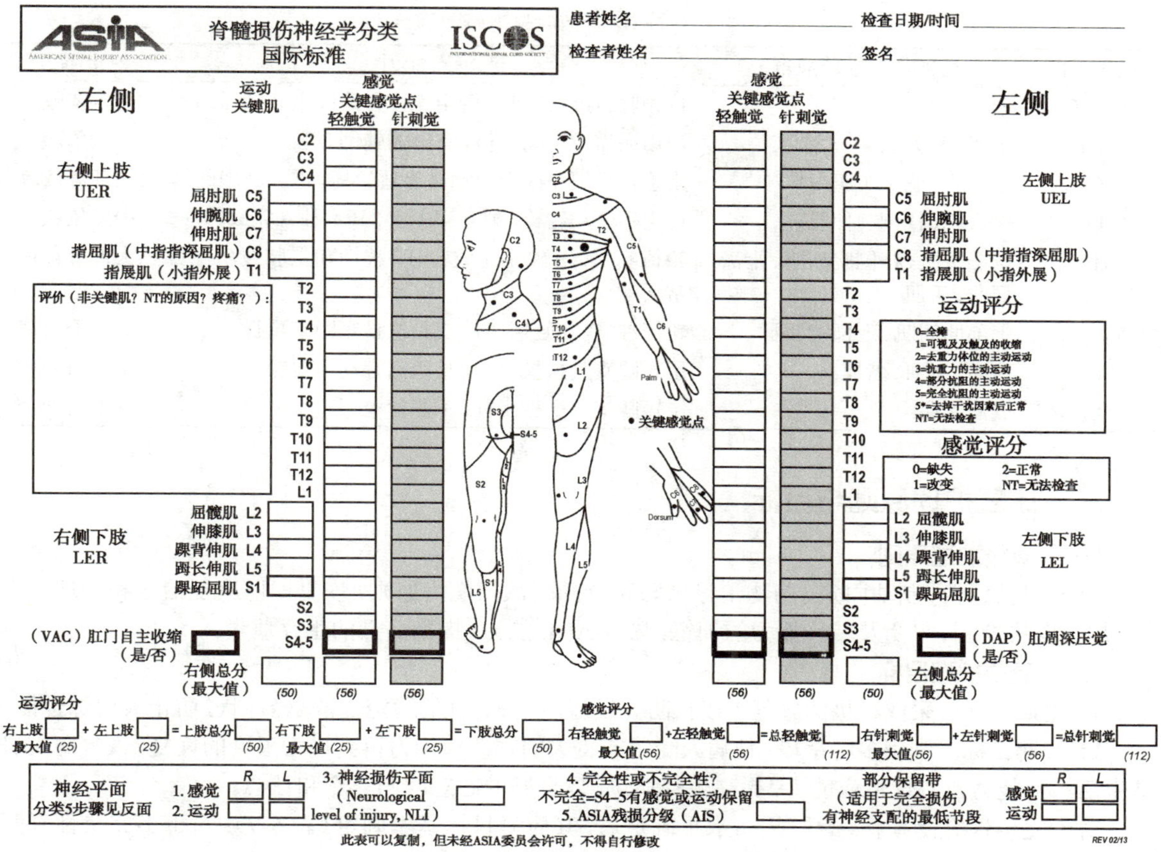

图 5-8　脊髓损伤神经学分类标准

2. 运动功能的评定

（1）运动评分：采用 ASIA 和 ISCOS（2006 年）的运动评分方法：检查身体两侧各自 10 对肌肉的关键肌，采用 MMT 法测定肌力，每组肌肉所得分值与测得的肌力级别相同，从 1 分～5 分不等，把各关键肌的分值相加。正常者两侧运动平面总分值为 100 分，评分越高肌肉功能越佳，亦可用这一评分表示运动功能的变化。

（2）痉挛评定：目前多采用改良的 Ashworth 量表进行评定。检查者徒手牵伸痉挛肌进行全关节活动范围内的被动运动，按所感受到的阻力及其变化情况将痉挛分成 0～4 级。

脊髓损伤平面的确定

3. 感觉功能的评定　采用 ASIA 的感觉指数评分（sensory index score，SIS）进行评定。选择身体两侧共 28 对皮区关键点，在每个关键点上检查 2 种感觉，即针刺觉和轻触觉，按三个等级分别评定打分：0 = 缺失；1 = 异常；2 = 正常；NT = 无法检查。不能区别钝性和锐性刺激的感觉评分为 0。每个皮区感觉有四种状况：即右侧针刺觉、右侧轻触觉，左侧针刺觉、左侧轻触觉。把各皮区关键点评分相加即产生两个总的感觉评分（针刺觉评分和轻触觉评分），正常者两侧感觉总分值为 112 分，分数越高表示感觉越接近正常，亦可用这一评分表示感觉功能的变化。

4. 日常生活活动能力评估　截瘫病人可用改良的 Barthel 指数（MBI）量表进行评定；四肢瘫病人用四肢瘫功能指数（quadriplegic index of function，QIF）进行评定。

5. 心理、社会状况评估　脊髓损伤病人因有不同程度的功能障碍，会产生严重的心理负担及社会压力。正确评估病人及家属的疾病知晓情况、心理状态、家庭及社会支持度，对病人康复有直接影响。

6. 脊髓损伤平面和功能预后关系的评定　对完全性脊髓损伤的病人，根据损伤平面预测其功能恢复情况（表 5-6）。

笔记

表 5-6　脊髓损伤平面与预后的关系

损伤平面	最低位有功能肌群	活动能力	生活能力
C_1～C_4	颈肌	依赖膈肌维持呼吸，可用声控方式操纵某些活动	完全依赖
C_4	膈肌、斜方肌	需用高靠背电动轮椅，有时需辅助呼吸	高度依赖
C_5	三角肌、肱二头肌	用手在平坦路面上驱动高靠背轮椅，需上肢辅助具	大部分依赖
C_6	胸大肌、桡侧腕伸肌	可用手驱动轮椅，独立穿上衣，基本独立完成转移	中度依赖
C_7～C_8	肱三头肌、桡侧腕屈肌、指深屈肌、手肌	轮椅实用，可独立完成转移、移动和上肢技巧性日常活动	大部分自理
T_1～T_6	上部肋间肌、上部背肌群	轮椅独立，用连腰带的支具扶杖短距离步行	大部分自理
T_{12}	腹肌、胸肌、背肌	用长腿支具扶杖步行，长距离行动需要轮椅	基本自理
L_4	股四头肌	用短腿支具扶杖步行，不需轮椅	基本自理

三、康复护理原则与目标

（一）康复护理原则

早期应以急救、制动固定、药物治疗及防止脊髓二次损伤为原则；恢复期以康复治疗和护理为中心，加强姿势控制、平衡及转移能力的训练，恢复 ADL 能力，提高病人的生存质量。

（二）康复护理目标

1. 短期目标　采取积极的康复手段预防并发症，保持脊柱的稳定性，减轻症状，防止失用综合征。

2. 长期目标　利用多种手段，使病人受限或丧失的功能和能力得到最大限度的恢复，恢复病人日常生活活动能力及心理适应能力，提高生存质量，以良好的心态回归家庭和社会。

对于完全性脊髓损伤，脊髓损伤水平确定后，其康复目标基本确定（表 5-7）；对于不完全性脊髓损伤，则需根据残存肌力功能状况修正上述康复目标。

表 5-7　不同脊髓损伤水平病人的康复目标

损伤水平	康复目标
C_4	完全不能自理生活，全部依靠他人帮助
C_5	基本上不能自理生活，需大量帮助
C_6	能部分自理生活，需中等量帮助
C_7	基本上能自理生活，需小量帮助
C_8～T_2	能自理生活，在轮椅上能独立，不能走路，只能作治疗性站立
T_3～T_{12}	能自理生活，在轮椅上能独立，能作治疗性步行
L_1～L_2	能自理生活，在轮椅上能独立，能作家庭功能性步行
L_3～L_5	能自理生活，在轮椅上能独立，能作社区功能性步行

四、康复护理措施

（一）康复病区的条件及设施

1. 病区应宽敞明亮；门最好采用推拉门或自动门，开启的净宽大于 0.8m；地面应平整、防滑及有弹性；病区走廊安装扶手，利于病人行走训练。

2. 病床选择带有床挡的多功能床，并备有大小不同的软垫，满足病人康复需求；床间距离大于 1.5m。

3. 卫生间应无台阶，墙面安装安全抓杆；坐便两侧有扶手；水龙头开关装有长柄，淋浴间为软管喷头，方便病人使用。

4. 病房床头、走廊、卫生间及淋浴间均应安装呼叫器。

（二）早期康复护理措施

笔记

脊髓损伤早期应在受伤开始至 4～8 周内，采取积极的康复手段预防合并症，保持脊柱的稳定性，减轻症状，防止失用综合征。此期主要采取床边训练方法，训练内容包括以下几方面。

1. 保持床上良肢位　可有效预防和减少异常不良姿势的出现，促进肢体正常功能的恢复，有助于预防关节挛缩和压疮等并发症。详见第四章第一节。

2. 床上关节活动度（ROM）训练　在病人生命体征稳定后即可进行瘫痪肢体的被动运动，每日进行 1～2 次，直到病人能够主动进行全关节活动范围运动为止。每个肢体从近端到远端的活动多应缓慢进行，持续 5～10min；操作轻柔而有节奏，活动范围应达到最大生理范围，但不可超过，以免拉伤肌肉或韧带。

3. 呼吸及排痰训练　高位脊髓损伤病人为增加肺活量，清除呼吸道分泌物以保证呼吸道通畅，应每日进行两次以上的呼吸及排痰训练。

（1）呼吸训练：护士用手掌轻压病人肋弓下方，嘱病人用鼻吸气，用双手顶住向外膨起的腹部，屏气 1～2s，以帮助病人进行膈肌吸气动作训练。腹肌部分或完全麻痹的病人要进行腹式呼吸训练，护士可将单手或双手置于上腹部施加压力，在呼气接近结束时突然松手以代替腹肌的功能，辅助病人完成有效的呼气。病人也可进行下蹲呼吸训练、弯腰呼吸训练、吹蜡烛、吹气球等。

（2）辅助咳嗽训练：护士两手张开，置于病人胸前下部和上腹部，当病人咳嗽时，护士借助身体重量均匀有力地向内上挤压胸廓协助病人完成咳嗽动作。压力以不使病人疼痛，但又能把痰排出为宜。最初两周可每日 3～4 次，以后每日 1 次。

（3）体位引流排痰训练：体位排痰之前，针对肺内感染的部位确定相应的引流体位。常使用病人痰液潴留部位的支气管末梢在上的体位，促使肺内分泌物排出。具体方法有叩击排痰法和振动法，叩击和振动动作应在病人最大限度呼气的时间内连续进行，促进黏在支气管壁上的痰液排出，终止叩击振动时应用力压迫。饭后 30～60min 内不宜进行体位排痰训练，每次引流可持续 20min。

4. 早期坐位平衡训练　早期在辅助下进行训练，每日 2～3 次，根据病人耐受情况逐渐增加坐起时间。

（1）训练病人克服体位性低血压：从 30° 开始，逐渐抬高床头，若无不良反应可继续升高 15° 维持训练，直至床头抬高到 90°。

（2）长坐位平衡训练：楔形板支撑坐位训练→双上肢支撑坐位训练→抬起一侧上肢、两侧上肢进行坐位平衡训练（图 5-9）→通过抛球、接球等进行简单的坐位平衡训练。

（3）端坐位平衡训练：双上肢支撑床坐位训练→抬起一侧上肢、两侧上肢进行坐位平衡训练→身体前后、左右摆动→身体环转（图 5-10）。

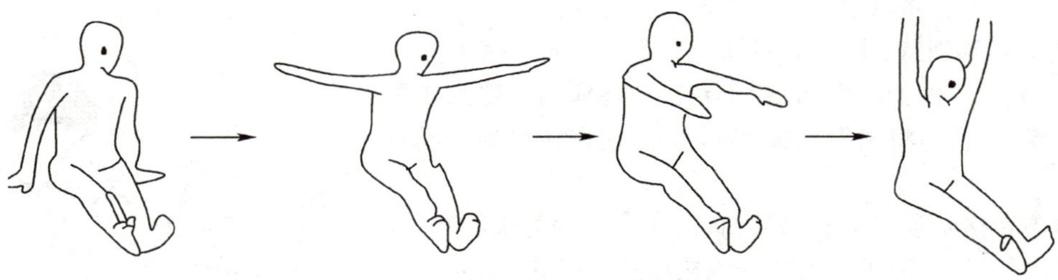

图 5-9　长坐位平衡训练

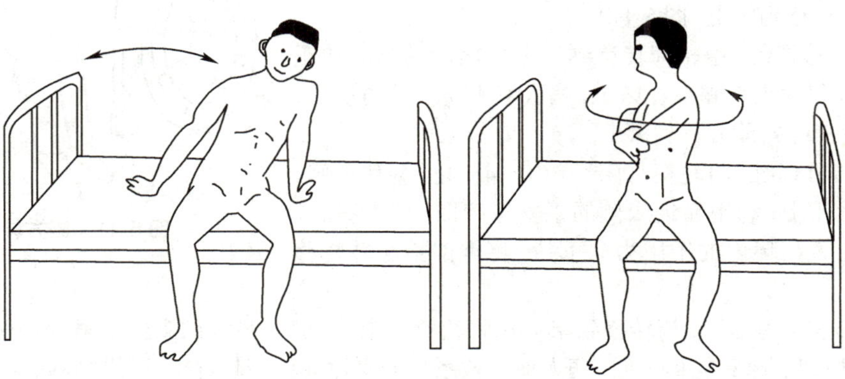

图 5-10　端坐位平衡训练

5. 早期站立训练　将病人置于起立床上，固定躯干和双下肢。从30°开始，每日2次，每次10～20min，逐渐增加倾斜角度，以不出现头晕等低血压不适症状为度，直至抬高到90°。必要时佩戴腰围腹带，下肢穿长弹力袜，避免体位性低血压的发生。

（三）恢复期康复护理措施

脊髓损伤恢复期系指损伤后2～6个月内这段时间。通过康复训练最大程度恢复病人的功能，提高病人ADL能力和工作能力，为病人回归家庭、重返社会做好准备。训练内容包括以下几方面。

1. 肌力增强训练　完全性脊髓损伤病人肌力训练的重点是肩、肘、躯干肌；对不完全性脊髓损伤病人残存肌肉进行训练。肌力为0级时，宜进行电刺激疗法、被动运动、传递冲动训练（即病人主观用力试图做肌肉收缩活动）；肌力为1～2级时，宜进行肌电生物反馈电刺激疗法、助力运动及其他负荷运动；肌力3～4级时，宜进行徒手抗阻训练和各种器械的抗阻训练。训练可在床上、垫上及轮椅上进行。

2. 垫上训练

（1）翻身训练：定期翻身可以预防压疮，防治肺部感染等并发症的发生。脊髓损伤病人应每2h翻身一次，鼓励其尽可能发挥自己的残存肌力，对不能独立翻身者给予必要的协助和指导。脊髓损伤病人的具体翻身训练详见第四章第一节。

（2）坐起训练：在坐位下可完成进食、穿脱衣物及学习等活动，提高日常生活自理能力。具体训练方法详见第四章第一节。

（3）支撑减压训练：病人取长坐位，双手扶支撑器。双手用力，将身体撑起，使臀部能抬离床面。当支撑训练掌握后，病人可坐在轮椅上进行减压训练。C_5损伤病人将一侧上肢置于靠背后面，肘关节伸展与轮椅把手锁住，躯干侧屈、旋转、前屈。片刻后再换另一侧进行轮流减压。C_6损伤病人因上肢肌力较弱不能完成，故使躯干向一侧倾斜，对侧臀部离开椅面进行减压。片刻后再换另一侧进行轮流减压。胸髓损伤病人可利用双上肢支撑轮椅扶手或轮椅轮使臀部悬空进行减压。一般应每隔30min进行一次臀部减压，每次持续15s。

3. 转移训练　适用于上肢具有一定功能或功能正常的截瘫病人。C_5损伤病人可以利用屈肘功能，用上肢抱住护士的颈部，在其帮助下完成床与轮椅间的转移；C_6损伤病人伸肘功能不良，需借助辅助具完成转移；C_7损伤病人可自由进行转移。做转移动作时，头、肩和躯干应保持前倾以维持身体平衡。

（1）床-轮椅间的转移

1）辅助转移训练：护士面对病人，用双膝抵住病人的双膝，病人双手放置护士的肩部，护士双手扶住病人的臀部或握住病人的腰带，用力将病人拉起，帮助病人缓慢转移到床或轮椅上。

2）侧方转移训练（由轮椅转移到床上）：将轮椅与床呈30°～45°角，刹住车闸，将靠近床旁的一侧轮椅扶手打开，病人一手支撑床面，一手支撑远离床侧的轮椅扶手，同时向下用力使臀部离开轮椅而转移到床上（图5-11）。

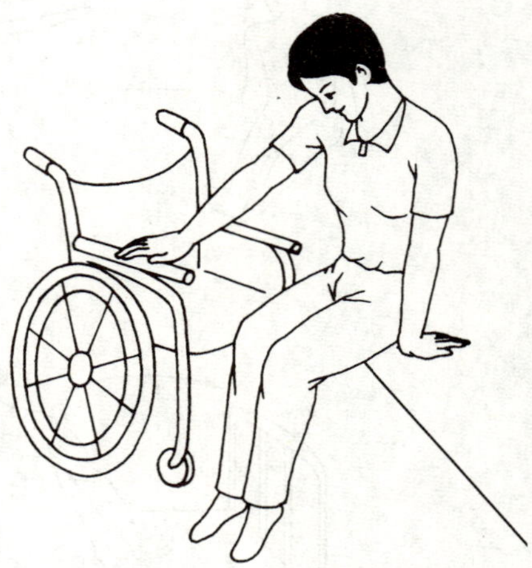

图5-11　侧方转移训练

3）前方转移训练（由轮椅转移到床上）：将轮椅与床边正对，刹住车闸，将病人双腿放在床上，病人双手支撑轮椅扶手，将臀部抬离轮椅并向前方移到床上。

4）吊环转移训练：将轮椅与床呈30°～45°角，刹住车闸，先将双腿抬置床上，利用靠近床侧的手支撑床面，用力撑起，另一伸入头上方吊环内的手用力向下拉，将臀部抬起并转移到床上。

5）滑板转移训练（由轮椅转移到床上）：将轮椅与床呈30°～45°角，刹住车闸，打开靠近床侧的轮椅扶手，将滑板架于床和轮椅之间，病人通过一系列的支撑动作抬起臀部并转移到床上。

（2）轮椅-坐便器间的转移：详见第四章第二节。

笔记

（3）轮椅-地面间的转移：脊髓损伤病人在使用轮椅的过程中，易发生从轮椅上跌倒的现象，故护士要帮助其掌握自行从地面转移到轮椅上的技能。

1）侧方转移训练（由地面转移到轮椅上）：首先将轮椅摆好置于自己侧方，刹住车闸，病人一手支撑轮椅椅座，一手支撑地面。双手同时向下用力支撑，使下肢直立并弯腰，缓慢将臀部置于椅座上，支撑地面的手扶腿并向上移动，直至身体坐直，并调整好身体姿势。

2）前方转移训练（由地面转移到轮椅上）：首先将轮椅摆好置于自己正前方，刹住车闸，病人双手支撑取跪立位。双手支撑轮椅扶手，将身体向上提，当病人接近直立位时，放松一只手，同时迅速扭转身体坐于轮椅上，并调整好身体姿势（图5-12）。

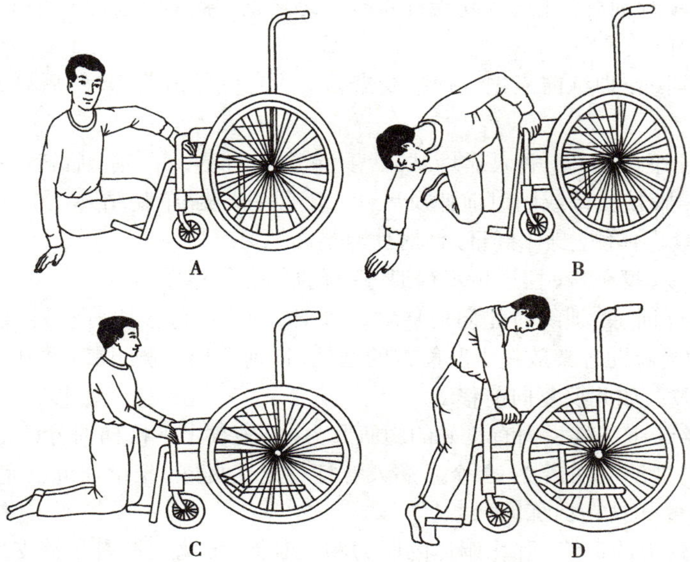

图5-12 轮椅-地面间的前方转移训练

3）后方转移训练（由地面转移到轮椅上）：首先将轮椅摆好置于自己正后方，刹住车闸，双手从身后支撑轮椅边缘，低头抬臂使臀部提起靠向轮椅椅座，坐于轮椅上，并调整好身体姿势（图5-13）。

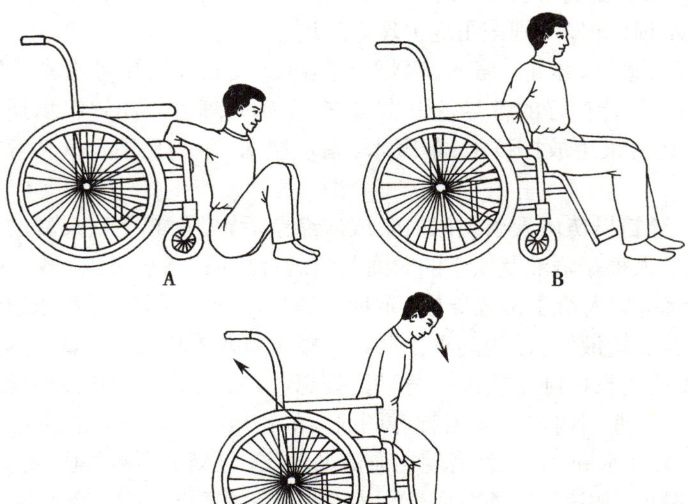

图5-13 轮椅-地面间的后方转移训练

4. 站立及行走训练　适用于双上肢有一定功能或功能正常的截瘫病人，具体训练方法如下。

（1）轮椅站起训练：病人将轮椅车闸刹住，佩戴好下肢矫形器，护士面对病人，双腿分开站立，双手扶在病人的腋下。当病人身体前倾，用力支撑双拐站起时，护士用力向上托举，辅助病人站立。

（2）平行杠内站起训练：病人坐位下佩戴好下肢矫形器，双手握住平衡杠，护士面对病人，双手扶住病人臀部或握住病人腰带。当病人身体前倾，双手用力支撑将身体上提时，护士辅助用力将病人拉起，并调整其站立姿势。

（3）平行杠内立位训练：病人佩戴下肢矫形器后，双手握住平行杠，护士一手扶病人髋部，另一手扶病人胸部，要求病人挺胸站立。先进行静态平衡训练，逐渐将一手抬高离开平行杠保持平衡，后训练上肢在各方向运动时保持站立平衡。

（4）平行杠内的步行训练：在进行功能性步行训练之前，需要先进行平行杠内的步行训练，具体训练方法同持腋杖行走。

（5）持腋杖步行训练：训练前应先进行腋杖借助下的立位平衡训练，然后再进行腋杖借助下各种步法训练。

1）平行杠外立位平衡训练：病人靠墙站立，身体重心向左、右、前、后转移；腋杖交替向侧方上举、同时向侧方伸出；腋杖交替或同时前伸及后伸；双手持腋杖，单腿站立，另一侧下肢前后摆动；病人身体靠墙，将腋杖紧靠体侧，身体挺直，伸肘使双足离地。

2）四点步、两点步、摆至步、摆过步步行训练：详见第三章第四节。

0512

持腋杖步行训练

（6）持助行架步行训练：训练时先向前移动助行架的一侧，再移动另一侧；前方有轮型助行架提起后脚向前推即可。提起助行架放在上肢前方的远处，向前迈出一侧下肢，落在架子两后脚连线水平附近，再迈出另一下肢。如此反复向前移动。

（7）上下楼梯训练：上下楼梯需有良好的腹肌肌力，持腋杖上下楼梯训练详见第三章第四节。

5. 轮椅操作技巧训练　伤后2～3个月病人脊柱稳定性良好、坐位训练已完成、可独立坐15min以上时即可进行轮椅操作技巧训练。

（1）上肢肌力及耐力的训练：强化躯体的肌力和控制能力，为上肢有足够支撑力和推动力提供保证。训练时可应用哑铃、沙袋、拉力器等器具训练。

（2）平地驱动轮椅训练及上下台阶的训练：病人首先保持正确坐姿，即坐于轮椅正中，抬头，眼看前方，背向后靠，髋关节始终保持90°。具体训练方法详见第三章第四节。

（四）并发症的护理

1. 压疮　脊髓损伤病人瘫痪肢体、长期坐轮椅的臀部等部位易形成压疮，应以预防为主。注意病人的全身营养状况，按时翻身并按摩，白天每2h翻身一次，晚上每4h一次。对病人及家属进行压疮预防知识及技能的培训，如发生则按压疮护理方法进行护理。

2. 疼痛　疼痛可由感染、压疮、痉挛、吸烟、情绪波动、温度变化等因素诱发，因而避免或治疗诱因可有效防治疼痛。保持良好的营养及卫生状态、正确处理骨折和软组织损伤、适当的关节活动及正确体位的摆放。还可采用放松技术、催眠术、暗示技术、生物反馈及气功等方法，必要时给予止痛剂。

3. 泌尿系感染　脊髓损伤病人出现尿失禁或尿潴留后，常引起多次反复的泌尿系感染，是常见并发症之一。尿失禁病人根据输液及饮水的时间及量进行排尿，增加腹压，锻炼和恢复自主排尿功能并做好会阴护理；尿潴留病人给予留置导尿，定期更换导尿管和尿袋，保持尿道清洁，及时观察尿液的变化。如病情稳定停止输液，可改用间歇导尿。在排尿通畅的基础上多饮水，以控制感染。

4. 下肢深静脉血栓　长期卧床病人可适当抬高患肢，每天进行下肢被动运动或按摩，如以踝关节为中心，做足的上下运动（小于30°），发挥腓肠肌泵的作用。开始起床活动时应用弹力袜或弹性绷带，有助于静脉回流，减轻水肿；有条件者使用血流助动仪，包裹于小腿外围，定时重复自肢体远端向近端充气加压及放气减压，加速下肢静脉血液回流。患肢避免静脉输液，密切观察病情并详细记录。

5. 异位骨化　通常指在软组织中形成骨组织，常见于髋关节，其次是膝、肩、肘关节及脊柱。局部多有炎症反应，伴全身不明原因的低热。被动运动关节时动作应轻柔，不可过度屈伸、按压，以免损伤肌肉或关节，促进异位骨化的发生。

笔记

五、康复护理指导

脊髓损伤是一种严重的致残性疾病，病人及家属通过康复指导来掌握康复基本知识、方法、技能，学会自我管理，是回归家庭和社会的重要途径。

1. 自我护理

(1) 学会自我护理：使病人由替代护理过渡到促进护理和自我护理，训练病人自我护理技术和能力，激发病人独立完成活动。

(2) 养成良好的卫生习惯：教育病人养成良好的卫生习惯，预防呼吸系统及泌尿系统感染；保持环境卫生。

(3) 药物管理：指导病人遵医嘱准确按时服药，尤其注意抗痉挛药物停药时应逐渐减量。

(4) 加强二便管理：教育病人学会独自处理二便，高颈髓损伤病人的家属学会辅助病人处理二便。

(5) 疾病管理：病人出院后要定期复查，防止主要脏器并发症的发生。制订长期康复训练计划，指导家属掌握基本康复知识和训练技能，防止二次残疾。

2. 饮食调节　制订合理的膳食计划，保证维生素、微量元素及各种营养物质的合理摄入，这是增强体能、抗病能力和身体免疫力的重要环节。

3. 心理调节　营造良好的心理环境和积极训练氛围，调整病人的心理状态，使其正确乐观地对待自身疾病，充分利用肢体残存功能独立完成各种生活活动，以良好的心态面对困难和挑战。

4. 回归社会　配合社会康复和职业康复部门，协助病人做好回归社会的准备，帮助家庭和社区改造环境设施，使病人得以适应。

（吕雨梅）

第四节　脑性瘫痪

情景导入

患儿，男，2 周岁，因母亲分娩时宫内缺氧、新生儿窒息导致脑组织损伤。现不能正常站立及行走，需人扶持双肩才能迈腿，说话吐字不清，确诊为脑性瘫痪，入院接受康复治疗。

请思考：

1. 患儿可能存在哪些功能障碍？

2. 如何为该患儿制订康复训练方案？

一、概述

（一）基本概念

脑性瘫痪（cerebral palsy，CP）简称脑瘫，是自受孕开始至婴儿期非进行性脑损伤和发育缺陷所导致的综合征，主要表现为运动障碍及姿势异常，同时伴有不同程度的智力障碍、言语障碍、视听觉障碍、感知觉障碍、癫痫及心理行为异常，严重影响新生儿的生长发育。

（二）病因

脑瘫最重要的致病因素为脑缺氧或脑部血液灌注量不足，可发生于不同阶段。

1. 出生前　因病毒、细菌、寄生虫感染，染色体异常，胎盘异常，妊娠高血压综合征等导致的胚胎发育异常。

2. 分娩时　因新生儿窒息缺氧、产伤、新生儿黄疸等引起的脑组织损伤。

3. 出生后　可因脑炎、一氧化碳中毒、颅脑外伤等造成永久性脑损伤。

（三）分型

1. 根据临床表现　分为痉挛型（spastic）、不随意运动型（dyskinetic）、强直型（rigid）、共济失调型（ataxia）、肌张力低下型（hypotonic）及混合型（mixed types）共 6 型。

笔记

2. 根据瘫痪部位　分为单瘫、双瘫、三肢瘫、偏瘫及四肢瘫。

3. 根据病情严重程度　分为轻度、中度和重度。

二、主要功能障碍及评定

（一）主要功能障碍

1. 运动功能障碍　脑瘫患儿的运动功能发育水平与正常同龄儿相比较差，表现为异常的运动模式或姿势。

（1）痉挛型：脑瘫中最常见的类型，约占60%～70%，病变位于锥体束。其特点为肌张力明显增高、腱反射亢进、肢体异常痉挛及运动发育迟缓，主要表现在前臂屈肌、髋关节内收肌群、股四头肌、腘绳肌、小腿三头肌等肌肉紧张性增高。可见前臂旋前、手指关节掌屈、拇指内收；坐位时出现圆背、W状坐位，身体不能竖直等；立位时呈尖足，步行时呈剪刀步态。痉挛常在患儿用力、激动时加重，安静入睡时减轻。因下肢关节痉挛，自主运动困难，严重者出现肌腱痉挛、关节畸形。

（2）不随意运动型：约占脑瘫的20%～25%，病变位于基底核。因肌张力变化使患儿不随意运动增多，以不自主、无意识运动为主要症状，表现为患儿颜面肌肉、发音和构音器官受累，伴有流涎、咀嚼吞咽困难，语言障碍。患儿表情奇特，挤眉弄眼，或哭或笑，动作不协调，累及全身，头部控制能力差。症状多在清醒紧张或情绪变化时加重，安静和睡眠时缓解。

（3）强直型：占5%左右，病变部位较广泛。因全身肌张力明显增高，身体异常僵硬，表现为四肢被动运动时，可感觉其主动肌和拮抗肌有持续阻力。肌张力呈铅管状或齿轮状增高，尤其在缓慢运动时抵抗最大。患儿可出现扭转痉挛或强直，肢体无随意运动，常伴有严重智能障碍。

（4）共济失调型：约占脑瘫的5%，主要病变位于小脑。其表现为肌张力过低，动作不协调，平衡功能差，位置觉丧失；步态不稳，如醉酒步态，不协调性运动和辨距障碍；智力多正常，无痉挛，病理反射阳性，可伴眼球震颤和言语障碍等。症状多于出生后6个月或1岁后逐渐显露。

（5）肌张力低下型：又称迟缓型。此型患儿肌张力显著降低，呈软瘫状，表现为肌肉松软无力、难以站立，关节活动度增大，自主动作极少。仰卧时四肢均外展、外旋，头偏向一侧，似仰翻的青蛙；俯卧时不能抬头，四肢不能支撑，腹部贴床。因肌张力低下，易发生吸吮和吞咽运动困难。患儿呼吸运动较浅、咳嗽无力，易导致呼吸道梗阻。随年龄增长肌张力可逐渐增强，转变为不随意运动型或痉挛型。

（6）混合型：同一患儿表现有两种或两种以上类型的症状、体征，多见痉挛型与不随意运动型混合。

2. 语言障碍　1/3～2/3脑瘫患儿有不同程度的语言障碍，表现为发音困难、构音不清，不能成句说话，不能正确表达，甚至完全失语。不随意运动型脑瘫患儿更易伴有语言障碍。

3. 智能障碍　部分患儿有不同程度的智力发育迟滞，学习困难，其中痉挛型四肢瘫痪及强直型脑瘫患儿智能常更差；手足徐动型智力正常甚至超常。

4. 感知障碍

（1）视觉障碍：脑瘫患儿可有视神经萎缩、动眼神经麻痹，表现为视野缺损，内、外斜视和眼球震颤等，全盲少见。

（2）听觉障碍：多由核黄疸引起，部分患儿听力减退甚至全聋，以不随意运动型患儿多见。

（3）其他：脑瘫患儿常有触觉、位置觉、实体觉、两点辨别觉缺失。图形觉及对各种颜色的辨认力较差，其认知功能缺陷较为突出。

5. 癫痫发作　可发生在任何年龄，好发于痉挛性四肢瘫、偏瘫、单肢瘫和伴有智能低下者。临床发作类型以全身性阵挛发作、部分发作、继发性大发作为多。

6. 人格和行为障碍　脑瘫患儿因不能与他人正常交往，多影响人格发展，常表现为好哭、任性、固执、孤僻、脾气古怪、易激惹、情绪不稳定、注意力分散等。

7. 其他　多数患儿生长发育落后，营养不良，且免疫力低下，易患呼吸道感染等。

（二）康复护理评定

1. 健康状态评定

（1）患儿一般状况：包括出生日期、体重、身长、头围、胎次、产次、胎龄、单胎或多胎等。

（2）父母一般情况：包括年龄、职业、文化程度、有无烟酒嗜好等。

(3) 家族史：患儿家族中有无脑瘫、智障、癫痫、神经管发育畸形病人，患儿母亲是否分娩过类似子女，家族有无其他遗传病史等。

(4) 母亲孕期情况：有无妊娠期并发症（妊娠期高血压综合征、糖尿病）、外伤史、先兆流产、感染、服药等。

(5) 母亲分娩时情况：剖宫产还是自然产，分娩时胎位，是否难产或使用产钳，有无羊水或胎粪吸入、脐带绕颈引发窒息等。

(6) 患儿生长发育情况：是否按时预防接种、接触不良环境、有无脑外伤或脑炎病史等。

2. 躯体功能评定　包括肌力、肌张力、关节活动度、神经反射、平衡反应、协调能力、站立和行走能力等。

3. 言语功能评定　通过交流、观察或使用通用量表，评定患儿的语言功能障碍。常见的言语障碍包括失语症、构音障碍、言语失用。

4. 感知觉功能评定　通过温、触、压觉检查或询问患儿家长，得知患儿是否不喜欢他人抚摸与搂抱，是否对各种感觉反应不灵敏等。

5. 日常生活活动能力评定　包括运动（如翻身、坐立、行走、爬行、玩玩具）、自理（如更衣、进食、如厕、洗漱）、交流（如说话、打电话、阅读、读写）等。评估可在实际生活环境中进行，通过观察患儿完成实际生活中的动作情况，评估其能力。有不便完成或不易完成的动作，可通过询问患儿本人或家长取得结果，如大小便控制、个人卫生管理等。还可采用功能活动问卷（FAQ）、快速残疾评定量表等。该评估可更好地确定患儿能否独立及独立程度、判断预后和治疗效果、修订治疗计划。

6. 心理社会功能评定　对患儿家长进行评定，包括对患儿疾病的认识、采取的态度和认识程度，以及家庭和社会支持系统情况；对不伴智力障碍的年长儿，评估其对疾病的反应和接受程度。

7. 辅助检查　包括颅脑检查（CT、MRI、脑电图等）、智力测验、心电图、甲状腺功能、免疫功能测定等。

三、康复护理原则与目标

（一）康复护理原则

应遵循早发现、早干预、综合康复的原则；结合儿童年龄及发育特点，因人而异、循序渐进；鼓励家庭共同参与、协作进行。

（二）康复护理目标

1. 短期目标　通过康复评定及训练，了解脑瘫患儿的疾病特点，制订有效的康复护理方案；改善患儿的营养状态，提高咀嚼、吞咽能力，减少呛咳或窒息的发生；降低肌肉紧张度，提高日常生活活动能力及自理能力。

2. 长期目标　通过综合康复的治疗手段，提高脑瘫患儿的运动功能、日常生活能力、交流能力及社会适应能力，最大限度降低患儿的残疾程度，使其重返家庭和社会。

四、康复护理措施

（一）运动疗法

1. 患儿良肢位　为防止或对抗关节痉挛和畸形，促进正常运动模式和运动发育所采取的治疗体位。

(1) 头及肩的良肢位：头及肩的控制是患儿维持坐位和进行各项运动的基础，如进食、穿衣等日常生活动作。①对头后仰、肩旋前上抬患儿，用两前臂轻压患儿双肩，双手托住患儿头部两侧，先使患儿颈部拉伸，再抬起头部；②对坐位时肩胛带内收、双上肢屈曲向后、头过伸的患儿，护士前臂从患儿颈后环绕，将双肩推向前、向内，头部由伸展变为屈曲位；③全身软弱无力患儿的头抬起不能保持正中位时，可将双手拇指置于患儿两侧胸前，其余四指在肩后紧握患儿双肩，将两肩拉向前并扶持住。

(2) 坐位良肢位

1) 椅子上的坐位：保持髋、膝关节屈曲，脊柱与头颈呈一直线，全足底着地。①对不随意运动型脑瘫患儿，应抑制头的伸展与肩胛带内收，促进髋关节的屈曲；②对肌张力低下型患儿，用两手扶持

笔记

其两侧腰骶部，四指在外侧，拇指置于脊柱两侧，轻向下推压，以促进患儿抬头与躯干伸直。

2）床上坐位：①对不随意运动型患儿，屈曲其双下肢，使腹部紧贴大腿，护士握住患儿双肩，缓慢加压同时将两肩向前、向内推，使患儿两手可伸出，支持身体或抓玩具；②对痉挛型脑瘫患儿，应控制髋关节的屈曲位。护士位于患儿身后，双上肢从患儿腋下伸过，扶住大腿内侧，将患儿拉向自己，并维持双下肢外展姿势。

（3）睡眠良肢位：脑瘫患儿存在非对称性紧张性颈反射，导致头不能保持中立位，偏向一侧。①痉挛型患儿常采取侧卧位，痉挛屈曲严重者取俯卧位；②躯干、肢体伸展为主的患儿采用悬吊式软床，仰卧位与侧卧位交替，保持头在中线位置，可在床上方悬挂玩具，吸引患儿视线，以防患儿视野狭窄和斜视。

（4）正确的抱姿

1）痉挛型患儿：患儿双上肢置于抱者颈后，双下肢分开置于抱者腰部两侧，以降低下肢肌张力（图 5-14）。

2）肌张力低下型患儿：因患儿全身软弱无力，头颈部无支撑能力，故需给患儿提供依靠，在髋关节屈曲的状态下，保持头和躯干的伸直，两侧对称（图 5-15）。

3）不随意运动型患儿：将患儿双下肢靠拢，髋关节充分屈曲，尽量靠近胸部；用上臂抑制患儿双上肢，防止肩与上肢向后用力；用胸部抵住患儿头部，防止头颈后仰（图 5-16）。

视频：面对面抱法

视频：面对背抱法

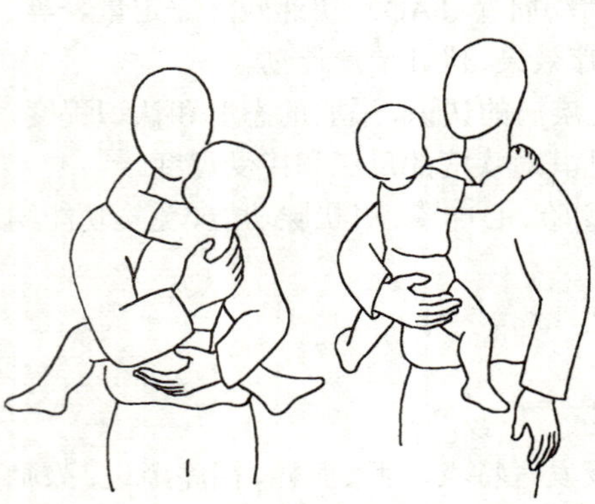

图 5-14　痉挛型抱姿

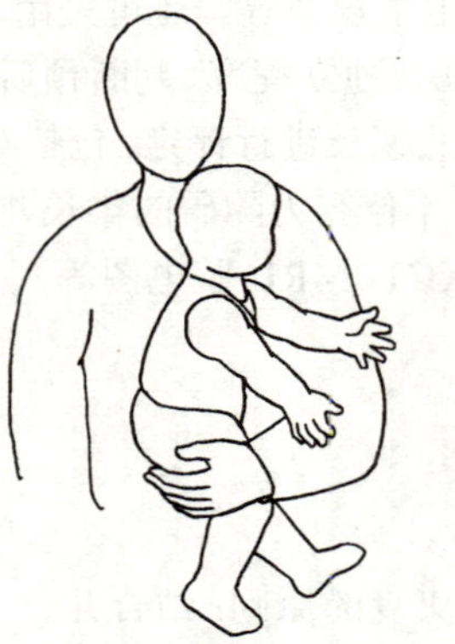

图 5-15　肌张力低下型抱姿

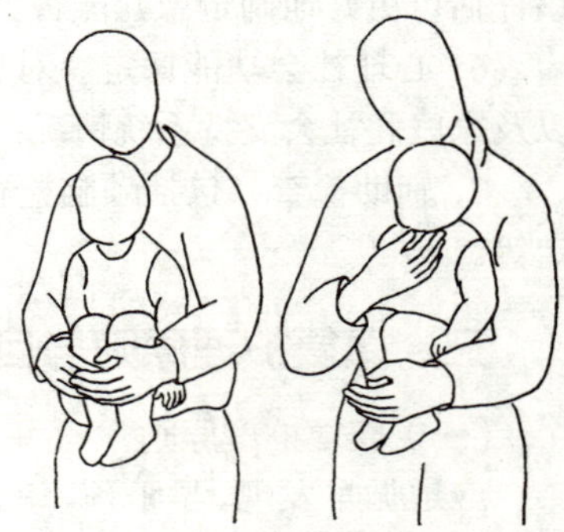

图 5-16　不随意运动型抱姿

2. 仰卧位的姿势控制训练

（1）头部控制训练：因紧张性迷路反射影响，脑瘫患儿可能出现角弓反张，表现为头后仰，双肩旋前上抬。训练时，患儿呈坐位，护士面对患儿，用双手轻压患儿双肩，逐渐抬高胸背部，从而摆正头位；或用双手托住患儿头部两侧，先将颈部拉伸，再用双手轻轻向上抬起头部。当患儿头部能够支撑时，可鼓励患儿俯卧位做抬头动作。

（2）躯干旋转训练：目的是提高腹外斜肌的控制能力，为患儿翻身坐起做准备。训练时，患儿仰卧，双下肢屈曲呈膝立位，护士用双下肢夹住患儿双下肢以固定，并用双上肢交叉握住患儿双手。如患儿向右侧旋转，则用右手将患儿右上肢轻轻拉向内收位，左手握住患儿左上肢向右侧诱导，同时协助头向右旋转。

（3）骨盆控制训练：主要训练骨盆上抬，为患儿坐位、爬行、站立和行走做准备。将患儿双下肢位于屈曲立位，护士双手上抬患儿骨盆，并根据情况对其进行辅助或施加阻力，或进行单侧骨盆上抬训练。

（4）髋关节内收、外展控制训练：主要针对下肢肌张力较高、肌肉挛缩，表现为“剪刀”样姿势的患儿。训练时，尽早对髋关节的外展外旋肌进行牵拉，以扩大关节活动范围。对因肌张力低，出现外展外旋、膝关节不能保持屈曲立位、呈现“青蛙”样姿势的患儿，主要进行髋关节的内收内旋动作训练。

3. 俯卧位的姿势控制训练

（1）头部控制训练：目的是控制脑瘫患儿头部的稳定，提高头、颈部的抗重力伸展能力及伸肌在各种姿势中的控制能力，从而降低屈肌的紧张度。训练时，患儿俯卧位，护士用手控制患儿骨盆抵抗屈髋，并使其双上肢伸展至背后，用手支撑患儿背部，使肩胛骨内收，躯干后伸；同时，嘱患儿抬头

笔记

并后伸。如以上动作熟练，可在此基础上使头部进行中立位、前屈、后伸和左右旋转等各种姿势的训练。亦可用颜色鲜艳或带响声的玩具放于患儿面前，吸引主动抬头；或让患儿俯卧在护士胸前，以面对面游戏的方式提高患儿对头部的控制。

组图：俯卧位抬头训练

(2) 肘支撑训练：是颈及肩控制的基础训练。训练时，患儿俯卧，屈肘 90°，前臂撑地，肘与肩保持一条垂线，上臂与地面垂直。在维持以上姿势的基础上抬头目视前方，训练头在不同位置的保持，以及颈的屈、伸、侧屈和旋转等运动。

(3) 手支撑训练：肘支撑熟练后，将肘关节伸展，双手撑地，以提高肘、腕关节及手的控制能力。训练时，患儿双手指伸展、外展平放于垫上，两手距离与肩同宽，腕、肘、肩于一条直线，使腹部以上部位抬离地面。

视频：头颈部控制训练

(4) 膝手跪立位训练：是患儿爬行移动前的准备动作。训练时，患儿用双手及双膝支撑地面，屈髋、屈膝 90°，手和膝关节分别置于肩和髋关节正下方，上肢与大腿始终保持与地面垂直。如以上动作控制较好，可引导患儿完成头的各方向转动。

(5) 爬行动作训练：正确掌握膝手跪立位、肘支撑训练及手支撑训练后进行，否则易造成错误的运动模式，难以矫正。先进行一侧上肢上抬训练，其余三个肢体支撑体重，左右交替；后进行一侧下肢向后方抬起，其余三肢支撑体重，左右交替。正常的爬行动作是位于对角线上的上下肢同时向前迈出，但训练初期应先进行单侧肢体按一定顺序的向前迈出训练，即右手 - 左膝 - 左手 - 右膝，逐渐过渡到正常的爬行动作与爬行速度。

(6) 下肢关节训练：包括髋后伸及膝屈曲训练。髋后伸训练是让患儿在俯卧位将下肢伸直，腿上抬，臀部勿向上翘起；膝屈曲控制训练是患儿取俯卧位，上抬小腿到最大范围，当小腿与地面呈 90° 时保持这一姿势。训练速度应缓慢、均匀。

4. 坐位训练

(1) 肌张力低下型：护士用一手扶患儿胸部，另一手扶其腰部，帮助患儿坐稳。亦可将患儿置于自己的大腿上进行上述操作，有利于患儿将双腿分开，手放在中线位活动。

(2) 痉挛型：护士将双手从患儿腋下穿过，用双臂顶住患儿双肩，阻止肩胛骨内收，同时用双手将患儿大腿外旋分开，并按压患儿双膝，使下肢伸直（图 5-17）。

(3) 不随意运动型：将患儿双腿并拢后屈曲，用双手握住患儿双肩，做肩关节内旋动作，带动肩胛骨向外使双手置于身前，便于玩耍。

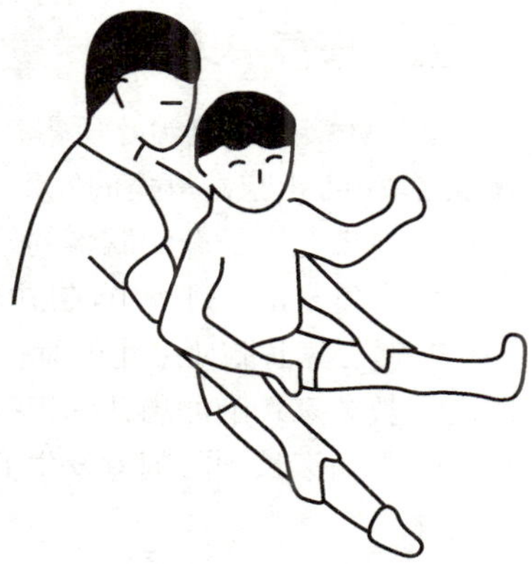

图 5-17　坐位训练

5. 站立训练

(1) 从跪到站立训练：四点跪训练→双膝跪训练→蹲起训练。

(2) 辅助站立训练：从坐位站起→从跪位站起→从椅子上站起→单腿站立，护士可扶患儿髋部或肩部使其保持正确站姿。

图片：辅助站立位

6. 步行训练　步行要求有一定的动态平衡能力，即重心转移能力，及上下肢协调能力。可用助行器或在双杠内进行平地行走、上下楼梯及步态矫正训练。

（二）作业疗法

1. 进食训练　脑瘫患儿因咀嚼、吞咽困难，多体重低、营养状态差。喂食时应注意以下几点。

(1) 喂食时，将患儿保持坐位或半坐位，头处于中线位，避免患儿头后仰导致异物吸入。

(2) 将食物喂至患儿口内时，立即用手托起其下颌，促使闭嘴；若食物不能及时吞咽，可轻轻按摩患儿颌下舌根部，以刺激吞咽。

(3) 患儿牙齿紧咬时，切勿强行抽出食匙，以防损伤牙齿，待其松口后，再将食匙迅速抽出。

(4) 可手把手教患儿进食动作，使其尽快能够独立进食。

2. 排便训练　养成定时大小便习惯，训练使用痰盂→使用坐便→脱穿裤子和清洁等技巧。护士记录患儿 24h 内排便的次数和时间。

3. 更衣训练　常采取较为方便的坐位。为患儿选择穿脱方便的衣服，患儿先学脱、后学穿。

视频：穿上衣

视频：穿裤子

（1）穿脱上衣：脱套头衫时，以健侧或功能较好的手为主，拉起衣角→将衣服从头上脱下→健侧或功能好的一侧先脱下衣袖→再脱另一侧。穿衣时，先穿患侧或功能较差侧衣袖→再穿另一侧→健手将衣服套入头部，拉下衣角；对襟上衣，可先将其下面纽扣扣好，留上面1～2个纽扣不扣，按套头衫穿脱方法进行。

（2）穿脱裤子：取坐位，先将患侧或功能较差的下肢套入裤筒，再穿另一侧，躺下，边蹬健足，边向上提拉裤子到腰部并系好。脱与穿相反。

4. 洗浴训练

（1）调节室温在27℃左右，水温38～39℃，室内设有防滑地面、扶手等安全措施。

（2）备好患儿专用设计的浴盆，如盆底倾斜，以支撑患儿背部，或盆内固定防滑枕，使患儿躺卧于盆中；备好洗浴用品。

（3）可在重症痉挛型患儿浴盆中放一大球，充半量气体，患儿坐或俯卧其上。

（4）用松紧带固定不随意运动型患儿的背部，使其坐稳。

（5）不能坐位的重症患儿，可利用放入浴盆中的木板洗浴。

（6）根据患儿年龄进行训练，让患儿认识五官等身体各部位名称，熟悉常用梳洗用具并掌握正确的使用方法。

（三）语言功能训练

维持患儿头正中位，在面对患儿眼睛的高度，利用各种机会与其交谈。可利用视觉、听觉和感觉等各种感官刺激，帮助患儿纠正发音。为树立说话信心，应鼓励患儿发声。当其发声时应立即答应并与其对话，即使说不成句，也应点头示意，同时予以表扬及鼓励。进行语言训练时，应具有极大耐心。

五、康复护理指导

脑性瘫痪的康复治疗所需费用甚高，时间较长，给家庭和社会带来很大负担。故应加强对脑瘫知识的宣教、防止脑性瘫痪的发生。

1. 向患儿家长介绍脑瘫的一般知识，如病因、临床表现、治疗方法及预后等。
2. 在康复治疗过程中，告知患儿家长日常生活活动训练的内容和方法，提供家庭训练的指导方法。
3. 教会家长脑瘫患儿正确的卧床姿势，可在床边悬挂有声响或色彩鲜艳的玩具，吸引患儿伸手抓玩。
4. 教会家长脑瘫患儿的正确抱姿，时间不宜过长，以使患儿有更多时间进行康复训练。
5. 告知家长预防脑瘫发生的知识和措施，包括产前保健、围生期保健和出生后预防。

（栾雅淞）

第五节　帕金森病

情景导入

病人，男，62岁。右手静止性震颤2年余，近日来上述症状加重，并逐渐出现右上肢肌肉强直样改变，入院后诊断为帕金森病。护士接诊后为其做进一步检查。

请思考：

1. 护士将对该病人进行哪些体格检查？
2. 如何对该病人进行康复护理训练？

一、概述

（一）基本概念

帕金森病（Parkinson’s disease，PD）又称震颤麻痹（paralysis agitans），是一种常见于中老年人、以运动障碍为特点的锥体外系疾病，以静止性震颤、运动减少、肌强直和姿势步态异常等为临床特征，主要病理改变是黑质多巴胺能神经元变性和路易小体形成。

笔记

（二）病因

1. 年龄老化　见于老年常见病，如脑动脉粥样硬化、基底节钙化、甲状腺功能减退等原因引起帕金森综合征或与帕金森病相类似的症状群发生。

2. 脑组织或生理异常　原发性帕金森病主要病变位于黑质和黑质纹状体通路，亦可见于蓝斑、迷走神经背核、丘脑下部等神经细胞减少、消失和变性；可由颅脑疾病，如脑炎、颅脑外伤、基底节肿瘤等疾病诱发。

3. 环境危险因素　如一氧化碳、二硫化碳、锰、汞和氰化物中毒；长期大量服用抗抑郁药、利血平等药物导致黑质和黑质纹状体通路损害。

4. 病毒假说　近年来有学者提出，帕金森病可能是一种罕见的病毒感染，或接触某种未名毒物所致。

（三）分类

帕金森病组织学分型为原发性帕金森病、帕金森综合征和帕金森外加综合征。各型虽病因不同，但病理机制相似，采用的康复治疗方案基本相同。

（四）诊断和鉴别诊断

PD 的国内临床诊断标准为：至少具备 4 个典型症状和体征（静止性震颤、少动、强直和位置性反射障碍）中的 2 个；是否存在不支持诊断原发性 PD 的不典型症状和体征，如锥体束征、失用性步态障碍、小脑症状、意向性震颤、凝视麻痹、严重的自主神经功能障碍、明显的痴呆伴轻度锥体外系症状；脑脊液中高香草酸减少，有助于早期 PD、特发性震颤、药物性帕金森综合征与 PD 的鉴别诊断。特发性震颤有时与早期原发性 PD 难以鉴别，前者多表现为手和头部位置性和动作性震颤，而无少动和肌张力增高。

（五）流行病学

帕金森病多好发于中老年人，50 岁以后出现症状，60 岁以上人群的发病率高达 1%；男性多于女性。起病缓慢，逐渐加重，病程数年至数十年不等，十年内常因严重的肌强直和继发性关节僵硬而致行动受限。如不给予治疗，病程后期因病人不能进食或并发感染而早亡，死亡率比其他居民死亡率高 3 倍；若给予恰当治疗，可不同程度的延长生存年限。

二、主要功能障碍及评定

（一）主要功能障碍

1. 运动功能障碍

（1）震颤：主要为均匀的静止性震颤，多由一侧上肢远端开始，表现为规律性的手指屈曲和拇指及相对四指的搓丸样震颤。疾病早期，震颤仅在静止状态时出现，精神紧张时加重，随意运动和入睡后减轻或消失。随病情进展，震颤波及其余肢体，甚至下颌、唇、舌及头颈部，影响日常生活和工作。

（2）肌肉强直：多由一侧上肢近端开始，逐渐蔓延至远端、对侧及全身。表现为头部前倾，躯干俯屈，肘关节屈曲，腕关节伸直，髋、膝关节略屈曲。被动活动关节时，出现“铅管样强直”，即伸肌和屈肌的肌张力均增高，做被动运动时各个方向的阻力增加是均匀一致的。如病人合并震颤，屈伸肢体可感到在均匀阻力上出现断续的停顿，像齿轮转动，称为“齿轮样强直”。面部肌肉强直使表情和瞬目动作减少，造成“面具脸”。随病情进展，肌肉强直严重时，病人头部前倾、躯干俯屈严重，腰部前屈呈直角，下颌几乎触及胸部，病人因肢体疼痛无法正常生活。

（3）运动异常：随意动作减少，始动缓慢。疾病早期因上肢震颤并出现肌强直，病人不能做精细动作，如系鞋带、扣纽扣等，书写字体逐渐变小。病情加重者不能穿脱衣袜、洗漱梳妆、进食不能张口、吞咽困难等，生活自理能力逐渐减退。因上肢协同摆动动作减少或消失，行走时起步困难，迈步呈碎步前冲，速度逐渐加快，不能即时停止或转弯，称为“慌张步态”；更为严重者不能站起，卧床时不能自由翻身盖被。

（4）姿势不稳：姿势障碍是 PD 病人的特征性体征之一，也是引起病人跌倒的主要原因。因肌张力逐渐增高，引起病人颈、躯干和肢体的屈曲性姿势，上臂保持在躯干两侧，轻度屈肘、屈腕，与前冲或后冲相关的平衡缺失，病人缺乏正常的姿势反射。因起步时病人的躯干、髋部不能协调地向前或左

笔记

右摇摆，引起“僵步现象”。

（5）冻结现象：动作的起始或连续有节奏的重复性动作（如语言、书写、行走等）困难，是一个独立的表现，不依赖于运动迟缓和强直。

2. 认知功能障碍　病人表现为抽象思维能力、洞察力、判断能力、学习能力、言语表达及接受事物能力下降，理解和概括形成能力障碍，对事物的异同缺乏比较。约 93% 的病人早期出现视空间能力障碍，表现为观察问题能力、视觉记忆及图像记忆下降，缺乏远见、预见和计划性，结构综合能力下降，视觉分析综合能力、视觉运动协调能力和抽象空间结合技能减退；记忆障碍；智力障碍等。

3. 语言障碍　PD 病人因肌肉强直和协调功能异常，出现口唇、舌、下颌运动障碍，并逐渐出现语言障碍，影响正常的生活交流。表现为语言混浊、缺乏语调、节奏单调等，还会出现音量降低、语调衰减、音调单一、音质变化、语速快、难以控制的重复及模糊发音、吐字不清等。

4. 精神和心理障碍　震颤和渐进的运动迟缓引起病人在社交中的窘迫心理，加重病人精神压力和严重残疾。如病程较长，则表现出较典型的人格类型。因脑内黑质细胞进行性变性，脑内多巴胺减少，造成病人智能和行为改变，常表现为抑郁、幻觉、认知障碍、痴呆等。

5. 吞咽困难　PD 病人因喉部肌肉运动功能障碍，导致吞咽困难，表现为不能很快吞咽，进食速度慢，食物在口腔和喉部堆积，常引发噎塞和呛咳。

6. 膀胱功能障碍　主要因逼尿肌过度反射性收缩和外括约肌功能丧失所致，病人有类似前列腺肥大的表现，常出现尿频、尿急、尿流不畅等症状。少数男性病人伴有尿失禁。

（二）康复护理评定

1. 运动功能评定　包括关节活动范围的测量、肌力评定、肌张力评定、平衡能力评定及步行能力评定。

2. 认知功能评定　采用本顿视觉形状辨别测验、线方向判断测验、人面再认测验等评估视空间能力；采用韦氏量表评估病人的记忆力和智力。

3. 言语障碍评定　通过交流、观察、使用通用量表了解病人有无语言障碍。

4. 精神和心理障碍评定　采用 Beck 抑郁问卷、自评抑郁 / 焦虑量表、汉密尔顿抑郁 / 焦虑量表评估病人心理状态。

5. 吞咽困难评定

（1）反复唾液吞咽测试：病人取坐位，检查者手指置于病人喉结处，观察病人 30s 内吞咽次数和活动度，正常吞咽环甲骨可上下移动 2cm，高龄病人 30s 内完成 3 次即可。

（2）饮水试验：病人取坐位，饮水 30ml，观察记录饮水所需时间、有无呛咳、饮水状况等。

6. 膀胱功能障碍　评估病人有无尿潴留、尿失禁和尿路感染等症状和体征。

三、康复护理原则与目标

（一）康复护理原则

及早制订康复护理计划，安排早期康复治疗，提供合理饮食、心理护理、康复训练及健康指导。

（二）康复护理目标

1. 短期目标　病人能适应角色转变，稳定病情进展；躯体活动能力和吞咽功能逐步提升，减少并控制跌倒发生的次数；能有效积极的沟通，情绪稳定；主动配合康复训练。

2. 长期目标　通过实施物理疗法、作业疗法等康复治疗，最大限度促进 PD 病人功能障碍的恢复，防止失用和误用综合征，减轻后遗症，促使病人早日恢复日常生活活动能力，回归社会。

四、康复护理措施

（一）运动功能障碍的康复护理

以姿势和步态训练为主，提高日常生活自理能力，如吃饭、穿衣、大小便、清洁等活动。具体训练方法如下。

笔记

1. 上肢训练　最大程度维持四肢、躯干的各关节活动范围，尤其是手部精密动作的训练。上肢训练包括触摸下颏、胸部；头后仰、左右转看；肩膀向下，耳朵靠向肩部，最大范围旋转头部，左右交替；

将伸直上肢高举过头，双手向后扣住背部，并往回拉，手置于肩上，面部接触肘部，双肘分开，挺胸；上肢置于头上，肘关节屈曲，双手分别抓住对侧肘部，身体分别弯向两侧。以上动作各做10s，每项重复3～5次。

2. 下肢训练　包括站立、屈身弯腰、手扶墙等。立位，手抓住脚向后拉，左右交替；面向墙站立，双腿稍分开，双膝紧靠，手掌贴墙，身体前倾，感觉小腿肌肉牵拉。坐位，一侧下肢伸直，一侧下肢屈曲，屈曲侧紧靠伸直侧下肢股部，左右交替。双下肢盘坐，双脚掌相对，膝部靠向地板，保持重复。

3. 躯干训练　包括双脚分开、双膝微屈、右臂前伸、向对侧交叉。仰卧位，一侧膝关节屈曲靠近胸部，先左右交替，再同时进行；双臂抱住双膝，缓慢抬头靠近膝部；双手置于头下，一侧下肢伸直，一侧下肢屈曲，交叉向身体对侧，左右交替；腹部伸展，下肢与骨盆紧贴地面，双上肢上举；俯卧，双侧肢体同时上抬。以上动作维持10s，每项重复3～5次。

4. 步行训练　病人目视前方，身体直立，双上肢协同动作与下肢起步合拍，足跟着地，足尖尽量提高，跨步均匀缓慢，步距不宜过大，做各方向转换训练。

5. 重心训练　进行坐起的重心移动训练和平衡训练，病人在关节活动范围内移动重心引起体位反射和防御反应。

（二）认知功能障碍的康复护理

参照颅脑损伤认知康复训练。

（三）语言障碍的康复护理

1. 音量训练

(1) 感知呼吸训练：双手置于腹部，缓慢吸气和呼气，感觉腹部运动，反复进行。

(2) 呼气训练：吸气后呼气，呼气时持续发音（如啊、喔、呃、欧），记录每次发音的持续时间，均匀发音10～15s。

(3) 发音感受：手置于嘴前12cm处，感受讲话时的气流。用力从1数到10，在每一个数字间呼吸。

(4) 朗读字词：首先深吸气，鼓腮吹气、闭唇、咀嚼、微笑。训练时，病人全身放松，大声反复发音。常与病人交谈，辅助其进行语言训练，改善病人沟通能力，提高生活质量。

2. 音词训练　每次发音前先吸气，然后发“啊”或“de、po”音，从轻柔逐渐调高声音至最大，重复数次；连续两遍读同一词语，第一遍音稍低，第二遍增大声音，如“安静 / 安静”“别看 / 别看”。

3. 清晰发音训练

(1) 舌运动：将舌重复伸出和缩回；舌在两嘴角间快速左右移动；环绕上下唇快速环形运动；将舌尽量伸出，用舌尖触及下颌后松弛，重复数次。

(2) 唇和上下颌运动：缓慢、反复进行张嘴闭嘴动作，上下唇用力紧闭数秒，再松弛；快速张嘴和用力闭嘴交替，重复数次。

（四）精神和心理障碍的康复护理

PD病人早期多忧郁，常回避人际交往，拒绝社交活动，整日沉默寡言，多愁善感，闷闷不乐；随病情延长，病人生活自理能力逐渐下降，并丧失劳动能力，产生焦虑、恐惧甚至绝望心理。护士应密切观察病人心理反应，鼓励其表达心理感受，及时给予正确的信息和引导，使其能适应并改善目前状态；鼓励病人多与他人交流，保持良好心态；指导家人多体贴病人。

（五）吞咽困难的康复护理

指导病人进行面肌训练（如鼓腮、伸舌、撅嘴、龇牙等），以改善面部表情和吞咽困难，协调发音；进食时采取坐位或半坐位，保持注意力集中；流涎过多者可使用吸管吸食流质食物；咀嚼能力减退者可给予流质或半流质饮食；进食困难、饮水反呛者应及时给予鼻饲，并做好相应护理，防止误吸或窒息。

（六）膀胱功能障碍的康复护理

尿潴留病人可采取诱导排尿，指导其放松精神，辅以腹部按摩、热敷等；亦可配合穴位按摩或针灸（三阴交、关元穴、阳陵泉等）帮助排尿；必要时给予导尿。

五、康复护理指导

1. 生活护理　随病情发展，病人日常生活自理能力逐渐下降，护士应先了解病人生活所需，做好

笔记

晨、晚间护理；协助行动不便者换衣、洗漱、进食、行走等；对长期卧床者进行床边护理，防止压疮等并发症的发生。

2. 饮食调节　因肢体震颤，病人机体耗能增多，同时存在进食困难或精神抑郁而使食欲减退，导致体内营养不良。饮食护理中应注意增加营养，多进食高热量、高蛋白质、富含维生素的食物。为保持大便通畅，应增加粗纤维食物的摄入。存在咀嚼障碍和吞咽困难者应少量多餐，给予易咀嚼、易消化食物，以促进营养物质的消化和吸收，增强病人体质。

3. 皮肤护理　病人因震颤和不自主运动，出汗多，易造成皮肤刺激和瘙痒感，以及皮肤破损和继发皮肤感染，应保持皮肤卫生；中期病人因运动障碍，卧床时间增多，应勤翻身勤擦洗，以防止压疮。

4. 按时用药　遵医嘱按时合理用药，注意观察药物的不良反应，定期随访复查肝功能，胃肠道有刺激的药物宜饭后服用。告知病人及家属用药的剂量、时间、副作用，以及出现不良反应的处理方法等。

5. 康复训练　鼓励病人维持和培养兴趣爱好，参加适当运动和体育锻炼，以延缓身体功能障碍的发生和发展，提高生活质量。

6. 就诊指导　定期门诊复查，动态了解血压变化和肝肾功能、血常规等指标。如病人出现发热、外伤、骨折或运动障碍、精神智能加重时，应及时就诊。

（栾雅淞）

思考题

1. 病人，男，68 岁，既往有高血压病史 10 年，糖尿病史 5 年。今晨突发左侧肢体无力，饮水呛咳，言语模糊。体格检查：神志清楚，血压 158/79mmHg，随机血糖 11.8mmol/L，左侧肢体肌力 1 级，右侧肢体肌力 4 级。该患应选择何种进食方式？

2. 病人，男，35 岁，因工地施工过程中，头部外伤急诊入院，诊断为重型颅脑损伤。头颅 CT 示右侧颞顶骨骨折、头皮挫伤、右侧额颞顶颅板下出血、蛛网膜下腔出血。入院后予急诊行颅脑去骨瓣减压术及血肿清除术。现术后第 3 天，病人意识呈浅昏迷状态，双侧瞳孔等大等圆，直径约 2mm，对光反射灵敏，GCS 评分 7 分，查体不合作。护士应对该患采取哪些康复护理措施？

3. 病人，男，42 岁，因不慎从高处坠落造成腰部脊椎骨折，脊髓挫裂伤，二便失禁。经住院治疗 2 个月后，病情好转回到家中进行后续治疗。病人双下肢肌力 2 级，双下肢肌肉萎缩，食欲、睡眠尚可。外出使用轮椅。护士应如何对该病人进行肌力训练？该病人可采用哪种轮椅和床 / 座椅的转移方法？

4. 患儿，男，4 岁，32 周早产。目前运动发育迟滞，肌张力增高，因股四头肌、髋关节内收肌群明显痉挛，行走时身体不能直立，足尖着地，呈剪刀步态；上肢表现为前臂旋前、指关节屈曲，手指尺偏。入院诊断为脑性瘫痪（痉挛型）。如何对患儿进行睡眠及各种姿势的康复护理？如何指导家长对患儿进行穿脱衣物？

5. 病人，男，71 岁，2 年来无诱因逐渐出现行动缓慢，活动不利，行走困难，步幅小，行走前冲，行走时上肢无前后摆动，呈前倾屈曲体态。双手有震颤，双侧肢体肌张力呈齿轮样增高，双上肢向前平伸时可见 4～5 次 /min 震颤，近 2 个月有加重趋势。双手指鼻试验正常，无认知和感觉障碍，无锥体束损害阳性表现，脑 CT 检查有脑萎缩和腔隙性脑梗死。结合目前运动功能障碍，护士如何对该病人进行康复护理？

思路解析　　扫一扫，测一测

第六章 运动系统疾病的康复护理

06章 PPT

学习目标

1. 掌握颈椎病、肩周炎、腰椎间盘突出症、骨折及关节置换术病人的康复护理措施及指导。
2. 熟悉颈椎病、肩周炎、腰椎间盘突出症、骨折及关节置换术的主要功能障碍及评定方法。
3. 了解颈椎病、肩周炎、腰椎间盘突出症、骨折及关节置换术的概述及康复护理原则与目标。
4. 能够正确运用运动系统疾病的康复护理措施及指导为临床病人提供康复护理服务。
5. 具有尊重病人、保护病人安全的意识。

第一节 颈 椎 病

情景导入

随着社会的进步和发展，手机等电子产品走入千家万户，其使用频率的增加引起很多疾病的发生，如人们罹患颈椎病、白内障及腰椎病等疾病的发病率增高。其中，颈椎病虽为退行性疾病，但其发病年龄越来越年轻化。为更好地提高人们的日常保健意识，积极进行康复护理宣教显得尤为重要。

请思考：

1. 颈椎病的分型有哪些？
2. 如何对颈椎病病人进行康复护理及指导？

一、概述

颈椎病（cervical spondylosis）是颈椎间盘退行性改变及其继发的病理改变，刺激或压迫邻近的神经根、脊髓、椎动脉及交感神经等而引起相应的一系列临床表现。其主要表现为颈部不适及肩背疼痛、感觉异常、上肢麻木及（或）乏力、头晕、耳鸣、恶心、发作性昏迷、猝倒等，故又称颈椎骨性关节病。多见于中老年人，发病率约为10%～20%，从事长期伏案工作者发病率高，性别间无差异。

（一）病因

颈椎位于活动的头颅与相对固定的胸廓之间，由于处于特殊的位置，既要求有高度的灵活性，又要求有一定的稳定性。因此，引发颈椎病的病因多样，病理过程复杂，其发病主要与下列因素有关。

1. 内因　颈椎间盘生理性退行性改变或突出是本病的内因。

2. 外因　慢性劳损、急性损伤、不适当的治疗和锻炼，颈椎失稳、椎关节错位、骨质增生等。

3. 其他　颈椎的先天畸形，如椎体融合、先天性椎管狭窄等；不良的生活习惯、工作姿势不当、睡眠体位欠佳、外力伤害等均为引起颈椎病的直接原因。

（二）诊断要点

颈椎病的典型临床表现为颈、肩、背及上肢疼痛，甚至四肢麻木，可伴有头痛、头晕、耳鸣、耳聋、视物不清等。因颈椎间盘突出程度、部位及骨质增生的部位不同，颈椎病常受累的颈椎节段依次为C_5～C_6、C_6～C_7、C_7～T_1。临床上将颈椎病分为颈型、神经根型、脊髓型、椎动脉型、交感型和混合型等六种类型。

1. 颈型颈椎病　为颈椎病早期型，好发于年轻人。

（1）症状：颈项强直、疼痛、可伴有整个肩背疼痛发僵感，多于夜间或晨起时发病，反复发作，可自然缓解。

（2）影像学检查：X线正侧位片一般无异常或有轻微颈椎曲度变直。

2. 神经根型颈椎病　是临床中最常见的一种类型，占50%～60%，主要表现为颈部活动受限，颈、肩部疼痛。

（1）症状：上颈椎病变为颈椎疼痛，向枕部放射，枕部感觉障碍或皮肤麻木；下颈椎病变为颈肩部疼痛，可向前臂放射，手指呈神经根性分布的麻木和疼痛，可伴有头痛、头晕、视物模糊、耳鸣等表现。

（2）体征：颈部活动明显受限，患侧颈椎棘突、横突、冈上窝、肩胛内上角和肩胛下角有明显压痛点，压顶试验等特征性试验阳性，手肌肉萎缩，上肢皮肤感觉异常。

（3）影像学检查：X线平片、CT、MRI检查显示异常，有颈椎生理曲度改变、椎体骨质增生、椎间盘突出、椎间隙狭窄、脊神经受压等改变。

3. 脊髓型颈椎病　是颈椎病中最严重的一种类型，占10%～15%。

（1）症状：一侧或双侧肢体发麻无力，抬步沉重，步态笨拙，行走困难，严重时可见大小便功能障碍甚至瘫痪。

（2）体征：腱反射亢进、肌张力增高，霍夫曼征、罗索利莫征、巴宾斯基征等病理反射阳性。

（3）影像学检查：脊髓造影、CT、MRI显示硬膜囊或脊髓受压。

4. 椎动脉型颈椎病　占10%～15%。

（1）症状：发作性眩晕，可伴有恶心、呕吐、耳鸣、耳聋，突然摔倒。

（2）体征：颈部有压痛，椎动脉扭曲试验阳性，低、仰头试验阳性。

（3）影像学检查：X线片可见钩椎关节增生；椎动脉造影可见椎动脉变形或受压现象。

5. 交感神经型颈椎病　约占10%。

（1）症状：头晕、头痛、偏头痛、头沉重感、视物模糊、耳鸣、耳聋、心慌、血压不稳、疲劳、失眠等。

（2）体征：颈部活动多正常，有棘突位移征，颈椎棘突间或关节突关节周围软组织压痛，膝反射活跃伴有心率过缓或过速，血压偏高或偏低。

（3）影像学检查：X线侧位片显示颈椎生理弧度加大，椎间隙变窄，椎体前后缘有骨刺形成等。

6. 混合型颈椎病　兼有上述两种以上类型的症状和体征。

二、主要功能障碍及评定

（一）主要功能障碍

根据分型不同，颈椎病存在不同的功能障碍。

1. 神经根型颈椎病　常出现上肢、手的麻木、无力等上肢功能障碍，病程长者上肢肌肉可出现萎缩。患侧上肢的上举、外展和后伸均有不同程度受限，严重者可影响ADL能力。

2. 脊髓型颈椎病　根据其严重程度，出现四肢麻木、无力、步态异常等，影响肢体功能，严重者导致截瘫。

3. 椎动脉型颈椎病　一般影响四肢功能，轻度影响生活和工作，但头晕严重者亦可影响病人的ADL能力。

4. 交感型颈椎病　多不影响四肢功能，以交感神经受刺激为主要功能障碍。

笔记

（二）康复护理评定

颈椎病的评定可通过疼痛程度、颈椎活动范围进行单项评定，也可从症状、体征及影响 ADL 的程度进行综合性评定。针对疼痛可采用 VAS 划线法进行评定；针对颈椎活动范围可采用方盘量角器对颈椎屈曲、伸展、侧弯及旋转的角度进行具体测量；综合性评定可针对颈椎病的分型，选用不同量表进行测定。

1. 特征性检查

（1）椎间孔挤压试验：又称压顶试验（Spurling 试验），用于检查神经根型颈椎病。病人取坐位，检查者站在病人身后，双手重叠向下按压病人头顶，若病人疼痛酸麻的感觉向上肢放射，为阳性。

（2）臂丛牵拉试验（Eaton 试验）：用于检查神经根型颈椎病。病人取坐位，颈部前屈，检查者一手将病人头推向健侧，另一手握住病人手腕向相反方向牵拉，若病人出现肩臂放射性疼痛或麻木，为阳性。

（3）椎动脉扭曲试验：用于检查椎动脉型颈椎病。病人坐位，检查者站在病人身后，双手抱住病人头枕两侧，将病人头向后仰，同时转向一侧，若出现眩晕症状，为阳性。

（4）屈颈试验：用于检查脊髓型颈椎病。病人取仰卧，上肢自然放于躯干两侧，下肢伸直，嘱病人抬头屈颈，若出现上、下肢放射性麻木者，为阳性。

2. 专项评定

（1）神经根型颈椎病评估：可采用日本学者田中靖久等人编制的评估量表（表 6-1）进行评定，正常值为 20 分。

表 6-1　神经根型颈椎病评估量表

项目	功能状态	要点
疼痛与不适（颈肩部、上肢、手指各 3 分）	没有	3
	时有	2
	常有或有时严重	1
	常很严重	0
感觉	正常	2
	轻度障碍	1
	明显障碍	0
肌力	正常	2
	轻度减退	1
	明显减退	0
腱反射	正常	1
	减弱或消失	0
椎间孔挤压试验	阴性	3
	颈肩痛（+），颈椎运动受限（−）	2
	颈肩手痛（+），颈椎运动受限（−）	1
	颈肩痛（+），颈椎运动受限（+）	0
	颈肩手痛（+），颈椎运动受限（+）	0
工作和生活能力	正常	3
	不能持续	2
	轻度障碍	1
	不能完成	0
手的功能	正常	0
	仅有无力、不适而无功能障碍	−1
	有功能障碍	−2

笔记

（2）脊髓型颈椎病：可采用日本骨科学会（JOA）的17分评价法（表6-2），正常得分17分。

表6-2　脊髓型颈椎病评价表

项目	功能状态	评分
上肢运动功能	不能自己进食	0
	不能持筷，但能持勺进食	1
	手不灵活，但能持筷进食	2
	持筷进食及做家务有少许困难	3
	无障碍，但有病理反射	4
下肢运动功能	不能行走（卧床不起）	0
	用拐可在平地行走少许	1
	可上下楼梯，但需扶扶梯	2
	行走不稳，也不能快走	3
	无障碍，但有病理反射	4
感觉（上肢、下肢、躯干各2分，总计6分）	严重障碍	0
	轻度障碍	1
	正常	2
膀胱功能	尿闭	0
	尿潴留，使大劲排尿	1
	排尿异常	2
	正常	3

三、康复护理原则与目标

（一）康复护理原则

1. 提高病人的防病意识，增强康复治疗信心。

2. 掌握康复护理方法，提高康复进程。

3. 循序渐进，持之以恒。

（二）康复护理目标

1. 短期目标　减轻颈神经根、硬膜囊、椎动脉和交感神经的受压与刺激；解除神经根的粘连与水肿；缓解颈、肩、臂肌痉挛；治疗软组织劳损，恢复颈椎稳定性；解除疼痛，减轻病人焦虑情绪，增加心理舒适感。

2. 长期目标　加强功能锻炼，加强颈部姿势的调整，采取合理的康复护理措施，使病人不舒适的症状减轻或得到控制。

四、康复护理措施

颈椎病的治疗主要是采用非手术疗法，而对于症状严重、非手术疗法治疗无效者，可考虑手术，术后也应尽早开始康复治疗和康复护理。

（一）注意休息

休息是颈椎间盘疾病治疗的基础，可促使急性椎间盘突出者的软组织损伤修复，减轻慢性椎间盘病变者的炎症反应。因此，选择合适的枕头及床铺，以及采取正确的睡姿，能有效减轻颈椎病的症状，起到很好的保健预防作用。

1. 选择合适的枕头　颈部姿势对颈椎病症状有明显影响，枕头是颈椎的保护工具，故枕头的选择一定要适合颈部的生理要求。

（1）枕头的形状：曲线造型的枕头比较符合颈椎生理弯曲，枕芯可承托颈椎全段，使颈椎得到充分的松弛和休息；枕芯透气性良好，避免因潮湿而加重颈部不适。

笔记

（2）枕头的长度：一般为40～60cm，或超过自己肩宽10～16cm为宜，以确保在睡眠体位变化时，始终能支持颈椎。

（3）枕头的高度：以醒后颈部无任何不适为宜。合适的高度能防止颈椎病的发生与发展，一般以仰卧位时头枕于枕上，枕中央在受压状态下高度 8～15cm 为宜；枕的两端应比中央高出约 10cm，以侧卧时与肩同高为宜。枕头宜置于颈后，保持头部轻度后仰，使之符合颈椎的生理曲度。

图片：枕头的选择

2．选择合适的床铺　应选择具有较好透气性、符合人体各部位生物力学要求的床铺，有利于保持颈椎、腰椎的正常生理曲线，维持脊柱的平衡状态。

3．保持良好的睡姿　良好的睡姿对脊柱的保健十分重要。睡眠应以仰卧为主，头放于枕头中央；侧卧为辅，左右交替，侧卧时左右膝关节微屈对置。俯卧、半俯卧、半仰卧或上、下段身体扭转而眠，均属不良睡姿，应及时纠正。

4．纠正生活中的不良体位　注意调整桌面或工作台的高度，长时间视物时，应将物体放置于平视或略低于平视处；长时间固定某一姿势时，应每 2h 改变头颈部体位，定期远视，有利于缓解眼睛和颈部的疲劳。

（二）颈椎制动

制动可解除颈椎病急性期颈部肌肉痉挛，缓解疼痛；减少突出的椎间盘或骨赘对脊髓、神经根及椎动脉的刺激；术后制动为手术部位获得外在稳定，有利于术后康复。因长期制动可引起颈背部肌肉萎缩、关节僵硬，不利于颈椎病康复，故仅在颈椎病急性发作时使用。

1．颈托　上面托住下颌和枕骨、下面抵住双肩、前面胸部和后面背部稍延长以阻止前后活动。颈托的活动度较围领小，制动效果好。在使用时其高度必须合适，以保持颈椎处于中立位（图 6-1）。

2．围领　由石膏或塑料加垫制作而成，轻便易携带。围领制动范围小，可自由拆卸。当颈椎病急性发作时，选用高度适宜的围领，其制约和保护作用有助于组织的修复和症状的缓解。

3．支架　由皮革和钢条制作，前面两钢条上端为下颌托、下为胸部护片；后面两钢条上端为枕骨托、下为背部护片，各有三条皮带前后联系，中间皮带通过肩部两块垫片，收紧皮带可使枕颌与两肩间距加大而增加牵引力。

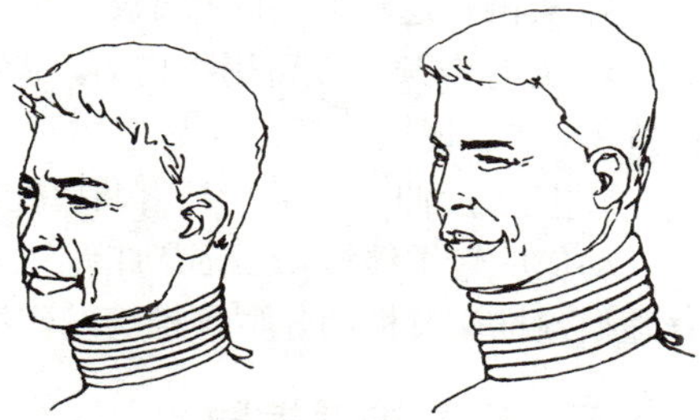

（1）　　（2）

图 6-1　充气式颈托

（三）颈椎牵引

1．牵引作用　颈椎牵引是治疗颈椎病的有效疗法，可解除颈肌痉挛，扩大椎间隙，增大椎间孔，减轻颈椎间盘压力，解除血管神经受压，改善神经根袖内血液循环，消除淤血、水肿，伸张扭曲的椎动脉，拉开被嵌顿的关节突关节滑膜等。严重脊髓型颈椎病和有明显颈椎节段性不稳者要慎用。

2．牵引方法　多采用枕颌带牵引。

（1）坐位牵引法：病人取坐位，充分放松颈部、肩部及整个躯体肌肉。牵引角度以颈椎前倾 10°～30° 为宜，避免过伸位。牵引重量根据病人体重、性别、体质和病情等不同而灵活掌握，通常从 3～4kg 开始，每日或隔日加 1kg，最大不超过人体 1/4 重量。牵引时间以每次 15～30min 为宜，每 10 次为 1 疗程，可持续数个疗程直至症状基本消除（图 6-2）。

图片：颈椎坐位重锤牵引

（2）仰卧位牵引法：年老体弱、眩晕或病情较重者可采用仰卧位牵引。牵引重量一般为 2～3kg，持续牵引 2h 后休息 15min，然后再作牵引，每日牵引总时间可达 10～14h。因持续卧位会给病人带来诸多不利，故症状好转后即可进行坐位牵引。

3．牵引注意事项　牵引过程中应掌握好牵引角度、牵引时间和牵引重量这三个要素。护士应仔细观察病人病情变化，及时做相应处置，一旦发现病人出现头晕、恶心、窒息感等不适和症状加重情况，应立即停止牵引或调整牵引重量、时间及角度。

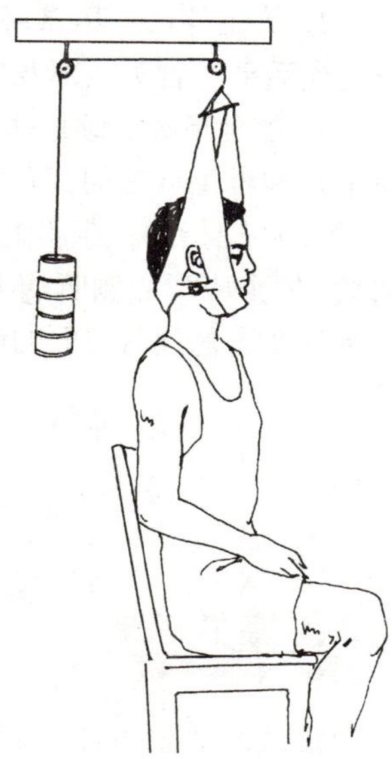

图 6-2　坐位枕颌带牵引法

（四）物理治疗

可镇痛、解痉、消除神经根的炎症、水肿、减轻粘连、改善局部组织血液循环、调节自主神经功能、促进神经功能恢复。临床上理疗种类较多，可根据病人病情选用直流电药物离子导入、超短波治疗、调制中频电治疗、低磁疗法、超声波治疗及红外线治疗等。在急性椎间盘突出压迫椎间孔的神经根时，禁用较强烈的热疗；高频治疗时病人身上不能携带金属物，颈椎手术有内固定钢板和人工心脏起搏器者禁用此疗法。密切观察各种治疗后病人的皮肤情况、治疗效果及不适应症状。

图片：颈椎病推拿手法

（五）推拿手法治疗

在头颈、肩背和上肢等部位和穴位采用推拿手法操作，能够疏通经络，缓解疼痛。治疗前应向病人介绍推拿手法治疗的原理及作用，取得其主动配合；在操作中切忌动作粗暴，随时观察病人的反应，如有不适和异常情况，立即停止。

微课：颈椎病推拿手法治疗

（六）针灸治疗

包括针刺疗法和灸法。常用的主穴有大椎、天柱、后溪、颈椎夹脊穴；配穴有风府、风门、膈俞、合谷、太冲等穴；一般每日 1 次，每次留针 20～30min，10 次为 1 个疗程。

（七）运动疗法

颈椎操是针对颈肩部退行性改变和颈椎病专门设计的一种医疗体操。

图片：颈椎病针灸治疗

1. 头前屈后伸运动　头颈部缓慢进行前屈后伸运动。

2. 头侧屈运动　头用力向一侧弯曲，停留 3s，还原；然后用力向另一侧弯曲，停留 3s，还原。

3. 头侧转运动　头向左旋转至最大角度，眼望左前方，再将头向右侧旋转至最大角度，眼望右前方。

4. 夹背牵颈　双臂用力向后，尽量使两侧肩胛骨靠拢；同时挺胸，头稍低，下颌内收，后颈上拔，保持 3s，然后还原。

5. 抗阻后伸　双手交叉紧贴后枕部，头颈用力后伸，双手则尽量阻止，持续 3s 后还原。

动作应轻柔缓慢，逐渐增加动作幅度和运动量。每项活动重复 10 次，每日 1 次，20 次为 1 疗程。脊髓型颈椎病及椎动脉型颈椎病发作期应限制运动，骨质增生明显者需慎重进行。

图片：颈椎操

五、康复护理指导

1. 纠正不良姿势　指导病人在日常工作中注意保持正确的体位。长期伏案工作者应定时改换头部体位，合理调整头与工作面的关系，不宜长期低头或仰头工作。休息时选择合适高度的枕头和正确的睡姿，纠正生活中不良体位，避免颈部过屈及过伸。

2. 防止受凉　颈部应注意保暖。夏季衣服穿着适当，避免风扇、空调直接吹向颈部；冬季可穿高领衫及围巾保护颈部。

3. 防止外伤　尽量避免颈椎意外损伤。乘车时不打瞌睡，平时劳作及体育锻炼避免过大负荷或不适当活动。若头颈部发生外伤，应及时就医、早期诊断及治疗。

4. 饮食指导　颈椎病多由椎体增生、骨质疏松等引起，故病人应以富含钙、蛋白质、维生素 B、维生素 C 和维生素 E 的饮食为主，如牛奶、鱼、黄豆、瘦肉、猪尾骨、海带、紫菜、木耳等。

5. 心理指导　颈椎病病人因疾病病程长、症状明显，会出现不同程度的焦虑、紧张、烦躁等不良情绪，护士应耐心倾听病人的诉说，同情病人的感受，及时疏导其不良情绪，耐心解答病人提出的关于治疗及康复预后方面的问题，增强病人战胜疾病的信心，使其主动配合治疗。

（陈　轶）

第二节　肩　周　炎

情景导入

常做劳动家务者，因其整个上肢及肩部不停进行活动，长期处于紧张状态，易造成肩部损伤，致使肩周炎发生；长期进行伏案工作及电脑操作者、突然发力进行肩周运动、外伤等均为肩周炎的好发

笔记

原因。对肩周炎病人进行有效的康复护理训练及指导有重要的临床意义。

请思考：

1. 肩周炎的临床分型有哪些？

2. 如何对肩周炎病人进行康复护理及指导？

一、概述

肩周炎（scapulohumeral periarthritis），是肩关节周围炎的简称，是指肩周肌肉、肌腱、滑囊及关节囊的慢性损伤性炎症，又称粘连性肩关节囊炎，俗称五十肩、凝肩、漏肩风等。因关节内外黏性，以活动时疼痛、功能受限为临床特点。多见于40～50岁人群，女性多于男性，常因天气变化及劳累诱发；左肩多于右肩，亦可两侧先后发病。本病有自愈趋势，一般可达两年左右，常因功能障碍就诊。

（一）病因

1. 肩部原因　因肩关节周围组织退变，从而对各种外力的承受能力下降；肩关节周围软组织劳损、长期过度劳动、姿势不良等所致的慢性致伤力，波及关节囊及周围软组织，引起关节囊的慢性炎症和粘连；外伤后肩部固定过久，活动减少，造成局部血液循环不良，肩关节周围组织继发萎缩、粘连。

2. 外部因素　颈椎源性肩周炎即指颈椎病引起的肩周炎；冠心病病人因疼痛主要位于胸骨后部，常可放射到肩、上肢或背部，左肩及左上肢尤为多见；心脏病、肺结核、胆道疾病等亦可发生肩部牵涉痛。

3. 其他　本病发生尚与精神心理因素、内分泌紊乱及自身免疫反应等有关。

（二）诊断要点

1. 体征　可见肩部活动明显受限，肩关节以外展、外旋、后伸受限最为明显，少数为内收、内旋受限，前屈受限较少。压痛点不太固定，在肩前方的喙突外侧肱骨间沟、肩峰下及肩峰后可见肩胛肌、冈上、冈下肌及三角肌萎缩。有时因并发上肢血液循环障碍或血管痉挛而出现手部肿胀、发凉，手指活动时疼痛不适等。

2. X线检查　常规X线摄片检查多正常，病程久可显示骨质疏松，偶有肩袖钙化。肩关节造影可见关节囊收缩、关节囊下部褶皱消失。对颈椎、臂丛、胸部疾病的检查需注意，勿忽略胸锁关节检查，应考虑肿瘤转移。

（三）临床分期

1. 疼痛期　又称早期、急性期或冻结进行期，持续10～36周。此期主要表现为肩关节周围的剧烈疼痛，夜间加重，常为持续性，表现不一。

2. 僵硬期　又称中间期、慢性期或冻结期，持续4～12个月，随病变加剧进入冻结期。此期主要表现为疼痛症状减轻或消失，但压痛范围仍较广泛。做外展及前屈运动时，肩胛骨随之摆动而出现"抬肩"现象。各方向的活动范围明显缩小，以外展、外旋、上举、后伸等最为显著，甚至影响日常生活，如梳头、穿脱衣服、向后背系扣等动作均有一定程度的困难。严重者可见三角肌、冈上肌、冈下肌等肩胛带肌，尤其是三角肌失用性萎缩。

3. 恢复期　又称末期、解冻期或功能恢复期，持续5～26个月。该期仅少数病人有轻微疼痛，多数病人肩部疼痛基本消失，且随日常生活、劳动及各种治疗措施的进行，炎症逐渐消退，疼痛逐渐减轻，肩部粘连缓慢性、进行性松懈，活动度逐渐增加，肩关节周围关节囊等软组织的挛缩、粘连逐渐消除，外旋活动首先恢复，继则为外展和内旋活动。该期多数病人肩关节功能恢复到正常或接近正常，但肌肉萎缩则需长时间锻炼才能恢复正常。

0607
微课：肩周炎的临床分期

二、主要功能障碍及评定

肩周炎为自限性疾病，预后良好，但处理不当会加重病变，延长病期，遗留永久性功能障碍。

（一）主要功能障碍

1. 肩部疼痛　疼痛是最突出的症状。疼痛点一般位于三角肌及其邻近区域，如疼痛诱发肌肉痉挛，其疼痛范围可较为广泛，可沿上臂后侧放射至肘部，亦可扩大到腕部或手指。早期肩部疼痛呈阵发性，多为慢性发作，随后疼痛逐渐加剧或呈钝痛、刀割样痛，且呈持续性，常于气候变化或劳累后加重。

笔记

2. 功能障碍　肩关节活动受限多发生于疼痛症状明显后的3～4周。活动以外展、上举和内旋受限较为明显，其次为外旋，肩关节屈曲受累较轻，常影响病人的日常生活活动。

（二）康复护理评定

肩周炎的评估侧重于疼痛的程度评估（可采用视觉类比法）及肩关节的ROM测量。因肩关节活动受限（外展、内旋、外旋受限明显）严重影响病人的日常生活活动，故可进行ADL评估等。表6-3为Rewe肩功能评定。

表6-3　Rewe肩功能评定标准

项目	功能状态	评分
疼痛	无疼痛	15
	活动时轻微疼痛	12
	活动时疼痛	6
	活动时中度或严重疼痛	3
	严重疼痛，需依靠药物	0
稳定性	肩部在任何位置都坚强而稳定	25
	肩部功能基本正常，无半脱位或脱位	20
	肩部外展、外旋受限，轻度半脱位	10
	复发性半脱位	5
	复发性脱位	0
功能	正常功能：可进行所有的日常生活和体育娱乐活动；可提重12kg以上；可游泳、打网球和投掷等	25
	中等程度受限：可进行一般的日常生活活动；可游泳和提重6～8kg；可打网球，但打垒球受限	20
	头上方的工作中度受限：提重物中度受限（<4kg）；田径运动中度受限；不能投掷和打网球；生活自理能力差（如洗脸、梳头等活动，有时需帮助）	10
	明显功能受限：不能进行通常的工作和提物；不能参加体育活动；没有帮助，不能照顾自己的日常生活活动	5
	上肢完全残疾	0
运动	外展：151°～170°	15
	前屈：120°～150°	12
	91°～119°	10
	61°～90°	7
	31°～60°	5
	<30°	0
	内旋拇指触至肩胛角	5
	拇指可触及骶尾部	3
	拇指可触及股骨粗隆	2
	拇指可触及股骨粗隆以下	0
	外旋（上臂放在一侧）：80°	5
	60°	3
	30°	2
	<30°	0
肌力（与对侧肩部对比，可用徒手、拉力器或Cybex）	正常	10
	良好	6
	一般	4
	差	0

注：总评分≤40分为差；69～50分为一般；84～70分为好；100～85分为优秀

三、康复护理原则与目标

（一）康复护理原则

根据肩周炎的不同临床分期或不同症状的严重程度，采取相应的康复护理措施。

（二）康复护理目标

1. 短期目标　解除疼痛，预防关节功能障碍。

2. 长期目标　继续加强功能锻炼，增强肌肉力量，恢复三角肌等肌肉的正常弹性和收缩功能，提高病人的日常生活活动水平，达到全面康复和预防复发。

四、康复护理措施

（一）生活护理

生活中注意局部保暖，劳逸结合；在空调房内，勿坐于冷风口前，以免肩关节受寒；夏季夜晚不宜在窗口、屋顶睡觉，以免肩关节长时间受冷风吹袭。

（二）缓解疼痛

肩周炎病人的肩关节及周围组织的疼痛具有持久性，夜间自觉加重，影响睡眠。早期可服用消炎镇痛或舒筋活血药物、外用止痛喷雾剂或红花油等；为消除肌肉痉挛、防止粘连、缓解疼痛，亦可应用物理因子治疗，如高频治疗（短波、超短波或微波等）、电疗法、超声波治疗、中药局部熏蒸、红外线局部照射等。

（三）体位摆放

良好的体位摆放，即良肢位能有效缓解患侧肩关节的疼痛。病人仰卧，于患侧肩下放一薄枕，使肩关节呈水平位，以使肌肉、韧带及关节获得最大限度地放松与休息；亦可嘱病人健侧卧位，于胸前放一软枕，将患肢放置其上。为减少对患侧肩的挤压，一般不采取患侧卧位；因俯卧位不利于保持颈、肩部的平衡及生理曲度，且影响呼吸道通畅，故应努力加以纠正。

（四）手法治疗

1. 关节松动术　主要用来活动、牵伸关节，改善血液循环、减轻肌痉挛、松解关节的粘连等。治疗时，病人身体完全放松，感到舒适。在手法操作过程中，应达到患侧肩关节的痛点但不超过痛点，超过僵硬点。切忌手法粗暴，避免出现骨折、脱位等并发症。

2. 推拿手法　在疼痛期推拿宜采用轻手法，待疼痛减轻后可进行主动运动，以增强代谢、消除水肿、缓解疼痛，进而保持肩关节功能。常用的手法有推法、拿法、揉法、弹拨法等，作用于患肩的浅层组织和深部肌群。冻结期和恢复期可采用稍重手法，并结合被动运动，以缓解疼痛、松解粘连，扩大无痛活动范围，恢复局部肌肉功能。常用的手法有摇法、抖法、分筋法等，作用于深层组织。

（五）针灸治疗

针灸治疗适用于肩周炎的各个分期，常配合推拿手法使用，能起到通经活络、活血化瘀的作用。常用的腧穴有肩髃、肩贞、曲池、手三里、外关等。每次选用4～8穴，每日或隔日1次，10次为1个疗程。

知识拓展

针灸治疗肩周炎的研究进展

平衡针灸学是在继承传统医学的基础上，吸收现代科学理论而发展起来的一门现代针灸学。是以中医的心神调控学说和西医的神经调控学说为理论基础，形成的针灸与心理-生理-社会-自然相适应的整体医学调控模式。研究证实，平衡针灸法通过刺激病人的神经支干和神经干，刺激信号将指令信息快速送往高级中枢系统，然后调控指挥中心，在最短时间内调整病人的高级中枢指挥系统，从而调动中枢递质，有效改善病人局部血液循环、恢复病人生理功能、促进炎性介质的代谢。

在临床治疗中，平衡针灸法以入针平衡为核心思想，激发病人身体内的物质及能量，从而促进病人机体状态的良性转归。平衡针灸法的主要作用为促进炎性介质的吸收及病人组织的恢复、提高组织痛阈、松解粘连组织、调整神经通道。

笔记

五、康复护理指导

1. 用药指导　肩周炎病人痛点局限时，可局部注射醋酸泼尼松或复方倍他米松，以缓解疼痛。持续疼痛影响夜间入睡时，可短期服用非甾体抗炎药，并口服适量肌松弛剂。

2. 日常生活指导　日常生活中，应防寒、防过劳、防外伤。尽量减少使用患侧手提取重物或过多活动肩关节，以避免进一步造成疲劳性损伤。肩关节劳损或损伤后应及时治疗，以免遗留后遗症。老年人每日应进行各种体育训练，如体操、扩胸器、哑铃、太极拳等。

3. 心理指导　改变病人对疼痛的认知及处理，帮助其学习自我控制和自我处理疼痛的能力，教会病人肌肉完全运动、腹式深呼吸和局部自我按摩等方法。

0608

肩周炎的自我锻炼指导

4. 注意保护　在同一体位下，避免患侧肩关节长时间负重，如患肢提举重物等。维持良好姿势，减轻对患侧肩关节的挤压。疼痛明显时，注意患侧肩关节的休息，防止过多运动，同时避免再次发生疲劳性损伤；疼痛减轻时，尽量使用患侧进行 ADL 技能训练。

第三节　腰椎间盘突出症

情景导入

我国腰椎间盘突出症的发病人数已超过 1000 万人，该病是临床常见的引起腰痛和腰腿痛的主要疾病，采用的治疗方法包括推拿、针灸、理疗、牵引、中药等保守治疗；臭氧治疗、胶原酶髓核溶解术及椎间孔镜下髓核切除等微创治疗；开放性手术治疗等。对腰椎间盘突出症病人进行有效的康复护理训练及指导尤为重要。

请思考：

1. 腰椎间盘突出症的分型有哪些？
2. 如何对腰椎间盘突出症病人进行康复护理及指导？

一、概述

腰椎间盘突出症（lumber disc herniation，LDH）是由于椎间盘退变、纤维环破裂、髓核组织突出压迫和刺激神经根所表现的一种综合征，是骨伤科的常见病、多发病，也是腰腿痛最常见原因之一。腰椎间盘突出症好发于青壮年，男女比例约为（4～6）∶1，L_4～L_5、L_5～S_1 突出占 90% 以上，随年龄增长，L_2～L_3、L_3～L_4 发生突出的危险性增加。

（一）病因

1. 腰椎间盘退行性改变　随年龄增长，退变的腰椎间盘纤维环和髓核含水量逐渐减少，使髓核张力下降，椎间盘变薄、变脆，再加之长期的积累性劳损，当腰椎遇到一定外力或腰椎间盘压力突然升高时，即可造成纤维环破裂，髓核突出。

2. 外伤因素　约 1/3 病人有不同程度外伤史，如弯腰搬重物时腰部负荷过重、腰部急性扭伤、摔倒时臀部着地等均可引起。

3. 其他因素　受凉、妊娠、肥胖可成为诱发因素；还与遗传、吸烟、工作生活中不良姿势等有关。

（二）分型

临床中，根据腰椎间盘的髓核突出程度分为以下四种类型。

1. 膨出型　又称腰椎间盘膨出，是椎间盘突出的早期改变。纤维环有部分破裂，而表层完整，髓核因压力而向椎管局限性隆起，但表面光滑。

2. 突出型　又称腰椎间盘突出症，是临床上最常见的一种类型。纤维环大部分或完全破裂，髓核突向椎管，仅有后纵韧带或一层纤维膜覆盖，表面高低不平或呈菜花状。

3. 脱出型　又称腰椎间盘脱出。破裂突出的椎间组织或碎块脱入椎管内或完全游离，除引起神经根症状，还易压迫马尾神经，因保守治疗不佳，临床上多进行手术治疗。

笔记

4. Schmorl结节及经骨突出型 前者是髓核经上、下软骨板的发育性或后天性裂隙突入椎体松质骨内，后者是髓核沿椎体软骨终板和椎体间的血管通道向前纵韧带方向突出，形成椎体前缘的游离骨块。两种类型临床上仅出现腰痛，而无神经根症状，无需手术治疗。

（三）诊断要点

1. 体征 腰椎生理曲度消失，平腰或前凸减小，可出现侧凸。腰椎活动度明显受限，活动时症状明显加重，在棘突、棘突间隙及棘旁有压痛，压痛点出现于受累神经分支或神经干，如臀部、坐骨切迹、腘窝正中及小腿后部等。

2. 影像学检查 X线正、侧位片可见，腰椎侧弯、椎体偏歪、旋转、小关节对合不良，椎间隙左右不等宽。CT检查可见椎间盘后缘有半弧形后突软组织密度影，硬膜囊受压变形、移位、消失。MRI检查可显示椎间隙变窄及椎间盘退变。

二、主要功能障碍及评定

（一）主要功能障碍

1. 腰痛 95%以上的腰椎间盘突（脱）出症病人有此症状，反复发作；腰痛程度轻重不一，一般休息后症状可减轻，咳嗽、喷嚏或用力排便时均可使疼痛加重。

2. 下肢放射痛 97%的病人出现坐骨神经痛，疼痛从下腰部向臀部、大腿后方、小腿后侧直至足部放射。

3. 神经功能障碍 出现麻木、疼痛敏感及感觉减退等感觉障碍；肌力减退等运动神经障碍，少数较严重病人可出现完全性的肌力丧失；神经反射功能亢进、减弱或消失的反射功能障碍。

4. 腰部活动受限 腰部在各方面活动均受限，尤以后伸障碍明显。少数病人前屈时明显受限。

5. 步态和姿势异常 病情较重者可出现步行缓慢及间歇性跛行。间歇性跛行又称疼痛性跛行，患肢迈步较小，常以足尖着地，着地后迅速更换到健侧足，导致步态急促不稳。

6. 心理障碍 长期慢性腰腿疼痛，下肢感觉障碍，给病人带来很大痛苦，严重影响其工作和日常生活，部分病人会产生焦虑、紧张和压抑等心理症状，担心预后及手术，亦会伴有各种神经精神症状。

（二）康复护理评定

1. 运动功能评定

（1）脊柱形态评定：包括外观形态，生理弧度测量，脊柱侧弯测量，腰骶角度测量，两侧肩、骨盆高低倾斜的测量等。

（2）腰椎活动度测定：主要包括屈伸、侧屈、旋转的评定。可用脊椎活动度的简易评价或方盘量角器进行脊柱屈伸、左右侧弯及旋转的活动度检查，也可用三轴位运动测量器，置于两侧肩胛之间的背部，紧贴胸椎棘突，让病人配合做尽可能大的前屈、后伸、左右侧屈和旋转，记录其活动幅度。

（3）步行功能评定：通过目测及定量分析确定步态类型，了解腰椎间盘突出症病人的步行功能及有无使用助行器等。症状较重者可出现步态拘谨、步行缓慢、常伴有间歇性跛行。

（4）肌力评定：运用徒手肌力（MMT）检查法，了解肌肉力量。L_3～L_4椎间盘突出时，影响L_4神经根，导致股四头肌肌力减弱；L_4～L_5椎间盘突出时，影响L_5神经根，导致背伸趾力量减弱、足背伸无力甚至足下垂等病症；L_5～S_1椎间盘突出时，影响S_1神经根，导致跖屈踝关节及跖屈足趾无力，且可出现小腿肌肉萎缩变细等症状。

（5）肢体感觉和腱反射改变：主要表现为下肢麻木、疼痛敏感及感觉减退；神经反射功能出现亢进、减弱或消失。可通过评估下肢感觉改变状况，评估神经根受压情况，从而了解椎间盘突出的部位。

2. 疼痛评定 对腰椎间盘突出症病人进行疼痛评估，临床上常采用日本骨科协会下腰痛评价表法（JOA score）。该评价表包括主观症状9分、体征6分、ADL受限14分、膀胱功能6分（表6-4）。

3. 心理功能评定 可采用抑郁评估量表（Beck抑郁问卷、自评抑郁量表、抑郁状态问卷及汉密尔顿抑郁量表）及焦虑评估量表（焦虑自评量表、汉密尔顿抑郁量表）进行评估。

表 6-4　JOA 下腰痛评价表

项目	分类	评分
下腰痛	无	3
	偶有轻痛	2
	频发静止痛或偶发严重痛	1
	频发或持续性严重痛	0
腿痛或麻	无	3
	偶有轻度腿痛	2
	频发轻度腿痛或偶有重度腿痛	1
	频发或持续性重度腿痛	0
步行能力	正常	3
	能步行 500m 以上，可有痛、麻、肌弱	2
	步行＜500m，有痛、麻、肌弱	1
	步行＜100m，有痛、麻、肌弱	0
直腿抬高（包括加强试验）	正常	2
	30°～70°	1
	＜30°	0
感觉障碍	无	2
	轻度	1
	明显	0
运动障碍（MMT）	正常（5 级）	2
	稍弱（4 级）	1
	明显弱（0～3 级）	0
ADL 受限		重　轻　无
	卧位翻身	0　1　2
	站立	0　1　2
	洗漱	0　1　2
	身体前倾	0　1　2
	坐（1h）	0　1　2
	举物、持物	0　1　2
	步行	0　1　2
膀胱功能	正常	0
	轻度失控	−3
	严重失控	−6

注：评定结果，总分＜10 为差；10～15 为中度；16～24 分为良好；25～29 分为优秀

三、康复护理原则与目标

（一）康复护理原则

1. 个体化原则　根据腰椎间盘突出症存在的不同功能障碍，制订不同的康复护理方案。

2. 整体化原则　对疼痛、神经功能障碍、日常生活功能障碍、腰部活动障碍、步态和姿势异常、心理障碍等方面进行全面的康复评估及康复护理。

3. 循序渐进原则　在治疗过程中，不应强求治疗效果，而是在腰腿痛症状不加重的情况下，逐渐增加活动量，直至恢复正常活动。

4. 安全性原则　在治疗过程中，保护病人，注意牵引、推拿反应、防止意外损伤。

（二）康复护理目标

1. 短期目标　减轻椎间压力，镇痛、消炎、解痉、松解粘连；恢复腰椎及其周围组织的正常结构和

功能；改善心理状态，缓解焦虑、抑郁、紧张等心理障碍。

2. 长期目标 指导病人进行日常康复训练，维持治疗效果，预防复发。

四、康复护理措施

（一）休息和制动

因腰椎间盘压力坐位时最高、站位时居中、平卧位时最低，故多数病人通过卧床休息，使疼痛的症状明显缓解或逐步消失。卧床休息采用硬板床，取自由体位，一般为3周左右。症状缓解后，可佩戴腰围下床活动，3个月内不宜进行弯腰持物活动。急性期制动，绝对卧床可促进椎间盘周围静脉回流，消除水肿和炎症，避免走路和运动时对神经根的刺激，时间最好不超过1周。

（二）腰椎牵引

通常采用骨盆牵引或自体牵引，选择持续性或间歇性牵引。牵引时，病人取仰卧位（或俯卧位），髋关节与膝关节分别屈曲60°，用牵引带分别固定病人胸部及骨盆部，以对抗牵拉（图6-3）。牵引重量由自身体重的60%起，逐渐增至相当于自身体重，最大不超过自身体重。每日牵引1～2次，每次20～30min。重度腰椎间盘突出症、后纵韧带骨化、突出椎间盘骨化及髓核摘除术后者，应慎用牵引，患有严重高血压、心脏病者及孕妇禁用牵引。

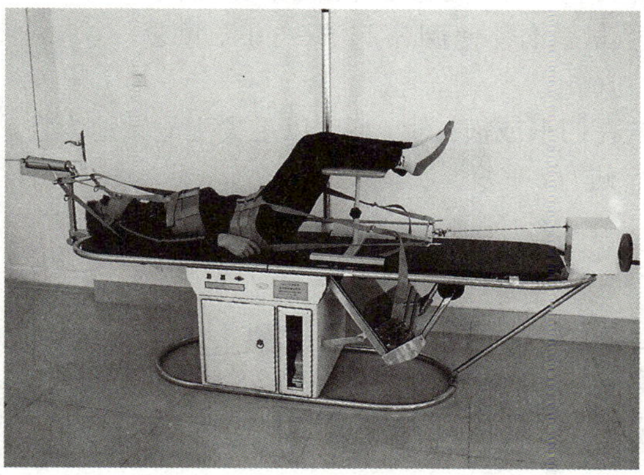

图6-3 腰椎牵引

图片：腰椎电动骨盆牵引

（三）手法治疗

1. 现代康复手法 Maitland脊柱松动技术和Mckenzie脊柱力学治疗法是国外物理治疗腰痛最常用的方法。Maitland脊柱松动技术主要手法包括垂直按压棘突、横向推压棘突、腰椎旋转和腰椎牵引等；Mckenzie脊柱力学治疗主要包括俯卧、俯卧伸展运动、卧式伸展运动、站立伸展运动、平躺弯曲运动、坐式伸展运动及站立弯曲运动等。该手法操作注重病人的主动性及其在日常生活中保持正确的姿势，教会其自我锻炼，再次出现症状后如何应对。

图片：腰椎间盘突出症病人的推拿手法治疗

2. 推拿手法 常用的手法有拿法、揉法、推法、拍法、抖法及扳法等，可改善局部血液循环、疏通经络、活血止痛、整骨复位。每次推拿30min，每日或隔日进行1次，10次为1个疗程。

（四）针灸治疗

可选用的腧穴有腰夹脊穴、肾俞、大肠俞、环跳、委中、足三里、承山、阿是穴等。每次选用4～8穴，每日或隔日1次，10次为1疗程。风寒湿邪较重者可采用灸法治疗。

（五）物理因子治疗

理疗具有解痉、镇痛，消除神经根炎症、水肿，松解粘连，促进组织再生的作用，从而缓解病人症状。临床上常采用石蜡疗法、红外线、磁疗、直流电离子导入、超短波、超声波、高频电疗法及局部热敷等方式。

（六）运动疗法

运动锻炼可增强腰背部肌力，保持腰椎稳定性，增强腰部韧带弹性，改善腰椎各关节功能，恢复及增进腰椎的活动功能，维持脊柱正常形态。通常采用体位疗法及肌力训练。

1. 体位疗法　根据病人腰椎间盘突出的病因，采取不同的体位。急性发作期病人取俯卧位（图 6-4），腰椎间盘压力最小，开始可能仅维持数分钟，逐步增加 1～2h，上升至第 2 式。升级标准为维持此姿势 1～2h 无不适，1～2d 后可升 1 级。针对不同的腰椎间盘突出类型，可采用灵活的体位疗法。

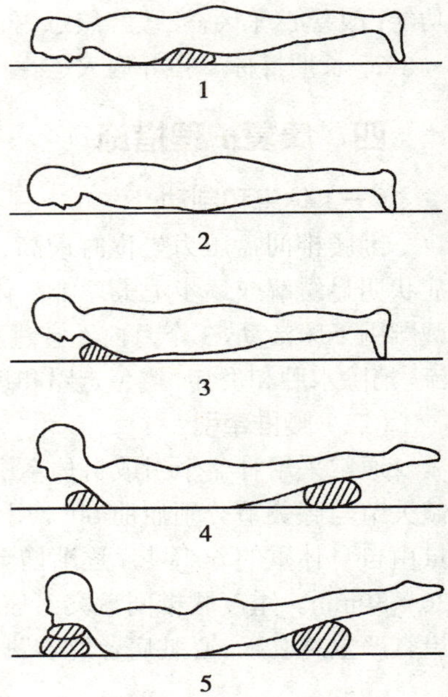

图 6-4　体位疗法

2. 肌力训练　当病人症状缓解后，应开始进行循序渐进、持之以恒的腰背肌和腹肌的核心肌群训练。

（1）桥式运动：病人取仰卧位，进行五点支撑法（双肘双脚撑床，臀部向上抬）、四点支撑法（双手后伸着地，抬起头部，双脚撑床，同时胸腹臀部向前挺）、三点支撑法（头着床后伸，双手放于胸前，双脚撑床，胸腹臀部向前挺）训练。训练时由五点支撑逐渐过渡到三点支撑。每种姿势坚持 5～10s，重复 10 次。

（2）燕飞运动：病人取俯卧位，双臂向后伸起，以腹部为支撑点，双腿向上翘起，如飞燕（图 6-5），维持 5～10s，然后放松，重复 10 次。

（3）昂胸运动：病人取俯卧位，双手支撑于床上，抬头，将手缓慢撑起上半身，并将头尽量后伸，使胸昂起 5～10s，重复 10 次。

（4）悬腰练习：两手悬扶在门框或横杠上，高度以足尖刚能触地为宜，使身体呈半悬垂状，随即身体用力，使臂部左右绕环交替进行，重复 5 次。

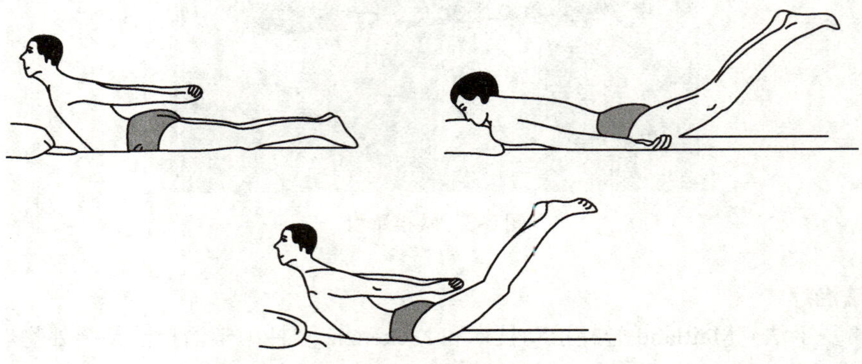

图 6-5　燕飞运动

（七）康复工程

1. 腰围　腰围是腰椎间盘突出症病人的常用支具，有普通腰围、药物腰围、磁疗腰围等，具有制动与保护功能。腰围的选用应注意：①在康复医师指导下选择腰围的类型和大小，规格应与病人体型相适应；②病人经牵引或长期卧床治疗后，应遵医嘱佩戴腰围下地活动，以巩固治疗效果；③当病情缓解、症状消失后，应及时取下腰围，加强自身腰背肌功能锻炼。

2. 环境改造　按照生物力学规律进行家居改造及工作环境改造。如对常用设施灶台、办公桌椅等的高度进行设计，进而减少弯腰的幅度和次数。

知识拓展

妊娠期腰椎间盘突出症的发病机制

鉴于孕妇患腰椎间盘突出症的特殊时期在我国尚未得到正规系统的研究，其发病机制可能主要有以下几点：①增大的妊娠子宫压迫下腔静脉，致血液回流不畅，直接影响腰椎间盘的血供，造成椎间盘的损伤加重；②妊娠期胎儿、羊水的重量逐渐增加，使腰部所承受的压力愈发增大，加之

笔记

妊娠期妇女受激素影响，水钠潴留，造成孕妇本身的体重加重，增加了机体负荷；③妊娠期妇女受孕激素的影响，骨盆扩张，腰椎间盘周围的环状韧带和后纵韧带松弛，致使椎后小关节不稳、移位。

五、康复护理指导

（一）用药指导

为缓解腰椎间盘突出症病人的疼痛症状，消除炎症，临床上常采用非甾体类消炎止痛药、扩张血管药、营养神经药及中药活血化瘀药等。

（二）姿势指导

正确的姿势可使腰部肌肉充分放松，降低腰椎间隙压力，减轻腰椎间盘后突。卧位选用硬板床，仰卧位时在膝下垫枕；侧卧位时屈髋屈膝，两腿分开，大腿下垫枕；俯卧位时在腹部及踝部垫薄枕，便于脊柱放松。坐位选用高靠背椅子，使用脚踏，使膝关节与髋关节保持同一水平，身体靠向椅背，在腰部加靠垫，如使用电脑时的姿势（图 6-6）。站立时腰部尽量平坦伸直，收腹提臀。行走时抬头、挺胸、收腹。

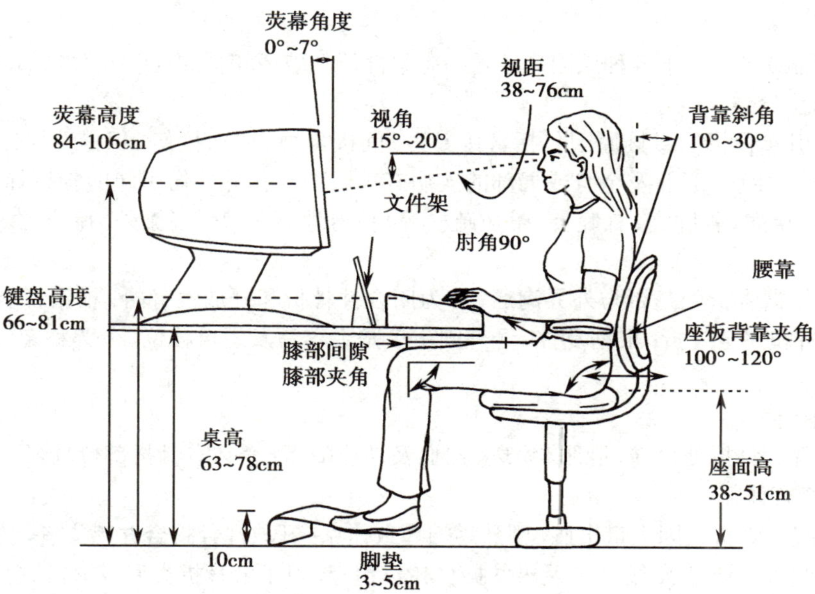

图 6-6　应用电脑的正确姿势

图片：腰椎间盘突出症病人的正确坐姿

（三）日常生活指导

1. 注意保暖　腰部避免受凉，夏季勿穿露腰露脐服装，空调温度不宜过低。

2. 提举重物　为保护腰椎，提举重物时采取屈髋、屈膝、下蹲姿势，避免双腿伸直站立，物体尽量贴近胸腹部，以减少躯干的重力矩。

3. 避免损伤　在工作及生活中，尤其是重复性动作，避免突然的腰部动作或突然用力；体育锻炼时避免错误的运动，以防腰部损伤。

4. 鞋的选择　应选择舒适的平跟鞋，鞋跟以 3cm 高度为宜。因超过 4cm 的高跟鞋会使身体重心相应提高、前移，腰椎后伸，可使椎间关节间的关节囊处于紧张状态，长期持续紧张会造成腰背肌过度收缩而导致腰痛。

图片：腰椎病病人正确的拿取物品方法

5. 饮食指导　应注意膳食平衡，以富含钙、蛋白质及维生素的饮食为主。

6. 戒烟　过量吸烟会加重腰痛，且吸烟引起的咳嗽，会使病人椎间盘压力增高，导致椎间盘突出。

（四）心理指导

笔记

腰椎间盘突出症病人因疾病折磨，会出现焦虑、紧张、烦躁等不良情绪，护士应耐心倾听病人诉说，同情其感受，及时告知病人症状体征缓解情况，增强战胜疾病的信心，减少对疾病的担忧及顾虑，使其主动配合治疗。

（陈 轶）

第四节 骨 折

情景导入

遭受暴力或意外事故，造成病人骨骼断裂，发生创伤性骨折，是临床中一种发病率较高的骨折类型，属于突发性骨折。研究表明，病人在治疗过程中会出现多种不良情绪，部分病人有强烈疼痛感，对治疗效果有一定影响。

请思考：

1. 针对骨折病人的康复护理措施有哪些？

2. 针对骨折病人的康复护理指导有哪些？

一、概述

骨折（fracture）是指由于各种原因导致骨的完整性遭到破坏和骨的连续性发生部分和完全中断。

（一）病因及分类

1. 病因　引起骨折的直接原因包括直接暴力、间接暴力、肌肉拉伤、积累性损伤、骨骼疾病等，间接原因与年龄、性别、职业及全身或局部的疾病有关。由于各种外伤引起的骨折称为外伤性骨折，由于骨骼本身的疾病（骨肿瘤、骨髓炎、骨质疏松等）使得骨骼在遭受轻微外力时发生骨折，称为病理性骨折。

2. 分类　根据骨折处是否与外界沟通，分为闭合性骨折和开放性骨折；根据骨折的程度、形态，分为不完全骨折和完全骨折；根据复位、经外固定后是否容易发生再移位，分为稳定性骨折和不稳定性骨折。

（二）诊断要点

1. 局部表现　骨折处疼痛、肿胀、瘀斑、出血及功能障碍；查体有骨折部位畸形、异常活动、骨擦音或骨擦感等特有体征。

2. 全身表现　骨折可因大量出血、剧烈疼痛导致休克；开放性骨折合并感染者，会出现发热。

3. 影像学检查　通过X线、CT及磁共振（MRI）检查，对了解骨折类型、移位情况、复位固定和骨折愈合情况等均有重要诊断价值。X线摄片包括正、侧位和邻近关节，必要时加摄特定位置及健侧相应部位作对比；MRI通过损伤部位的信号高低，对新鲜骨折、陈旧性骨折及骨折的愈合情况进行判断。

（三）骨折的愈合

1. 骨折愈合过程

（1）血肿机化期：这一过程需2～3周，骨断裂后骨髓腔、骨膜下和周围软组织出血，断端形成血肿，并凝结成块，逐渐机化演变为肉芽组织，并逐渐纤维化形成纤维连接，即纤维性骨痂。

（2）原始骨痂期：由成骨细胞在断端形成骨样组织，并逐渐钙化而形成新骨，即膜内骨化；由血肿机化而形成的纤维组织大多逐渐转化为软骨，经增生变性而成骨，即软骨内骨化。此期为原始骨痂期，一般需6～8周。

（3）成熟骨痂期：原始骨痂中新生骨小梁逐渐增加，且排列逐渐规则和致密，骨折断端经死骨清除和新骨形成的爬行代替而复活，骨折部位形成骨性连接，又称临床愈合期。一般需8～12周。

（4）塑形期：随着肢体活动和负重，通过不断的成骨和破骨过程，原始骨痂逐渐被改造成永久骨痂，骨小梁适应力学要求重新排列，骨髓腔重新沟通，最终恢复骨的正常结构。这一过程一般需2～4年才能完成。

笔记

2. 骨折的临床愈合标准　主要包括：①局部无压痛，无纵向叩击痛；②局部无异常活动；③X线摄片显示骨折线模糊，有连续性骨痂通过骨折线；④功能测定，在解除外固定情况下，上肢能平举 1kg 重物达 1min，下肢能连续徒步步行 3min，并不少于 30 步，连续观察 2 周骨折处不变形，则观察的第 1 天即为临床愈合日期。

3. 影响骨折愈合的因素　包括全身因素及局部因素。全身因素包括病人年龄、营养状态及并发疾病情况等；局部因素包括骨折类型、骨折处供血情况、软组织损伤程度、有无感染、复位与固定情况等。

4. 骨折愈合的时间　根据骨折部位及类型，其愈合所需时间不同，成人常见部位骨折临床愈合时间见表 6-5。

表 6-5　成人常见部位骨折临床愈合时间参考表

部位	平均时间(周)	部位	平均时间(周)
掌骨	2	肱骨外科颈	7
肋骨	3	胫骨	7
锁骨	4	胫腓骨	8
尺、桡骨	5	股骨干	8
肱骨干	6	股骨颈	12

二、主要功能障碍及评定

(一) 运动功能评定

1. 关节活动度测定　当骨折累及关节面时，应重点了解关节活动有无受限及其受限程度，可用量角器测量受累关节和非受累关节，并与健侧关节进行对比。

2. 肌力测定　采用徒手肌力(MMT)检查法，了解肌肉力量，主要了解受累关节周围肌群的肌力。

3. 肢体长度及周径测量　进行两侧肢体长度对比，了解骨折后有无肢体缩短或延长；进行两侧肢体周径的测量，判断肢体的围度有无改变。这些评定有助于判断肢体水肿或肌肉萎缩的程度。

4. 步态分析　下肢骨折会影响步行功能，通过步态分析了解下肢的功能障碍程度。

(二) 日常生活及活动能力评定

采用 Barthel 指数评定量表或 FIM 评定法，对骨折病人进行 ADL 能力评定。

(三) 感觉评定

通过深感觉及浅感觉的评定，了解有无神经损伤及损伤程度。

(四) 疼痛评定

采用目测类比评分法(Visual Analogous Scale，VAS)进行评定，了解病人的疼痛程度。

(五) 心理功能评定

采用抑郁评估量表(Beck 抑郁问卷、自评抑郁量表、抑郁状态问卷及汉密尔顿抑郁量表)及焦虑评估量表(焦虑自评量表、汉密尔顿焦虑量表)进行评估，了解病人的心理问题。

三、康复护理原则与目标

(一) 康复护理原则

治疗骨折的基本原理是复位、固定及功能锻炼。复位、固定是治疗的基础，功能锻炼是康复治疗的核心。

1. 良好的复位及固定　是保证早期康复的前提。骨折复位准确、对位对线良好、骨折复位后内固定及外固定坚实可靠，才能保证骨折部位的良好愈合，恢复肢体的运动功能。

2. 锻炼与固定相辅相成　长期固定会造成肌肉失用性萎缩、骨质疏松、关节僵硬及关节粘连和挛缩等，故应早期进行患侧肢体的锻炼。固定早期可采用静力性收缩维持患肢的肌力，并对患侧相邻关节进行关节活动，以改善其活动范围。骨痂形成期应以促进骨痂的形成为主，如肢体的运动和轴向加压训练，促进骨折愈合的物理因子治疗等。

笔记

3. 预防骨折各种并发症的发生。

（二）康复护理目标

1. 短期目标　消除肢体肿胀及疼痛，防止关节粘连，改善病人心理状况。

2. 长期目标　恢复关节活动功能，改善肌群肌力，促进运动功能及日常生活活动能力的改善，防止并发症的发生。

四、康复护理措施

骨折病人康复治疗的原则是在不影响骨折固定的前提下，尽早进行康复训练，进行软组织的舒缩活动。骨折的康复护理可分为三个阶段进行。

（一）骨折愈合早期阶段

一般指伤后1～2周内。此期患肢肿胀、疼痛、骨折断端不稳定容易再移位。应在有效固定保持骨折对位良好的基础上，进行康复训练，改善血液循环，促进血肿吸收和炎症渗出吸收，缓解疼痛，预防肌肉萎缩，保持关节活动度。

1. 局部处理　局部冰冻疗法可减轻局部炎症反应，减轻水肿，缓解疼痛。必要时给予止痛药物。肢体肿胀遵循PRICE（Protection 保护、Rest 休息、Ice 冰敷、Compress 包扎、Elevation 患肢抬高）的治疗方案，促进静脉回流，有效防治患肢肿胀。亦可用充气压力治疗，减轻肿胀，预防深静脉血栓形成。

2. 关节活动度训练　健侧肢体和患肢非固定关节的主动及被动运动在术后麻醉反应结束后即可进行，上肢注意肩关节及手掌指关节、指间关节的练习；下肢注意踝关节的背屈运动。每日训练3次，每次5～10min。固定的关节也应及早进行关节活动度练习，并在保护下进行不负重的主动运动。

3. 肌力训练　一般在骨折复位固定后，即可开始缓慢、有节奏的等长收缩运动，尽量大力收缩，然后放松，反复训练，每日训练3次，每次5～10min，以不引起疲劳为宜。运动时，骨折部位邻近的上下关节应固定不动，并对健侧肢体及躯干各肌群进行肌力训练，尽可能维持其正常活动。

4. 呼吸训练与正常活动　对绝对卧床的病人，应每日做床上保健操及呼吸训练。除骨折部位及其上下关节制动外，身体各部位均应进行正常活动，防止因长期制动和卧床引起的失用综合征及坠积性肺炎、压疮等发生。

5. 物理因子治疗　在骨外科处理48h后，可采用光疗法、温热疗法、低频磁疗、超声波疗法、超短波疗法、冲击波等物理因子疗法，以促进成骨，加速骨折愈合。有金属内固定者禁忌使用。

（二）骨折愈合中期阶段

此期康复是指骨伤后3～8周。患肢肿胀逐渐消退，疼痛减轻，骨折断端有纤维连接，骨痂逐步形成。此期进行康复训练应逐渐增加关节活动范围，由被动活动逐渐变为主动活动，并逐步增加肌肉训练强度，提高肢体活动能力，改善日常生活活动能力。

1. 关节活动度训练　鼓励病人进行患肢近端和远端未被固定关节各运动轴位上的主动运动，并逐渐由被动活动变为主动活动。每个动作重复多遍，每日3～5次。训练遵循循序渐进的原则，逐渐增加运动幅度。

2. 肌力训练　逐步增加肌肉训练强度，使肌肉有适度的疲劳感。外固定解除后，由等长收缩练习过渡到等张收缩练习，并加抗阻等张收缩练习。肌力0～1级时，选用神经肌肉点刺激、被动运动及助力运动等；肌力2～3级时，训练以主动运动为主，辅以助力运动或水中运动；肌力4级时，进行渐进抗阻运动训练，但需保护骨折处，避免再次骨折。

3. 物理因子治疗　采用蜡疗及红外线等热效应治疗为手法前的辅助治疗，以改善血液循环，促进瘢痕软化；采用超声波、音频电疗软化瘢痕、松解粘连；采用紫外线照射疗法，镇痛和促进钙盐沉积。

4. 日常生活活动能力训练　尽早进行作业训练，上肢骨折可选择相应的作业治疗，增进上肢功能，改善动作技能技巧及熟练程度；下肢主要进行行走和步态训练，促进运动功能恢复正常，从而提高病人日常生活活动及工作能力。

（三）骨折愈合后期阶段

笔记

此期为骨折后8～12周，骨性骨痂已逐步形成，骨骼具有一定支撑力。此期训练目的是恢复受累关节的活动度，增强肌肉力量，进一步减轻瘢痕挛缩、粘连，恢复病人的肢体功能及日常生活活动能力。

1. 关节活动度训练　继续进行关节主动运动、助力运动和被动运动。如仍存在关节活动度受限，可配合热疗进行关节松动技术手法操作及关节功能牵引。

2. 肌力训练　根据肌力评定情况，选择肌力训练方式，逐步进行等张抗阻训练，亦可进行等速肌力训练。

3. 负重练习及步态训练　上肢骨折可在不影响骨折固定及全身情况的基础上，尽早进行步行功能训练；下肢骨折应根据骨折的类型、固定方式及骨折愈合情况，循序渐进地进行患侧下肢站立训练。在站立训练的基础上，依次进行不负重、部分负重及全负重的步行训练，并进行助行器的使用训练，从双拐步行过渡到健侧单拐、单手杖及脱拐步行。

4. 日常生活活动能力及工作能力训练　根据关节活动度和肌力的恢复情况，逐步进行肢体复杂性和精确性的作业练习，改善动作技能技巧，增强体能，以恢复病人伤前的日常生活活动及工作能力，争取重返家庭或工作岗位。

（四）临床常见骨折的康复护理

1. 肱骨外科颈骨折　多见于老年人，常因间接暴力所致，临床上将其分为外展型和内收型两种。伤后1～2周，对无移位的骨折用三角巾悬吊固定，以休息、制动为主，可进行腕关节背伸、屈曲及上臂肌群等长收缩练习；同时配合红外线光、超短波等物理因子治疗。有移位的骨折经手术复位后，通常采用悬吊固定4周，限制肩关节活动。固定除去后积极进行肩关节及肩胛带的各方向活动度练习及肌力练习。3～4周，以上肢主动运动为主，辅助肌力被动训练和关节活动度训练，防止过度外展、外旋及内收。5～8周，以肩关节主动运动功能训练为主，辅以手法辅助练习，如前屈后伸、弯腰画圈、手拉滑轮、爬墙摸高、抱头扩胸、后拉下蹬等。

2. 肱骨干骨折　复位固定后，患肢悬吊于胸前，肘屈曲90°。1周内主要以休息、制动为主，可进行上臂、前臂肌群的等长收缩练习，握拳及腕关节屈曲活动。2～3周后，在上臂扶持下行肩、肘关节的主动和被动运动，不增加阻力，以病人感觉疲劳为度。4～6周，增加肩、肘、腕的抗阻运动训练，加强前臂的内外旋练习。6～8周，借助高吊滑轮、墙拉力器、肋木等器械进行功能训练。病人去除外固定前禁止做上臂旋转运动。可配合红外线及紫外线进行光疗。

3. 股骨颈骨折　多见于老年人，无移位骨折者，采用卧床休息辅以患肢牵引；有移位骨折者，多采用加压螺钉内固定术。

（1）牵引病人的康复：主要利用床上吊环，抬高上身及做扩胸运动，保持患肢在牵引下，做抬高臀部运动。伤后4周解除牵引，练习床边坐，患肢不负重步行。伤后3个月逐步增加患肢内收、外展、直腿抬高等肌力及关节活动度练习，并逐步练习负重行走。

（2）内固定病人的康复：术后第1天开始行肺部深呼吸及咳嗽训练，每次3～5min，每日2～3次。患肢各肌群进行等长收缩练习。术后1周进行外展训练，由被动运动逐渐过渡到助力运动、完全主动运动；屈髋、屈膝训练时保持身体直立，屈髋小于90°，不可内旋；髋后伸训练末端保持10s。术后2周鼓励病人使用助行器行走。4周后进行髋关节周围肌群的肌力训练、关节活动度训练、步态练习及日常生活能力训练。3个月至半年后，根据骨折愈合情况，从用双杖变为单杖，作部分负重步行训练，至大部分负重行走。X线摄片提示骨折愈合、无股骨头坏死时，方可独立行走。

图片：股骨解剖

4. 胫腓骨骨折　青壮年和儿童居多，多由直接暴力引起，常合并神经及血管损伤。临床上注意观察病人的足部动脉搏动情况及足背、足趾的感觉和运动情况。术后当天开始足、踝、髋的主动活动度练习，股四头肌、胫前肌、腓肠肌的等长练习。术后3～5d，带外固定物做直腿抬高和屈膝位主动伸膝练习。术后1周，增加踝关节屈伸和内、外翻抗阻练习。骨折2周至临床愈合期间，可做抬腿练习，在固定稳妥的情况下扶拐下床适当负重训练。6周后解除外固定，充分进行各关节活动练习，并进行步态训练。

图片：胫腓骨骨折病人固定

5. 脊柱骨折　占全身骨折的5%～6%，多发生于高空坠落、交通伤害及运动损伤，易并发脊髓或马尾神经损伤，遗留严重后遗症，甚至引起病人死亡。

（1）单纯性脊柱骨折：无须固定，病人仰卧硬板床，骨折处垫高约10cm的软枕，使脊柱过伸。3～5d后开始仰卧位躯干肌肌力训练，训练中应避免脊柱前屈与旋转。2周后，可做仰卧位腰部过伸和翻身练习。6周后可起床活动，进行脊柱后伸、侧弯和旋转练习，避免背部前屈的动作与姿势。待骨折愈合后，加强脊柱活动度和腰背肌肌力的练习。护理过程中，搬动病人时应保持动作一致，平抬平放，避免造成脊柱屈曲扭转，并密切观察病人生命体征及肢体的感觉及运动功能。

(2) 行手术内固定的病人：早期帮助病人做床上保健操，进行躯干肌等长收缩练习；伴有脊髓损伤的脊柱骨折，伤后及时手术，消除脊柱致压物，给予牢固的内固定，以利于脊髓功能的恢复与重建。

五、康复护理指导

1. 心理指导　帮助病人解除因意外受伤所产生的焦虑、恐惧等不良情绪，鼓励病人调适心态，积极主动进行康复训练。

2. 功能锻炼指导　介绍骨折的治疗和康复训练方法，指导病人循序渐进、持之以恒地进行功能锻炼。根据骨折愈合情况及稳定程度，活动次数由少到多、运动范围由小到大、负重由轻到重，避免因不恰当的锻炼引起意外发生。

3. 自我观察病情　指导和教会病人自我观察病情，特别是观察远端皮肤有无发绀、发凉，有无疼痛和感觉异常等，尽早发现潜在的并发症，及时就医。

4. 饮食指导　骨折病人因长期卧床，易出现便秘，应给予易消化食物，鼓励多食蔬菜和水果。老年病人常伴有骨质疏松，骨折后易出现失用性骨质疏松，应加强营养，多食含钙较高食物。适量的高蛋白、高热量饮食有助于骨折后骨折愈合和软组织修复。

5. 防止外伤　注意劳动保护和交通安全，预防骨折的发生。

知识拓展

骨折后的舒适护理

随着现代医疗的不断发展，护理工作的质量要求越来越高，护理工作过程中需不断体现人文关怀，各项护理工作的开展应以病人为中心。舒适护理是一种整体化、有效化与个体化的护理模式，符合"以人为本"的新型护理理念，能促使病人在生理与心理上均达到舒适的状态，注重病人在护理过程中感受到舒适度与护理满意度。将舒适护理模式应用于创伤骨折病人的护理中，通过生理舒适护理、心理舒适护理、疼痛护理及体位护理等多种途径，提升病人住院期间的舒适感，减轻病人痛苦，对其康复速度的加快发挥良好的促进作用。

（陈　轶）

第五节　人工关节置换术

情景导入

关节置换术是二十世纪最伟大的手术之一，可减轻髋、膝关节疾病病人的疼痛，改善其日常生活质量。现代人工关节已能达到安全可靠、耐磨、耐用，人体对其不会发生排斥，90%以上的人工关节术后20年都很成功。手术应注意哪些内容，如何进行有效的康复指导显得尤为重要。

请思考：

1. 如何对髋关节置换术后的病人进行康复护理及指导？

2. 如何对膝关节置换术后的病人进行康复护理及指导？

一、概述

关节置换术（total arthroplasty，TA）是指利用人工关节假体替代病变关节结构，以缓解疼痛、矫正畸形、恢复和改善关节运动功能，重建一个无痛、稳定、接近正常的关节。临床中人工髋、膝关节置换术应用最为普及。

笔记

（一）适应证

1. 髋关节置换术　主要用于治疗髋关节炎、股骨头坏死、股骨颈骨折、髋臼骨折、类风湿关节炎、先天性髋关节发育不良及髋部肿瘤等。

2. 膝关节置换术　主要用于治疗关节结构破坏广泛所致的严重膝关节疼痛、不稳、畸形及功能障碍，且经保守治疗无效者。

（二）禁忌证

1. 髋关节置换术　全身状态差，不能耐受手术者；严重的全身性疾病如脑瘫、神经营养性关节病等；活动性感染者等。

2. 膝关节置换术　全身或局部关节活动性感染；膝关节周围肌肉瘫痪；膝关节长时间融合于功能位；严重肥胖、手术耐受力差；严重骨质疏松及严重膝关节屈曲畸形（大于60°）。

（三）手术入路的选择

手术入路包括前侧、前外侧、外侧及后侧。在康复训练时，应根据不同术式采取适当体位和训练方法，以免造成髋关节或膝关节脱位。

二、主要功能障碍及评定

（一）主要功能障碍

1. 疼痛　早期疼痛多因手术创伤引起，后期因术后被动活动髋膝关节使得部分挛缩的肌肉在被动伸展时而出现疼痛。与髋关节置换术后病人相比，膝关节置换术后病人疼痛时间更久、更剧烈。

2. 感染　关节置换术后感染的发生率为3%～5%，发生原因可能与血源性感染、术中感染、术后伤口引流管引流不畅及伤口脂肪液化等有关。

3. 关节挛缩　多发生屈曲挛缩。常与体位不当或未进行早期关节活动训练，致使关节不能有效伸展、长期处于屈曲状态有关。如病人术前存在关节挛缩，术后则更为严重。

4. 神经损伤　①髋关节置换术后病人神经损伤的发病率为0.08%～3.7%，主要表现为患侧肢体感觉及运动功能障碍，伸膝无力及踝背屈无力；②膝关节置换术后病人腓总神经损伤的发生率为0.3%～0.4%，主要表现为小腿后外侧麻木，足趾背屈肌力下降。

5. 深静脉血栓形成（deep venous thrombus，DVT）　因术中出血及血液成分改变使血液处于高凝状态，术后病人卧床制动导致血流缓慢，若同时伴有静脉壁损伤，促使凝结激活酶的形成和血小板聚集，导致术后深静脉血栓的形成。

（二）康复护理评定

1. 评测病人的心、肺功能　观察心率、血压、呼吸等生命体征。

2. 伤口情况　观察局部有无感染，有无渗出，伤口愈合情况。

3. 关节水肿　关节周围组织的周径可作为判断软组织肿胀的客观指标。可采用浮髌试验判断膝关节内有无积液及积液程度。正常膝内有液体约5ml，当关节积液超过50ml时，浮髌试验为阳性。

4. 疼痛　疼痛程度采用目测类比评分法（VAS）。术后2d内，病人主要感觉术后伤口疼痛，随着功能性活动训练的增加出现活动后疼痛。

5. 关节活动度　应用量角器评测手术关节的被动和主动关节活动度，以了解造成关节活动范围障碍的原因（如疼痛、软组织挛缩等），指导康复训练。关节置换术后，髋关节活动范围应满足屈曲130°、外展0°、内收5°、外旋30°；膝关节活动范围至少能屈曲90°，伸展至中立位。

6. 肌力评定　徒手肌力测定了解肌肉力量对手术关节稳定性的影响。

7. 活动及转移的能力评定　根据病人术后的不同阶段，评估病人床上活动及转移能力，坐位能力（包括坐床边及坐椅的能力），站立、行走、上下楼梯、走斜坡等活动功能。

8. 步态分析　评测病人的一般步态，如步幅、步频、步宽等，还应观察病人行走时的支撑相和摆动相步态。

9. 评估功能性活动能力　常用的髋关节和膝关节评定方法有Charnley髋关节功能评定（表6-6）和纽约特种外科医院（HSS）膝关节功能评定（表6-7）。

笔记

表 6-6 Charnley 髋关节功能评定表

得分	疼痛	运动	行走
1	自发性严重疼痛	0°～30°	不能行走，需双拐或手杖
2	起步即感疼痛，一切活动受阻	60°	用或不用手杖，时间距离有限
3	能耐受，可有限活动	100°	单杖辅助，距离受限（<1h），无杖很难行走，能长站
4	某些活动时出现，休息能缓解	160°	单杖能长距离行走，无杖受限
5	轻度或间歇性，起步时明显，活动后缓解	210°	无需支具，但跛行
6	无疼痛	60°	正常

注：Charnley 功能分级 A = 单侧髋关节病变，其他健康；B = 双侧髋关节病变，其他健康；BB = 双侧髋关节病变，一侧行人工髋关节置换，其他健康；C = 复杂性疾病影响行走功能

表 6-7 HSS 膝关节功能评定表

项目	评分	项目	评分
疼痛（30 分）		**肌力 10 分**	
任何时候均无疼痛	30	优：完全能对抗阻力	10
行走时无疼痛	15	良：部分对抗阻力	8
行走时轻微疼痛	10	中：能带动关节活动	4
行走时中度疼痛	5	差：不能带动关节活动	0
行走时重度疼痛	0	**屈膝畸形（10 分）**	
休息时无疼痛	15	无畸形	10
休息时轻微疼痛	10	<5°	8
休息时中度疼痛	5	5°～10°	5
休息时重度疼痛	0	>10°	0
功能（22 分）		**稳定性（10 分）**	
行走、站立无限制	22	正常	10
行走 5～10 街区（2.5～5km）	10	轻微不稳定 0°～5°	8
行走 1～5 街区（0.5～2.5km）	8	中度不稳定 5°～15°	5
行走少于 1 街区（0.5km）	4	严重不稳 >15°	0
不能行走	0	**减分项目**	
能上楼梯	5	单手杖	-1
能上楼梯，但需支具	2	单拐杖	-2
室内行走，无需支具	5	双拐杖	-3
室内行走，需要支具	2	伸直滞缺 5°	-2
活动度（18 分）		伸直滞缺 10°	-3
每活动 8°得 1 分，最高 18 分	18	伸直滞缺 15°	-5
		每 5°外翻	-1
		每 5°内翻	-1

注：临床疗效评定，总分 >85 分为优；70～84 分为良；60～69 分为中；<59 分为差

三、康复护理原则与目标

（一）康复护理原则

1. 个体化原则 即制订个体化的康复护理方案。关节置换术后病人的康复，除考虑本身疾病外，还应考虑其手术方式、病人的精神状态及对康复治疗配合程度等因素。

2. 循序渐进原则 术后病人的康复训练，应根据病人的具体情况进行相应的训练，切忌操之过急。

3. 全面性原则 康复护理应从病人整体情况出发，术前即可介入，且定期对病人进行康复护理评估，进而了解其肢体功能康复情况。

（二）康复护理目标

1. 短期目标　减轻病人痛苦，恢复病人体力，增强关节周围肌群肌力，增加关节活动度，改善关节稳定性。

2. 长期目标　改善和纠正病人因长期疾病所造成的不正常姿势和步态；提高病人平衡与协调功能，恢复日常生活活动，加强对置换关节的保护，延长人工关节使用寿命。

四、康复护理措施

（一）髋关节置换术的康复护理

1. 术前康复护理　有利于对病人做好手术的心理准备，减少对手术的恐惧及精神压力；使其了解手术方式、手术可能出现的并发症、术后康复程序及进行康复训练的意义；术后日常生活活动的注意事项等问题。

（1）尽量维持患侧下肢于中立位，即患侧下肢伸直，无内旋、外旋，必要时用箱型足夹板或穿"丁"字鞋，避免过多移动致加重病变部位的损伤。

（2）加强健侧下肢各关节的主动活动和肌力练习，包括直腿抬高运动，髋、膝、踝的抗阻屈伸运动等。

（3）进行患肢肌力训练，重点加强髋外展肌群及股四头肌的等长收缩练习，并学会踝关节、足趾的主动活动。

（4）教会病人使用拐杖或助行器进行不负重触地式步行，为术后持拐步行做准备。

（5）指导肥胖病人进行术前体重控制，以减轻患髋的承重压力。

2. 术后康复护理　术后康复护理计划应考虑病人的个体情况、手术方式及手术入路（图 6-7）。具体方法如下。

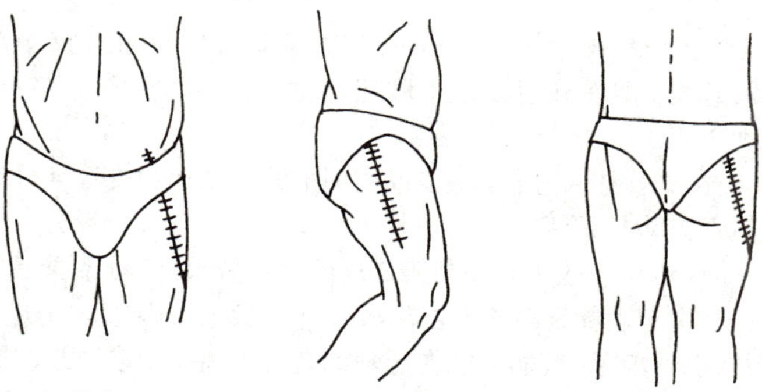

图 6-7　髋关节置换术的不同手术入路

（1）术后第 1 周

1）体位：保持患侧下肢髋关节中立位，并利用三角枕维持轻度外展 20°～30°，绝对避免患髋内收；若不能保持髋中立位，可穿防旋鞋。取外侧入路切口的病人，术后第 2 天即可取半坐位（30°～45°）5～15min，而取后侧入路切口的病人不宜过早坐起。

2）病情观察：除生命体征外，观察伤口渗血及负压引流情况，引流是否通畅、引流液的量和性质等；患侧肢体的肿胀程度及肢体远端的皮肤颜色，了解肢体的末梢循环情况。正常术后伤口每日引流量为 50～400ml，色淡红，若每日引流量 >400ml，色鲜红，应告知医生进行处理；如术后 24～72h 引流量≤50ml，可考虑拔管。

3）术后搬动：在护理操作及协助病人排尿排便过程中，应小心抬臀及托住髋部，防止假体脱位及伤口出血等。

4）术后第 2 天：进行膝部按摩，加强对髌骨的滑动和挤压；继续进行健侧下肢各关节的主动活动和肌力练习，并可进行患侧踝关节主动屈伸活动或抗阻活动。

5）术后第 3 天：进行患侧髋、膝关节被动活动，对外侧入路切口的病人被动屈髋度数由小到大

(15°～30°)，后侧入路切口屈髋 10° 以内，动作应缓慢，以不引起明显疼痛为度，活动中注意避免髋内收及旋转；通过双肘支撑，在他人帮助下或双手握住床上方的吊环挺起上半身，同时臀部抬离床面，保持 10～15s，重复 5～10 次。

6）术后第 4 天：进行伸膝训练及股四头肌等长收缩训练。

7）术后第 5 天：在膝下垫枕使髋弯曲 10°～20°，以膝部为支点做挺髋动作，即抬臀动作。

为控制病人的疼痛和肿胀，可采用冷冻疗法与口服药物配合治疗。如出现持续的过度肿胀和腓肠肌压痛，则考虑深静脉血栓形成，此时可采取患肢抬高、充气压力治疗仪、弹力绷带、弹力袜及踝泵练习（图 6-8）。

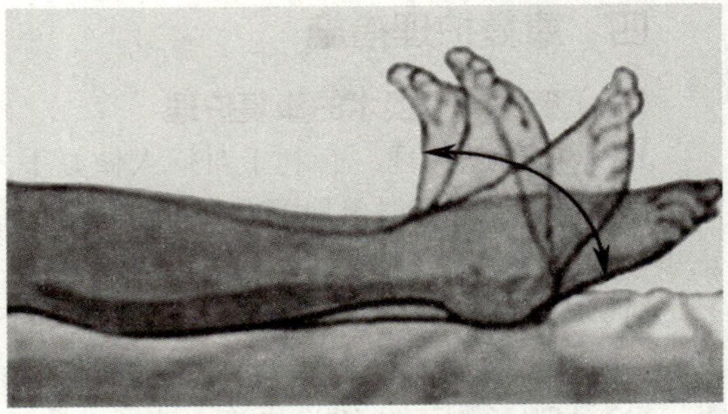

图 6-8 踝泵练习

（2）术后第 2 周

1）鼓励病人在无痛范围内进行主动的患髋膝屈伸能力训练，屈髋 45°～60°（侧入路切口）或小于 30°（后入路切口），可在患肢下放一滑板，患侧足跟置于空心圆垫上在滑板上做下肢屈伸活动。

2）在无痛范围内加强患侧髋周围肌群和股四头肌的力量性训练。

3）逐渐抬高床头高度，直至病人能维持半坐位。外侧入路切口病人，上半身可抬高 45°～60°；后侧入路切口为 30° 以内，半坐位时间逐渐延长（30～60min），一天可重复进行多次。亦可用直立床训练。

4）继续进行床边体位转移训练，如半坐 - 躺转换、坐 - 站转换、卧 - 站体位转换、在平行杠或四脚助行器内进行健腿支撑三点式步行、转体训练等。

（3）术后第 3 周

1）病人仰卧位做双下肢空踩自行车活动 20～30 次，患髋屈曲 90° 以内（侧入路切口）。

2）做四点支撑半桥运动，即在双肘及双下肢屈曲位支撑下，抬臀并在空中保持 10s，重复进行 10～20 次，每个动作缓慢进行。

3）加强步行训练，先在平行杠内进行，将步行周期中的摆动期和支撑期分解进行，分别进行前后交替迈步训练，并逐渐过渡到步行训练。

（4）术后第 4 周～8 周：进一步改善和提高第 3 周的治疗效果，逐渐改善患髋的活动范围，增加其负重能力，使人工置换的髋关节功能逐渐接近正常水平，以达到全面康复。为进一步提高步行能力，可从扶拐步行逐渐过渡到扶手杖步行；若病人能在无辅助装置下离床走动，则可进行向前迈台阶练习。

（5）术后第 9～14 周：利用器械进行髋部伸肌、外展肌和屈肌的渐进性康复训练。患病 3 个月内，病人持拐步行、过障碍时患腿仅部分负重；上下楼梯训练时（图 6-9）应健腿先上、患腿先下，以减少患

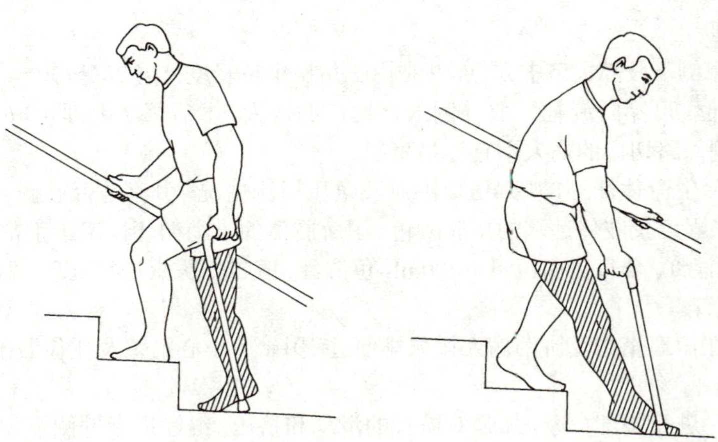

上楼时健肢先上　　下楼时患肢先下

图 6-9 上下楼梯训练

笔记

髋的弯曲和负重；运动平板训练可改善步态、步速和步行的距离，提高病人实地步行的能力，逐渐过渡到独立步行。

（二）膝关节置换术的康复护理

1. 术前康复护理　康复护理训练内容包括膝关节活动度练习、肌力训练、助行器使用、步态训练及床上排尿、排便训练等。给予病人康复护理宣教，内容与髋关节置换术前宣教基本相同。

2. 术后康复护理

（1）术后第 1 周：康复护理的重点是控制疼痛、减轻肿胀、预防感染及血栓形成。争取达到无辅助转移，利用适当的助行装置实现平地行走，膝关节主动屈曲≥80°，伸展≤10°。

1）术后观察：与髋关节置换术后观察内容基本相同。术后病人取仰卧位，患侧肢体略高于心脏水平，膝关节屈曲 15°～30°，患肢使用弹力长袜。

2）康复训练：进行患侧肢体的股四头肌、臀肌、腘绳肌等长收缩练习，踝关节及足趾关节的主动屈伸活动。患侧膝关节主动屈伸训练，足跟紧贴床面滑动 20 下，每日 2 次，2 周 1 个疗程。术后 2～3d，如无屈膝限制要求，可逐渐加强治疗性练习，如体位转移训练、髋、膝关节的主动屈伸训练、直腿抬高练习等。

3）持续被动活动装置（continuous passive motion，CPM）：为改善膝关节活动范围，术后尽早使用，并根据病人的疼痛及术后膝部引流管的渗出液情况进行调整，膝关节活动范围术后当天控制在 0°～40°，随后每日增加 10°，每日 2 次，每次＞2h，直至膝关节屈曲达到 120°。

（2）术后第 2～8 周：康复护理的重点是恢复关节活动范围，主动辅助屈膝≥105°、伸膝达 0°；继续减轻患肢水肿，提高下肢肌群肌力、平衡与协调能力、独立步行能力。

（3）术后第 9～16 周：康复护理的重点是最大限度恢复膝关节活动范围，使病人完成上下台阶活动及日常生活活动。训练内容包括膝关节的屈伸训练及髌骨滑动手法操作；股四头肌及腘绳肌的牵伸训练；平衡与协调功能训练；独立进行日常生活活动能力的训练。

五、康复护理指导

（一）髋关节置换术后康复护理指导

1. 术后体位指导　为避免人工关节的移动或脱位，术后应根据医生要求进行特殊体位的摆放。病人在髋关节置换术 8 周内存在 4 种危险体位，即患侧髋关节屈曲＞90°、患侧下肢内收超过身体中线、患侧髋伸展外旋、患侧髋屈曲内旋。所有病人均应避免伸髋外旋；后外侧入路术后，应避免患髋屈曲＞90°、过度旋转和内收；前外侧入路术后，应避免外旋。8 周后，经详细康复评定，可逐步解除禁忌。

2. 预防下肢水肿　术后使用弹力绷带或弹力袜等，以控制手术肢体的肿胀，预防下肢静脉血栓形成。

3. 离床训练指导　指导单侧髋关节置换术后病人从患侧离床，双侧髋关节置换术后病人从一侧离床，均应避免危险体位。

4. 坐位指导　在坐位或如厕时，放置较硬及较厚的坐垫，以保持髋关节屈曲不大于 90°。

0615

图片：加高坐垫

（二）膝关节置换术后康复护理指导

1. 负重练习　根据病人身体状态确定负重训练的时机，以避免负重后关节肿胀、积液及疼痛等情况发生。骨水泥固定者可立即进行负重；非骨水泥固定者则根据固定情况，在术后 6 周左右进行负重训练。

2. 上下楼梯指导　上楼梯以健侧腿先上、患侧腿后上，最后手杖的顺序；下楼梯以手杖、患侧腿、健侧腿的顺序进行训练。

3. 运动指导　嘱病人进行固定式自行车及水中运动，以减轻患膝的负荷，减少运动引起的关节肿胀及疼痛。避免进行高强度运动，保护患膝。

4. 预防下肢水肿　术后使用弹力绷带或弹力袜等。

（陈　轶）

笔记

思考题

1. 病人，女，45岁，因颈后疼痛伴头晕、左上肢放射痛2d入院，伴左上肢麻木，无力、心慌。既往常感双肩酸痛及颈后不适，尤以长时间低头工作时明显，无高血压病史。查体：意识清、颈椎活动受限，以后伸及左侧屈明显，C_5～C_6棘突旁有压痛和放射痛；左侧大拇指痛觉减退、左侧肱二头肌肉肌力4级，左侧肱二头肌腱反射减弱，肌张力正常。颈椎检查试验：臂丛牵拉试验、压颈试验阳性。辅助检查：颈椎X线片提示侧位颈椎曲度变直，右侧C_4～C_5椎间孔变小，C_4～C_5、C_5～C_6椎间隙变窄，C_4、C_5钩突关节变小。该病人属于哪一类型颈椎病？如何对该病人进行康复护理？

2. 病人，女，48岁，网络小说作家。自诉"左肩疼痛及关节活动障碍3月余"，既往无左肩外伤史。查体：左肩关节主动、被动活动受限，左肩主动活动度前屈80°、外展90°、外旋5°、内旋5°；左肩被动活动度前屈120°、外展108°、外旋6°、内旋8°。经诊断为左肩周炎，肩关节活动受限。该病人的肩周炎分期？如何对病人进行康复护理？

3. 病人，男，69岁，既往体健，以"左下肢活动障碍1d"入院。1d前病人不慎绊倒，随后左髋部疼痛，步行困难。查体：生命体征平稳，神志清，表情痛苦，查体合作，左髋外旋，左足外旋畸形，左髋部压痛，左下肢活动困难，不能站立，左下肢较右侧略缩短。X线检查提示：左侧股骨颈骨折。入院后行内固定术。该病人属于哪一类骨折、处于骨折康复的哪一分期？如何对病人进行康复护理？

思路解析

扫一扫，测一测

笔记

第七章 其他疾病的康复护理

07章 PPT

学习目标

1. 掌握冠心病、慢性阻塞性肺疾病及糖尿病的基本概念；冠心病的主要功能障碍；糖尿病的诊断标准；能够对冠心病、慢性阻塞性肺疾病、糖尿病及阿尔茨海默病病人进行康复护理指导。

2. 熟悉慢性阻塞性肺疾病的主要功能障碍、康复护理评估方法及阿尔茨海默病病人的康复护理措施。

3. 了解阿尔茨海默病的基本概念、主要功能障碍及康复护理评估方法。

4. 能够根据冠心病及糖尿病的康复护理评估结果，为病人实施准确的康复护理措施；能够正确指导病人进行呼吸训练及翻身叩背，协助其有效排痰。

5. 具有尊重病人、保护病人安全的意识。

第一节 冠 心 病

情景导入

病人，男，72岁，因"胸闷心慌1个月，近两周加重"收治入院。查体：神清，呼吸时气急，劳累后气促喘息，时有冷汗，偶有剑突下疼痛，自觉向左肩放射，夜间可平卧，偶有端坐呼吸，两肺底可闻及湿啰音，HR 78次/min，律欠齐，可及早搏4～5次/min，双下肢无水肿。Holter检查示：房性早搏，间歇性二度房室传导阻滞，时长大于3s，间歇2次，ST-T改变。

请思考：

1. 如何评估该病人的心功能？

2. 需要对该病人采取哪些康复护理措施？

一、概述

冠状动脉粥样硬化性心脏病（coronary artery heart disease，CHD）简称冠心病，是指因冠状动脉粥样硬化或因冠状动脉功能性改变导致血管狭窄、阻塞、供血不足而引起的心肌缺血、缺氧或坏死的心脏病。冠心病是最常见的心血管疾病之一，多发生于40岁以上成人，男性多于女性，且以脑力劳动者多见。据WHO统计，我国冠心病死亡率居世界第二位。近年来，发病人群逐渐年轻化。

笔记

本病病因尚未完全明确，主要危险因素包括：①年龄及性别；②血脂异常；③高血压；④吸烟；⑤糖尿病和糖耐量异常。次要危险因素包括：①肥胖；②缺少体力活动；③进食过多的动物脂肪、胆固醇、糖及钠盐；④遗传因素；⑤A型性格。

知识拓展

冠心病的基因治疗

冠心病基因治疗依靠基因转移技术，把治病基因导入缺血冠脉或心肌中，并使基因所编码的重组蛋白在该处持续表达，如血管内皮生长因子（VEGF）和成纤维细胞生长因子（FGF）等因子通过基因转移，可促进血管新生，改善缺血心肌的供血和冠状动脉侧支循环形成；而反义性基因治疗，是在转录和翻译水平上关闭或抑制某些生长因子的基因表达，抑制其合成，从而减少血管内膜厚度，减轻再狭窄程度，为经皮冠状动脉腔内成形术（PTCA）和冠状动脉内支架植入后再狭窄的防治带来新的希望。

二、主要功能障碍及评定

（一）心血管功能障碍

冠心病病人因长期体力活动减少，心血管系统的适应性降低，造成心血管功能障碍，纽约心脏病协会将心功能分为四级，心衰分为三度。

心功能Ⅰ级：患有心脏病，为心功能代偿期，体力活动不受限制，一般体力活动不引起过度疲乏、心悸、呼吸困难或心绞痛。

心功能Ⅱ级（轻度心力衰竭）：患有心脏病，体力活动稍受限制，休息时无症状，感觉舒适，但一般体力活动会引起疲乏、心悸、呼吸困难或心绞痛。

心功能Ⅲ级（中度心力衰竭）：患有心脏病，体力活动明显受限，休息时无症状，尚感舒适，但一般轻微体力活动会引起疲乏、心悸、呼吸困难或心绞痛。

心功能Ⅳ级（重度心力衰竭）：患有心脏病，体力能力完全丧失，休息时仍可存在心力衰竭症状或心绞痛，即呼吸困难和疲乏，进行任何体力活动都会使症状加重。

（二）全身运动耐力减退

采用6min步行试验进行评定。病人6min内在平坦、硬地上快速步行，测定最后步行的距离，允许病人在试验过程中停止行走和休息，结果评定见表7-1。

表7-1 6分钟步行试验的分级

分级	步行距离（m）
Ⅰ	<300
Ⅱ	300～375
Ⅲ	375～450
Ⅳ	>450

（三）呼吸功能障碍

冠心病病人直接的全身表现为缺氧症状，即胸闷、气急。长期心血管功能障碍可导致肺循环功能障碍，使肺血管和肺泡气体交换的效率降低，吸氧能力下降诱发或加重缺氧症状。冠心病的呼吸困难可分为四种类型，即劳力性呼吸困难、夜间阵发性呼吸困难、端坐呼吸及急性肺水肿。

（四）消化功能减退

心功能减退病人因胃肠道淤血，使胃肠活动功能全面减退，不仅影响胃肠蠕动，也影响消化腺的分泌，从而引起一系列临床表现。

1. 轻度心衰　食后可出现胃胀、嗳气、胃脘部不适、腹胀。
2. 中度心衰　食少纳呆，易出现胃胀，每日进食2～3次。

笔记

3. 重度心衰　胃纳差，不思饮食，食后易出现呕吐。

（五）行为障碍

冠心病病人常伴有不良的生活习惯和心理、情绪等方面的障碍，这也是影响病人日常生活和治疗的重要因素。

三、康复护理原则与目标

（一）康复护理原则

通过康复护理对冠心病的危险因素进行积极干预，改变病人的不良生活方式，阻止或延缓疾病的发展进程，进行积极的身体和社会适应训练，改善心血管功能，提高其生活质量。

（二）康复护理目标

1. 短期目标　包括：①能正确运用缓解心前区疼痛的方法；②能正确运用康复护理措施，以预防心绞痛的发作；③在确保病人安全的情况下，逐步恢复日常生活活动能力；④稳定病人情绪，提高康复疗效。

2. 长期目标　通过采取综合的康复护理措施，使病人自觉改变不良的生活方式，控制危险因素，改善和提高体力活动能力和心血管功能，早日回归家庭，重返社会。

四、康复护理措施

根据冠心病康复治疗的特征，国际上将康复治疗分为三期。

（一）Ⅰ期康复

Ⅰ期康复指急性阶段住院病人的康复。急性心肌梗死后 2 周以内，生命体征稳定，无明显心绞痛为冠心病Ⅰ期康复；不稳定型心绞痛、血流动力学不稳定、严重合并症及出现新的心电图心肌缺血改变者为其禁忌证。

1. 运动疗法

（1）床上活动：当病人无明显心绞痛、气短；静息心率 <110 次 /min；活动时 ST 段变化不超过 1mm；血压基本正常，病情无加重时，即可开始渐进性体能活动。一般从床上肢体活动开始，活动时呼吸自然、平稳，没有任何憋气和用力现象，逐步过渡到抗阻活动，如捏皮球或拉皮筋等。早期亦可进行床上翻身、进食、洗漱、梳头、穿衣等日常生活活动，这有助于运功功能的早期恢复。在运动最初 3min 后应测量血压，血压增高不应超过 20mmHg，如血压降低应停止活动。

（2）呼吸训练：主要指腹式呼吸，全身放松，在站立、静坐或行走时，进行深呼吸。

（3）坐位训练：是重要的康复起始点，可从第 1 天开始进行。起初坐位训练时可有依托，如将床头抬高、将枕头或被子放于背后，病人可逐步过渡到无依托独坐，以降低心脏负荷。

（4）步行训练：从床边站立开始，逐步过渡到床边步行（1.5～2.0MET），以使病人在疲劳或不适时及时上床休息。避免病人上肢高于心脏水平的活动，如自行手举输液袋如厕，可增加心脏负荷，诱发意外发生。

（5）上下楼梯训练：下楼运动负荷稍小，而上楼运动负荷主要取决于上楼速度，故应保持速度缓慢。为避免出现不适症状，每上一级台阶可稍事休息。

2. 心理康复与健康教育　冠心病病人常伴有不同程度的恐惧和焦虑，护士应对其进行医学常识的教育，使其理解或掌握冠心病的发病特点、注意事项及预防复发的方法。

（二）Ⅱ期康复

Ⅱ期康复即出院期的心脏病康复，从出院开始至病情稳定性完全建立为止，时间为 5～6 周。病情稳定的心肌梗死病人、冠状动脉分流术后和冠状动脉腔内成形术后病人、劳力性心绞痛、心律失常病人为冠心病Ⅱ期康复。

此期康复措施包括室内外散步、医疗体操（如降压舒心操、太极拳等）、做家务、购物等。病人最常用的锻炼方法为每天行走，从 15～30min 开始，在可耐受的情况下逐渐增加行走速度。在医院门诊康复科进行监护下的有氧运动锻炼，活动强度为最大心率的 40%～50%。进行较大强度活动时，可采用远程心电图监护系统监测，或由护士观察数次康复治疗过程，以确立安全性。对无异常表现者，可

笔记

通过自我监护或在家属帮助下过渡到无监护活动，安全稳步地提高运动负荷。在恢复后期应进行心电运动试验，以评估身体负荷能力和心血管功能，用于决定病人是否能恢复工作、锻炼及性活动，并评价治疗效果。

（三）Ⅲ期康复

Ⅲ期康复即病情处于较长期稳定状态、进入家庭生活的病人康复。康复治疗以等张和节律性的有氧运动训练为主，进程一般为 2～3 个月，康复自我锻炼应持续终生。本节主要介绍有氧训练的基本方法。

1. 运动方式　主要应用大肌群活动，如步行、登山、游泳、骑车、中国传统形式的拳操等。

2. 训练形式　可分为间断性和连续性运动。间断性运动指基本训练期有若干次高峰靶强度，高峰强度间强度降低；连续性运动指训练的靶强度持续不变，病人较易适应。

3. 运动量　是康复治疗的核心，要达到一定阈值才能产生训练效应。

（1）运动强度：运动训练所必须达到的基本训练强度称为靶强度，可用最大心率（HR_{max}）、心率储备、最大吸氧量（VO_{2max}）、最大代谢当量值（MET）、主观劳累计分等方式表达。靶强度与最大强度的差值是训练的安全系数。靶强度一般为 40%～85% VO_{2max} 或 METs，或 70%～85% HR_{max}。靶强度越高，产生心脏中心训练效应的可能性就越大。

（2）运动时间：建议在下午或傍晚运动，靶强度运动一般持续 15～30min（10～60min）。在额定运动总量的前提下，训练时间与强度成反比。

（3）训练频率：国际上多采用每周 3～5d 的频率，根据病人年龄、体重和残疾情况设定运动训练方案。

五、康复护理指导

1. 纠正危险因素　倡导健康生活方式，包括控制高血压、糖尿病、高脂血症和肥胖等冠心病危险因素，规律生活及适当运动等。

2. 饮食指导　估测每天热量摄入，低脂、低盐饮食，多食富含不饱和脂肪酸的食品，如鱼类；多食富含维生素 C 和粗纤维的新鲜蔬菜和水果，预防便秘；戒烟限酒，严禁暴饮暴食。

3. 修身养性　教会病人处理应激的技巧和放松方法，保持乐观轻松的精神状态，避免紧张、焦虑、抑郁、情绪激动等。

4. 休息与运动　合理安排生活和工作，坚持适当的有氧训练，保证充足的睡眠，饭后休息 0.5～1h，劳逸结合。注意保暖，预防上呼吸道感染，避免在低温环境下过量运动，避免竞技性运动。一旦有心绞痛发作及急性心肌梗死先兆，立即停止活动，安静休息。

5. 冠心病病人家中应备有硝酸甘油、异山梨酯及速效救心丸等急救药物并随身携带，以便发病时自己或家人能及时取得并服用。

6. 护士应提供冠心病病人有关性生活方面的指导。

7. 定期到医院做健康检查，如有病情变化，及时采取有效的治疗。

（聂婉翎）

第二节　慢性阻塞性肺疾病

情景导入

病人，男，65 岁。咳嗽、咳痰伴喘憋 30 年，心悸 10 年，加重伴双下肢水肿 1 周入院。查体：神清，消瘦，有明显发绀；颈静脉怒张，桶状胸，双肺叩诊呈过清音，呼吸音粗，呼气延长，双肺可闻及干湿啰音；心率 102 次 /min，律齐；腹无异常，双下肢凹陷性水肿。血常规示 WBC 12.0×10^9/L；血气分析示 PaO_2 45mmHg，$PaCO_2$ 60mmHg；肺功能检查示 FEV_1/FVC 为 50%，FEV_1 占预计值 40%；X 线片示肋间隙增宽，膈低平，两肺透明度增粗并紊乱，心脏呈垂直位，心影狭长。

笔记

请思考：

1. 如何对该病人进行呼吸功能评定？

2. 结合该病例的呼吸功能障碍，提出相应的康复护理措施。

一、概述

慢性阻塞性肺疾病（chronic obstructive pulmonary disease，COPD）简称慢阻肺，是一种以不完全可逆性气流受限为特征，呈进行性发展的肺部疾病。本病病因尚未完全明确，吸烟是导致 COPD 最危险的因素。长期接触职业性粉尘和化学物质、空气污染、呼吸道感染、体内蛋白酶 - 抗蛋白酶失衡以及营养、气温突变等因素均可参与 COPD 的发生和发展。

COPD 是呼吸系统的常见病和多发病，近 10 年患病率呈增长趋势。我国北部和中部地区的农村成年人调查结果显示，慢性阻塞性肺疾病的患病率为 3.17%，其死亡率居所有死因的第 4 位。因病人肺功能进行性减退，严重影响其劳动力和生活质量，故康复治疗宜早进行，其目的在于改善通气功能，延缓病理进程，保持呼吸道通畅，提高生活质量，延长生存时间。

二、主要功能障碍及评定

（一）呼吸功能障碍

主要表现为有效呼吸降低，呼吸肌无力，出现以胸式呼吸为主甚至运用辅助呼吸肌的病理式呼吸模式。呼吸功能障碍评定不但用于判断病情，还用于对康复护理的指导。

1. 自觉气短、气急分级法　根据 Borg 量表进行改进，按病人是否自觉气短、气急及其程度，分为 5 级。1 级 - 无气短气急；2 级 - 稍感气短气急；3 级 - 轻度气短气急；4 级 - 明显气短气急；5 级 - 气短气急严重，不能耐受。

2. 呼吸功能改善或恶化程度　可采用以下分值进行半定量化。

−5	−3	−1	0	1	3	5
明显改善	中等改善	轻度改善	不变	加重	中等加重	明显加重

3. 肺功能测试　肺功能检查是判断气流受限的主要客观指标，尤其通气功能检查对 COPD 诊断、严重程度评价、疾病进展、预后及治疗反应等具有重要意义。

（1）肺活量（VC）：尽力吸气后缓慢而完全呼出的最大空气容积，是最常用的指标之一，随病情严重性的增加而下降。

（2）一秒用力呼气容积（FEV_1）：第一秒用力呼气容积指尽力吸气后尽最大努力快速呼气，第一秒所能呼出的气体容量。FEV_1 与用力肺活量（FVC）比值（FEV_1/FVC）是评价气流受限的敏感指标。

（3）COPD 严重程度分级：根据 FEV_1/FVC、FEV_1% 预计值和症状可对 COPD 的临床严重程度做出分级。

0701 COPD 肺功能测定各项指标典型改变

0702 慢性阻塞性肺疾病的临床严重程度分级

（二）运动功能障碍

1. 平板或功率车运动试验　用活动平板或功率车进行有规律、有间隔的活动，逐渐增加活动等级至病人的最大负荷或达到最大心率的 85%，并监测心率、呼吸频率、血压、心电图、最大吸氧量（VO_{2max}）、最大代谢当量值（MET）、运动时间等相关量化指标来评定病人的运动能力，亦可通过平板或功率车运动试验中病人的主观用力程度分级（Borg 记分）等半定量指标来评定病人的运动能力。

2. 计时步行距离测定　让病人步行 6min 或 12min，记录其所能行走的最长距离。亦可采用定距离行走，计算行走时间作为评定方式。

（三）日常生活能力障碍

1. COPD 病人日常生活能力评定见表 7-2。

2. 生活质量评估　常用的生活质量评估方法有圣•乔治呼吸问卷（SGRQ）和治疗结果研究（SF-36）等。SGRQ 是一份有效、敏感、可行的评价 COPD 生活质量问卷，是用于评价慢性气流受限疾病对生活质量影响程度的问卷表。

笔记

表 7-2　COPD 病人日常生活能力评定

分级	表现
0 级	虽存在不同程度的肺气肿，但活动如常人，对日常生活无影响，活动时无气短
1 级	一般劳动时出现气短
2 级	平地步行无气短，速度较快或登楼、上坡时，同行的同龄健康人不觉气短而自己已有气短
3 级	在平地上步行 100m 或数分钟后即有气短
4 级	讲话或穿衣等轻微动作时即有气短
5 级	安静时出现气短，无法平卧

三、康复护理原则与目标

（一）康复护理原则

应遵循个体化、整体化、循序渐进及持之以恒的原则，根据病人的评定结果，实施并及时调整康复护理方案。

（二）康复护理目标

1. 短期目标　包括：①引导病人形成有效的呼吸模式，支持和改善心肺功能；②提高机体能量储备，改善或维持体力，提高病人运动耐力；③改善心理状况，建立“控制呼吸能力”的信心，放松精神，缓解焦虑、抑郁、紧张等不良情绪。

2. 长期目标　包括：①开展积极的呼吸和运动训练，发掘呼吸功能潜力，通过物理医学手段治疗和预防并发症，消除后遗症；②提高机体免疫力，改善全身状况，增加日常生活自理能力，减少对住院的需求。

四、康复护理措施

（一）重建腹式呼吸训练

腹式呼吸是一种低耗高效的生理性呼吸模式，吸气时腹肌放松，腹部鼓起，膈肌下降，保证最大的吸气量；呼气时，腹肌收缩帮助膈肌松弛，膈肌上抬，增加呼气量和潮气量（图 7-1）。护士应指导病人进行重建腹式呼吸训练，以加强胸、膈呼吸肌肌力和耐力，改善呼吸功能。

图片：腹式呼吸训练

1. 放松练习　可降低呼吸肌耗氧量，减轻呼吸困难症状。常采取的放松体位有前倾依靠位、椅后依靠位及前倾站位。

2. 腹部加压暗示呼吸法　是一种通过增加腹压，使膈肌上抬，用触觉的方法来诱导病人恢复腹式呼吸，从而改善和提高通气效率。常用方法有双手加压法、下胸布带加压法、下腹部沙袋加压法、抬臀呼气法。

3. 缩唇腹式呼吸法　在缩唇呼吸（图 7-2）的基础上结合腹式呼吸，是一种更有效的呼吸训练。训练时，嘱病人全身放松，取立位、坐位或卧位，先均匀呼吸 3min，一手放于前胸，另一手放于腹部。

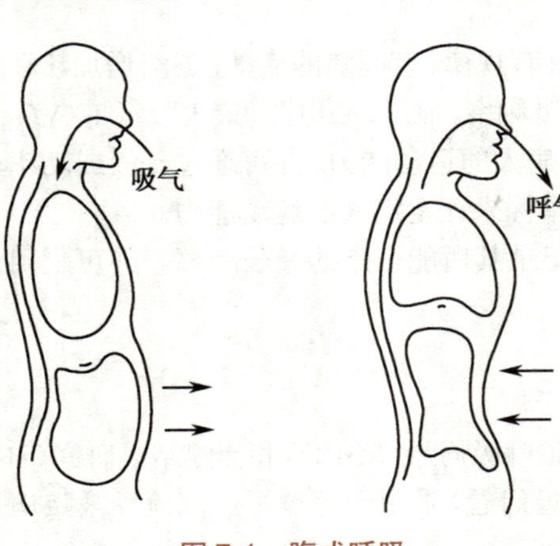

图 7-1　腹式呼吸

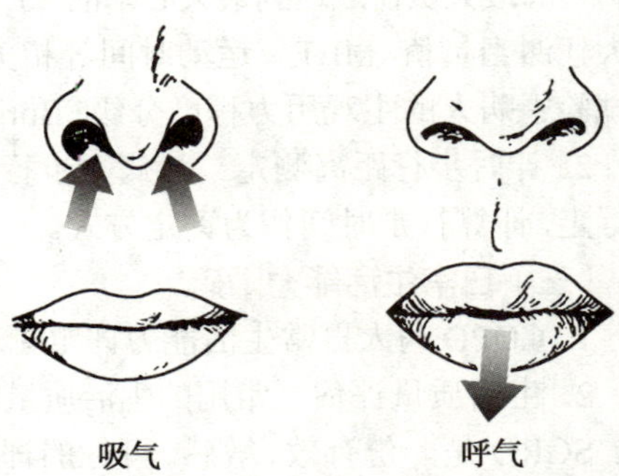

图 7-2　缩唇呼吸

病人经鼻吸气，2s，并尽量挺腹，手感到腹部向上抬起，胸部不动。吸气结束开始通过缩唇（吹口哨样）缓慢用口呼气 4～6s，同时收腹，腹肌收缩，膈肌松弛，身体可稍前倾，手感到腹部下降。深吸慢呼，每日 2～3 次，每次 10～20min。缩唇腹式呼吸可延长呼气时间，增加腹压，抬高膈肌，增加呼吸运动，有效促进肺内气体交换，从而改善缺氧和二氧化碳潴留。

0704

视频：缩唇呼吸训练

（二）排痰训练

通过胸部物理疗法（CPT）即体位引流、拍背、震动、腹式呼吸、缩唇呼吸、有效咳嗽等方法，积极清除呼吸道分泌物，始终保持呼吸道通畅，促进有效呼吸，以提高血氧浓度，降低二氧化碳浓度，纠正酸碱平衡失调。

（三）增强心功能和恢复活动能力

以病人安全、可耐受为基础，进行低强度、渐进的康复训练，主要采用有氧训练和医疗体操等。

1. 上肢训练　由于上肢肩带部的胸大肌、胸小肌、背阔肌、前锯肌及斜方肌等肌群不仅是上肢活动肌，也是辅助呼吸肌，当躯干固定时，这些肌群起辅助肩带和肩关节活动的作用。当上肢固定时，这些肌群可作为辅助呼吸肌群参与呼吸活动。上肢训练包括体操棒训练、提重物训练和掷球训练等，可改善肌肉代谢、肌力、全身运动耐力和气体代谢，提高身体免疫力。

2. 下肢训练　可明显增加 COPD 病人的活动耐量，减轻呼吸困难症状，改善精神状态。通常采用快走、划船、骑车、登山等有氧训练方法。散步时全身放松，速度宜慢，每次 10～30min。定量步行开始时，以 50～60m/min 的速度步行 800～1600m（中间休息 3min），以后逐渐增加。

3. 医疗体操　太极拳、五禽戏、八段锦等中医传统康复疗法对慢性阻塞性肺病有良好的治疗作用，针灸、穴位按摩等也有一定疗效。

（四）长期家庭氧疗

长期家庭氧疗（LTOT）是指对脱离医院环境后、返回社会或家庭的慢性低氧血症病人实施每日低浓度吸氧，并持续较长时间的长期氧疗。长期家庭氧疗可提高 COPD 慢性呼吸衰竭病人的生活质量和生存率，对血流动力学、运动能力、肺生理和精神状态均会产生有益影响。

（五）ADL 指导

1. 能量节省技术　在日常生活中，为节省能量、完成更多活动，应指导病人活动前事先做好计划安排，工作节奏快慢适度，轻重工作交替进行，活动间歇休息，避免不必要耗氧，以减轻或避免呼吸困难。

2. 营养　营养状态是 COPD 病人症状、残疾及预后的重要决定因子。约 1/4 的 COPD 病人体重指数下降，其为 COPD 病人死亡的独立危险因素。病人每天摄入的热量应为休息时能量消耗的 1.7 倍，其中蛋白质应每天至少摄入 1.7g/kg。机体脂肪可增加呼吸系统做功，故应鼓励肥胖病人减肥。

（六）心理行为矫正

COPD 病人常表现为急躁、焦虑、忧郁及沮丧等消极心理，不仅影响疾病恢复，还可加重残障程度。故可通过肌肉放松、冥想、瑜伽及中医气功等方法进行放松训练，以提高病人自信心，缓解消极心理状态。

知识拓展

COPD 急性加重期行呼吸康复的可行性

康复治疗可使进行性气流受限、严重呼吸困难而很少活动的病人改善活动能力、提高生活质量，是慢性阻塞性肺疾病病人一项重要的治疗措施。COPD 急性加重期常导致肺功能、运动耐量及生活质量进一步下降。研究显示，至少 1/4 急性发作病人 3 个月后肺功能峰值流量及健康状况不能完全恢复至急性发作前的基线水平。呼吸康复包括呼吸系统治疗（如戒烟、药物治疗）、心理支持（如病人教育、心理及社会支持）及体育锻炼，能提高 COPD 稳定期病人的运动能力和生活质量，在 COPD 病人的治疗中发挥重要作用。

五、康复护理指导

1. 疾病相关知识教育。

笔记

2. 氧气的正确及安全使用。

3. 预防呼吸道感染　通过体育锻炼增强体质，提高免疫功能；应用生物制剂提高非特异性免疫能力；用中医调节机体的内环境，增强机体的自卫功能；采用防感冒按摩、冷水洗脸、食醋熏蒸及增强体质等方法预防感冒。

4. 戒烟　戒烟是防治 COPD 的重要措施，各期的 COPD 病人均应戒烟。鼓励病人签订书面戒烟计划，还可应用针灸、戒烟糖和可乐定片等辅助戒烟的方法。

5. 避免或减少有害粉尘、烟雾或气体吸入　加强卫生宣教，避免环境污染，改善工作条件，加强劳动保护。

（聂婉翎）

第三节　糖　尿　病

情景导入

病人，男，60 岁。10 年前无明显诱因出现多饮、多食、多尿，体重 10 年间下降 10kg，近 1 年视物模糊、手脚麻木及刺痛。在院外查血糖偏高，具体不详，曾服消渴丸、格列齐特、二甲双胍等药物治疗。3d 前门诊测空腹血糖 11.2mmol/L，OGTT 2h 血糖 15.3mmol/L，BUN 18mmol/L，尿蛋白 4+，尿糖 2+，门诊以“2 型糖尿病”收治入院。

请思考：

1. 如何对该病人进行康复护理评定？

2. 结合该病例的功能障碍，提出相应的康复护理措施。

一、概述

糖尿病（diabetes mellitus，DM），是在遗传和环境因素相互作用下，因血中胰岛素分泌相对和绝对不足以及靶组织细胞对胰岛素敏感性降低，导致血糖过高，出现糖尿，进而引起蛋白质和脂肪代谢紊乱的一组临床综合征。糖尿病是临床常见病和多发病，目前全世界约有 1.75 亿糖尿病病人，预测到 2025 年病人数将上升到 3 亿。我国现有糖尿病病人 4000 万，居世界第二位。糖尿病已成为发达国家继心血管病和肿瘤之后的第三大非传染病，严重威胁人类健康。

二、主要功能障碍及评定

（一）运动功能障碍

糖尿病可加速骨关节炎发生，根据临床表现分为四类，即神经病变、有软组织溃疡的皮肤病变、关节脱位、关节肿胀和畸形，影响病人的运动功能。踝关节以下部位皮肤溃疡、肢端坏疽或感染，是致残、截肢的主要原因。

（二）感觉功能障碍

糖尿病大中动脉粥样硬化可引起肢体动脉硬化，以下肢病变常见，常表现为下肢疼痛、感觉异常，严重时可导致肢端坏疽。

（三）视觉功能障碍

糖尿病微血管病变可引起视网膜病变、白内障、青光眼及黄斑病变等。轻者出现视力模糊，严重时可致失明。

（四）日常生活活动障碍

糖尿病病人可出现乏力、疲劳及生活工作能力下降等全身症状。若发生眼、脑、心、肾脏、大血管和神经并发症，则可出现日常生活活动严重受限，受限程度可采用 Barthel 指数量表进行评定。

（五）心理功能障碍

笔记

糖尿病是一种慢性代谢性疾病，病人需终身治疗且需严格控制饮食，给生活带来极大不便，加重医疗经济负担，使病人产生悲观情绪。失明、脑梗死、截肢等严重并发症亦给病人带来极大心理负担，使其可能产生焦虑、抑郁及睡眠障碍等症状。护士可采用 Hamilton 焦虑量表、Hamilton 抑郁量表、简明精神病评定量表、症状自评量表及睡眠自测 AIS 量表等进行评定。

（六）参与能力障碍

部分病人因出现严重的生理或心理功能障碍，使参与劳动、就业和社会交往等能力受到影响，降低了生活质量。可对病人进行疾病、体力、心理、日常生活及社会生活等方面的综合评价。目前国际上缺乏统一的糖尿病病人生活质量评定量表，常用的有诺丁汉健康评定表（Nottingham health profile，NHP）、社会参与量表等。

三、康复护理原则及目标

（一）康复护理原则

1. 早期治疗　明确糖尿病的临床表现、并发症、诊断方法及尽早选择正确的治疗方案。

2. 综合康复　糖尿病病人应进行饮食疗法、运动疗法、药物疗法、血糖监测和康复教育等全面康复护理。

3. 个体化方案　依据糖尿病的不同类型及并发症制订不同的康复护理方案。

（二）康复护理目标

1. 短期目标　包括：①控制血糖，纠正各种代谢紊乱，促进糖、蛋白质及脂肪代谢功能的正常化，消除临床症状；②控制病情，防治并发症，降低病人的致残率和病死率；③巩固和提高糖尿病病人的饮食治疗和药物治疗效果。

2. 长期目标　包括：①通过糖尿病教育，使病人掌握糖尿病的防治知识、自我保健能力和自我监测技能；②维持病人基本的体能和运动量，提高生活和工作能力；③改善病人生活质量，使其正常参与社会劳动和社交活动，享有正常人的生理和心理状态。

四、康复护理措施

糖尿病病人的康复护理应遵循“早期诊治、综合康复、个体化方案、持之以恒”的原则。综合康复治疗主要包括 5 个方面，即饮食疗法、运动疗法、药物疗法、血糖监测和糖尿病教育。

（一）饮食疗法

饮食疗法是糖尿病基础治疗的首要措施，饮食治疗的原则是控制总热量和体重。先按病人性别、年龄和身高得出理想体重，即“理想体重（kg）= 身高（cm）- 105”，再根据理想体重和工作性质，参照原有生活习惯等因素，计算每天所需总热量。成年人休息状态下每日给予热量为 62.79～83.72kJ/kg，轻体力劳动者为 83.72～125.58kJ，中度体力劳动者为 125.58～146.51kJ，重体力劳动者在 146.51～159.068kJ 以上。肥胖者应严格限制总热量，使病人体重恢复至理想体重的 ±5% 左右。儿童、孕妇、乳母、营养不良和消瘦者及伴有消耗性疾病者应酌情增加热量。

（二）运动疗法

运动疗法是糖尿病治疗的基石，尤其对 2 型糖尿病的治疗作用尤为显著。

1. 适应证和禁忌证

（1）适应证：轻度和中度 2 型糖尿病病人；肥胖的 2 型糖尿病病人为最佳适应证；病情稳定、血糖控制良好的 1 型糖尿病病人，可进行适当的运动。

（2）禁忌证：空腹血糖 > 15.0mmol/L 或有严重的低血糖倾向者；有急性并发症者；心力衰竭或心律失常；严重糖尿病肾病；糖尿病足或糖尿病视网膜病变等。

2. 2 型糖尿病病人的运动处方

（1）运动方式：适用于中等或中等偏低强度的有氧运动，或称耐力运动，如步行、慢跑、登楼、游泳，划船、阻力自行车、中等强度的有氧体操、适当的球类活动及太极拳等。

（2）运动量：其大小由运动强度、运动时间和运动频率三个因素决定。

1）运动强度：一般先从低强度运动，最大耗氧量（VO_{2max}）的 40% 左右开始，当病人感觉良好并能继续适应运动时，可逐渐进入中等强度运动（VO_{2max} 的 50%～60%），中、重度肥胖者可进行中等甚至更强（VO_{2max}的 60%～80%）的运动。

2）运动时间：一般从 10min 开始，适应后逐渐增至 30～40min，其中可穿插必要的间歇时间。

3）运动频率：以每天一次或每周 3～4 次为宜。若运动次数过少或运动间歇超过 3～4d，则运动训练效果及运动蓄积效应将减少，已获得改善的胰岛素敏感性消失，难以达到运动效果。

（3）运动训练的实施

1）准备活动：运动前进行 5～10min 的四肢和全身缓和伸展运动，如缓慢步行或打太极拳等低强度运动。

2）运动训练：为达到靶心率的中等强度或略低于中等强度的有氧运动。

3）放松活动：包括 5～10min 的慢走、自我按摩或其他低强度活动。合适的运动量应为运动时略感气喘但不影响对话，心率在运动后 5～10min 恢复到运动前水平。

3. 1 型糖尿病病人的运动处方　1 型糖尿病病人首先实施胰岛素治疗和饮食控制，待血糖控制良好后再实施运动疗法。根据病人兴趣爱好及运动能力选择运动方式，如游泳、踢球、跳绳及舞蹈等娱乐性运动训练，以提高运动的积极性。强度以 50%～60% 最高心率为宜，运动时间从 20min 开始，每周运动 3～4 次。随着运动能力的提高，逐渐增加运动时间和运动次数，做到每次运动适度，不过度劳累，以免加重病情。

（三）药物疗法

糖尿病的药物治疗主要指口服降糖药和胰岛素的应用等，一般按医嘱执行。常用口服降糖药物有磺脲类、非磺脲类胰岛素促泌剂、双胍类、葡萄糖苷酶抑制剂、胰岛素增敏剂。胰岛素要注意低血糖反应、过敏反应、水肿、视力模糊、胰岛素抵抗及局部反应。

（四）血糖监测

血糖监测可用来反映饮食控制、运动治疗和药物治疗的效果，是糖尿病管理的重要措施。血糖监测主要采用定期医院门诊查验、居家自动血糖仪测试等方法进行，为医护人员和糖尿病病人提供调整治疗方案的依据。

（五）糖尿病足的康复护理

组图：糖尿病足

1. 减轻足部压力　选用治疗性鞋袜，根据病人活动水平和足畸形选择开放型运动鞋或特制矫正鞋；鞋应柔软舒适，鞋内避免有粗糙的接线和缝口，鞋尖留有足够的空间供足趾活动；将足装入固定型全接触式支具或特殊支具靴，可减轻溃疡部分压力；必要时使用拐杖和轮椅。

2. 运动疗法　病人可进行患肢伸直抬高运动、踝关节伸屈运动、足趾背伸跖屈运动等；足部保护性感觉丧失者可推荐游泳、骑自行车、划船、坐式运动及手臂锻炼等，禁忌长时间行走、跑步和爬楼梯。

3. 局部治疗　使用锐器、酶或化学试剂清创；局部治疗包括敷料包扎、局部用药和皮肤移植等；足深部感染时，需住院治疗，包括应用广谱抗生素、切开排脓，甚至施行截肢术等。

4. 物理疗法　可采用按摩、运动疗法、超短波、红外线、He-Ne 激光、气血循环仪、漩涡浴及高压氧治疗等技术。

5. 作业疗法　包括 ADL 训练、矫形器的正确使用和穿戴、假足步行训练、拐杖和轮椅操作技能训练、职业训练等，以改善糖尿病足病人的步行功能，提高日常生活活动能力。

（六）心理康复护理

常用方法包括：①精神分析法：通过与病人进行有计划、有目的的交谈，使其对糖尿病有完整的认识，建立战胜疾病的信心；②生物反馈疗法：借助肌电或电压等反馈训练放松肌肉，消除紧张情绪，间接控制血糖；③音乐疗法：通过欣赏轻松、愉快的音乐，消除烦恼和心理障碍。

五、康复护理指导

1. 用药指导　病人可根据病情选用一种或两种药物联合治疗。向胰岛素使用者详细讲解胰岛素的名称、剂量、给药方法及时间，掌握正确注射方法、不良反应观察和低血糖反应的处理。

2. 饮食指导　指导病人掌握并执行饮食治疗的具体要求和措施，准备常用食物营养素含量表和替换表，使其学会自我饮食调节。

3. 运动指导　使病人了解运动治疗的重要性，掌握运动治疗的具体方法和注意事项。运动时随身携带病情卡片和甜食，以备急需。如出现头晕、心悸等症状，应立即终止运动。

4. 自我监测指导　指导病人学习监测血糖、血压、体重指数的方法，了解糖尿病的控制目标。体重每1～3个月监测1次，以了解疾病控制情况，及时调整药物剂量；每2～3个月复诊HbA1C；每年全身检查1次，以尽早防治慢性并发症。

5. 并发症预防指导　病人应注意个人卫生，养成良好卫生习惯。规律生活、戒烟限酒，熟悉酮症酸中毒及高渗性昏迷等并发症的诱因、主要临床表现及应急处理措施，指导病人正确预防和护理糖尿病足。

（聂婉翎）

第四节　阿尔茨海默病

情景导入

病人，男，70岁，高中毕业，公务员退休。两年前出现记忆力衰退、注意力下降，但对物品、人、声音、形状及气味等具有较好的识别能力，无焦虑、抑郁等精神障碍。于1个月前到医院"记忆障碍"门诊就诊。检查配合度良好，听力和视力均正常，头颅CT检查示轻度脑萎缩，以"阿尔茨海默病"入康复医学科。

请思考：

1. 该病人处于发病的哪个阶段？判断的依据是什么？
2. 针对该病人情况，需进行哪些方面的康复护理评定及指导？

一、概述

（一）基本概念

阿尔茨海默病（Alzheimer disease，AD）又称早老年痴呆，是一种原因未明的、慢性进行性神经系统变性疾病。临床起病隐匿，以记忆减退和其他认知功能障碍为特征，常伴有社会或日常生活能力受损和精神行为改变。阿尔茨海默病目前已成为继心脏病、肿瘤及脑卒中后第四位引起成人死亡的原因，是导致60岁以上老年人残障的主要原因。全球疾病负担预测报告显示，60岁及以上老年人中因痴呆导致残疾的比例达11.2%，已成为重要的公共卫生及社会问题。

知识拓展

阿尔茨海默病的患病率现状

阿尔茨海默病（AD）是老年痴呆的主要亚型，占全部痴呆类型的60%～80%。研究显示，在高龄老人中，女性老年痴呆患病率高于男性，而在其亚型AD中，这种性别差异更加明显。一项关于评价1990～2016年老年人AD患病率的Meta分析显示，老年人群AD患病率为4.9%。亚组分析结果显示，年龄越大者患病率越高，男性和女性AD患病率分别为3.0%和6.1%，在每个年龄层中女性的患病率也明显高于男性。

我国60岁及以上人群老年期痴呆患病率为5.15%；亚组分析显示，老年期痴呆患病率女性（6.08%）高于男性（4.10%），年龄越大者患病率越高（60～64岁至≥85岁年龄人群老年期痴呆患病率从1.01%升至23.60%），阿尔茨海默病患病率（3.56%）高于脑血管性痴呆患病率（1.11%），文盲人群患病率（8.74%）高于非文盲人群（3.17%），非在婚人群患病率（6.83%）高于在婚人群（3.95%）。

（二）临床过程

分为三个阶段。第一阶段约为发病后1～3年，以近记忆下降为主要表现；记忆量表测查常可发现记忆中轻度下降；存在立体、图形的视空间技能障碍；部分病人存在找词及命名功能异常；脑电图及头颅CT检查多正常或轻度改变。第二阶段为发病后2～10年间，除近记忆力明显下降，远记忆力

笔记

障碍也逐渐明显；记忆量表测查结果为高度记忆障碍；MMSE 分数明显下降；存在时间、场所、人物定向力功能障碍；情感变化逐渐明显，判断力、记忆力及理解力均明显下降；脑电图检查示中度异常（慢波明显增多）；头颅 CT 检查可见脑室扩大，脑沟和脑裂增宽、变深。第三阶段约为发病后 8～12 年，为全面性痴呆，极度的智能障碍；记忆量表测试无法进行；肢体和括约肌功能障碍；脑电图检查示全面慢波，头颅 CT 示全脑萎缩。

二、主要功能障碍及评定

（一）认知功能障碍

1. 记忆障碍　是诊断痴呆的首选、必备条件，主要表现为近记忆减退（达 90.3%），常用的评定方法包括简易精神状态检查（mini-mental state examination，MMSE）量表、韦氏记忆量表（Wechsler menory，WMS）等。

2. 语言障碍　主要表现为语言内容空洞、重复和累赘。痴呆病人述说能力损害较明显，过多使用代词，且指代关系不明确，交谈时语言重复较多。

3. 定向能力障碍　当病人出现人物、时间、地点三方面记忆下降时，则会出现定向能力障碍。在病人早期认知减退时，时间定向力受损较地点定向力更为明显。视觉空间感知障碍表现为对空间结构的辨别障碍。

图片：左侧忽略病人绘图实验

4. 失认症　包括视觉失认、听觉失认、体感觉失认、半侧空间失认。视觉失认可表现为对物体或人物形象、颜色、距离、空间环境等的失认，易造成环境迷失方向、不能阅读、不能通过视觉辨别物品，严重时不能辨别亲友或自己的形象；听觉失认表现为对语音、语调及语意难以理解；体感失认主要指触觉失认，严重时病人不能辨别手中的物品，最终不知如何穿衣、洗脸、梳头等；半侧空间失认是病人不能整合和利用来自身体或环境一侧的知觉，多见右脑损伤后出现的左侧忽略。

图片：左侧忽略病人删字实验

5. 失用症　感觉、肌力、协调性运动正常，但不能进行有目的性的运动，包括观念性失用、观念运动性失用、肢体运动性失用、结构性失用及穿衣失用。中期失用症状明显，病人逐渐出现如厕后不能冲水、不能穿脱衣服、吃饭易散落等现象，生活需要照顾。

6. 执行功能障碍　包括动机、抽象思维、复杂行为的计划和组织等高级认知功能障碍，主要表现为日常生活和学习能力下降，组织、计划和管理能力减退。可通过分析事物的异同、连续减法、词汇流畅性测验、连线测试等进行反映。

（二）非认知性神经、精神损害

AD 的行为和神经症状包括激越、激惹、幻觉、妄想、焦虑、淡漠和欣快等，痴呆的非认知症状发生率 >90%，有高度的异质性、易变性和危害性。

（三）继发性功能损害和并发症

继发性功能损害和并发症包括肌力减退和肌肉萎缩、关节活动范围受限、软组织挛缩、平衡功能减退和跌倒、步行能力减退、全身耐力减退、吞咽及消化能力下降引起的营养不足、感染、压疮、肢体肿胀及血栓形成、骨及关节损伤、意外等。

（四）日常生活能力减退

目前，最常用的 ADL 评估量表为 Barthel 指数量表，其次有阿尔茨海默病协作研究日常能力量表（ADCS-ADL）、Lawton 工具性日常能力量表、社会功能问卷（FAQ）。早期 AD 病人日常生活功能未受影响，但随着认知功能下降，认知功能层面上的 ADL 受限。目前 2%～15% 轻、中度痴呆病人生活不能自理，严重影响病人及家属的生活质量，表现为自我意识下控制、处理 ADL 能力减退（吞咽、大小便控制、穿衣、洗漱等）；在运动功能层面上 ADL 功能受限（转移活动减少），最终导致全面功能下降而呈木僵状态，完全依赖他人照料。

三、康复护理原则及目标

（一）康复护理原则

1. 给予必要的护理　目前尚缺乏特殊的病因治疗措施，故对阿尔茨海默病病人生活上的护理显得极为重要。

2. 鼓励自我照护　注意病人的起居饮食习惯、营养和日常清洁卫生处理，督促病人进行自我照护。

3. 合理用药　使用改善认知功能和促进脑部代谢的药物，以及钙离子拮抗剂，常不需服用抗精神病药物。

（二）康复护理目标

1. 短期目标　早期筛查出阿尔茨海默病病人，并遵医嘱对症治疗，以延缓疾病的进程；对病人及家属进行健康教育，积极预防和延缓阿尔茨海默病的发生和发展。

2. 长期目标　对生活自理能力障碍的病人进行积极对症的康复治疗，以提高病人生活自理能力及生存质量。

四、康复护理措施

康复护理措施除基本的运动训练外，旨在改善或延缓痴呆病人认知功能及日常生活能力。

（一）记忆训练

1. 即刻记忆训练　训练环境安静，护士随机读出一串动物或植物的名称，让病人复述，从少到多。若能正确复述，则逐渐增加动物或植物的名称，训练时间不宜过长，以免病人出现烦躁情绪，不配合训练。

2. 短时记忆训练　让病人看几件物品或图片，记忆后回忆；用积木摆一些图案给病人看，弄乱让其按原样摆好。

3. 长时记忆训练　训练时结合病人日常生活功能，通过缅怀活动鼓励病人回忆过去的生活经历，帮助认识目前生活中的真实人物和时间，以恢复记忆并减少错误判断。

（二）定向能力训练

要求病人讲述日期、时间、上下午、地点及天气等，使病人形成时间概念；帮助认识目前生活中真实人物（如亲人、朋友及护士等）和事件；在病房和卧室设置醒目标志，指明具体位置。给予病人实际定向疗法，每天记录相关信息，反复做环境的定向训练，训练过程中鼓励病人多谈熟悉的人和事，并鼓励其尽量独立完成起居等日常活动。

（三）失用症训练

AD 病人在失用早期，可正常使用日常工具进行日常生活，按要求进行简单的家务。针对病人状态选择由一系列分解动作组成的日常活动进行训练，如要求病人摆放餐具后吃饭、餐后收拾餐具、打扫卫生等。对不能连贯完成动作的病人，护士给予提醒或协助；对不能完成整套动作的病人，则需对某一独立动作进行训练，集中改善某单项技能。因步行失用症病人不能发起步行动作，但遇障碍物却能越过，即可行走，故病人步行训练时，在其面前摆放一障碍物，使病人只能向前行走，迫使其跨越障碍物，诱发步行。也可让结构性失用症病人按照平面图将其画出，循序渐进，或要求病人重新布置物品位置等。

（四）思维训练

根据 AD 病人的智力测评结果，选择难度适当的智力拼图或编制图案进行训练，以提高病人逻辑联想能力和思维灵活性；对病人进行单词卡片、图片归纳和物品分类训练，提高其分析和综合能力；让病人聆听或阅读报纸并讲述相关内容，以提高其理解和表达能力。

五、康复护理指导

1. 饮食起居　指导病人饮食起居规律，不能变幻无常。一般应早睡早起，定时进食，定时排便。饮食可多样化，但不能过饱。

2. 运动训练　指导家属让病人做适当活动，如散步、打太极拳、保健操或练气功，活动量要循序渐进。

3. 智力训练　鼓励病人多动脑，在护士和家属的指导下进行适当的益智活动，如下棋、打麻将或做算数游戏等，以活动大脑细胞，防止大脑老化。

4. 心理护理　鼓励病人积极参加社会活动，与家人建立良好的亲情关系。指导家属关心病人，保证病人安全和舒适。平时注意观察病人的言谈举止，督促按时服药，按时复诊。

笔记

5. 家庭支持　教会病人照顾者基本护理原则：①回答病人问题时，语言要简明扼要；②病人生气和发怒时，不要与其争执；③病人吵闹时应冷静予以阻止；④不要经常变换对待病人的方式；⑤病人功能明显减退或出现新症状时，及时找医生诊治；⑥尽可能提供有利于病人定向和记忆的提示或线索，如日历，物品固定标注，厕所、卧室给予明显指示图；⑦给病人佩戴写有住址、联系人姓名及电话的腕带或卡片。

（聂婉翎）

思考题

1. 病人，女，48 岁，患慢性风湿性心脏病 5 年。近 3 个月来，稍快步行走或梳洗时即感气急，该病人现属心功能几级？

2. 病人，男，50 岁，血压 160/90mmHg。自述劳累后感到心前区疼痛，休息后可缓解；实验室检查血脂偏高；心电图示 T 波倒置，以“冠心病”入住心内科。护士应如何对该病人进行饮食指导？

3. 病人，女，69 岁，诊断为慢性阻塞性肺疾病。经急性期治疗后，病情有所好转，但呼吸功能有待恢复。护士在进行健康教育时，应如何指导该病人进行腹式呼吸及缩唇呼吸？

4. 病人，男，60 岁，身高 170cm，轻体力劳动者，糖尿病病史 10 年。今晨测空腹血糖 10.9mmol/L，餐后 2 小时血糖 14.4mmol/L，应如何对该病人进行康复护理指导？

5. 病人，女，59 岁，退休工人。两年前出现记忆力下降，表现为昨天看的电视剧情节不能复述，经常烧水忘关煤气，炒菜忘放盐，但对物品、人、声音识别均较好。医院查体，听力与视力正常，脑电图无特异改变，CT 显示有轻度脑萎缩，诊断为阿尔茨海默病，应如何建立该病人的家庭支持系统？

思路解析

扫一扫，测一测

笔记

实 训 指 导

实训一 徒手肌力评定

【操作目的】

1. 掌握 Lovett 徒手肌力评定（MMT）的基本方法。
2. 能对肢体主要肌群进行徒手肌力评定，为制订康复护理计划提供依据。

【用物准备】

床、凳子。

【操作步骤】

1. 向病人说明评定目的和内容。
2. 选取肩、肘、髋关节的相关肌群进行徒手肌力评定（实训表 1）。

实训表 1 各关节相关肌群徒手肌力评定

关节	3、4、5 级（3 级不加阻力、4 级加中等阻力、5 级加最大阻力）	2 级	1 级
肩前屈	坐位，肩内旋，屈肘，掌心向下。肩屈曲，阻力加于上臂远端（实训图 1-1）	向对侧侧卧，受检上肢置于滑板上，肩可主动屈曲	仰卧，试图屈曲肩关节时可触及三角肌前部收缩
肩后伸	俯卧，肩后伸 30°～40°，阻力加于上臂远端（实训图 1-2）	向对侧侧卧，受检上肢置于滑板上，肩可主动伸展	俯卧，试图后伸肩关节时可触及大圆肌、背阔肌收缩
肩外展	坐位，屈肘，肩外展至 90°，阻力加于上臂远端（实训图 1-3）	仰卧，上肢置于滑板上，肩可主动外展	仰卧，试图肩外展时可触及三角肌收缩
肩内旋	俯卧，肩外展、屈肘，前臂在床缘外下垂，肩内旋，阻力加于前臂远端（实训图 1-4）	俯卧，肩可主动内旋	俯卧，上肢在床缘外下垂，试图肩关节内旋时在腋窝前、后壁可触及肌肉收缩
肘屈	坐位，上肢下垂，屈曲肘关节，阻力加于前臂远端（实训图 1-5）	坐位，肩外展，上臂置于滑板上，肘关节可主动屈曲	坐位，肩外展，上臂置于滑板上，试图屈曲肘关节时可触及相应肌肉收缩
屈髋	仰卧，小腿悬于床缘外，屈髋，阻力加于大腿远端前面（实训图 1-6）	向同侧侧卧，托住对侧下肢，可主动屈髋	仰卧，试图屈髋时在腹股沟上缘可触及肌肉收缩
髋内收	向同侧侧卧，两下肢伸直，托住对侧下肢。髋内收，阻力加于大腿远端内侧（实训图 1-7）	仰卧，分腿 30°，下肢置于滑板上可主动内收髋	仰卧，分腿 30°，试图髋内收时在股内侧部可触及肌肉收缩

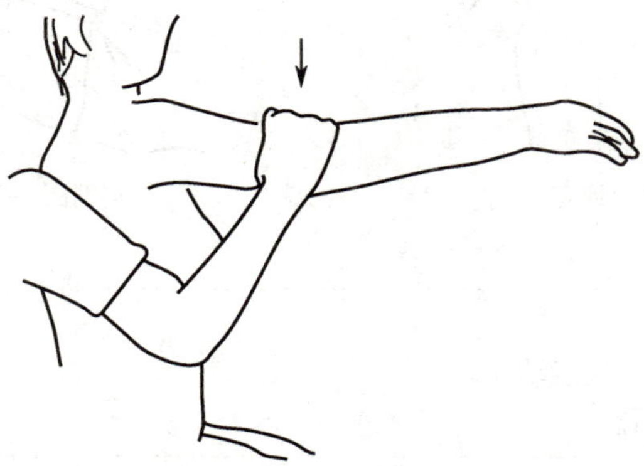

实训图 1-1 肩前屈肌肌力评定

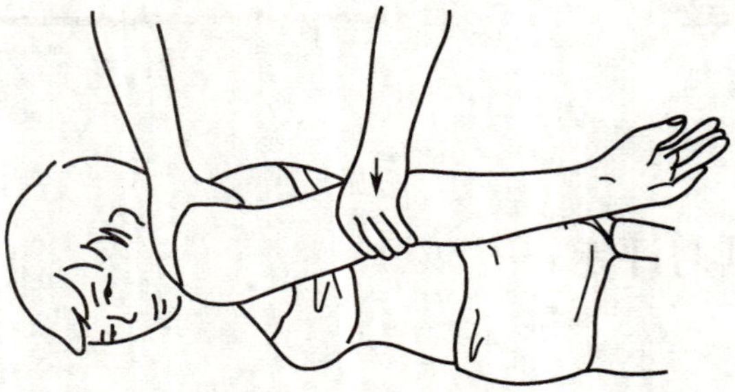

实训图 1-2　肩后伸肌肌力评定

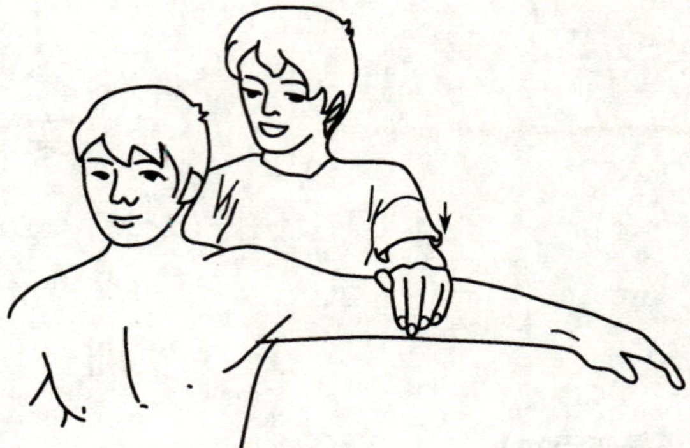

实训图 1-3　肩外展肌肌力评定

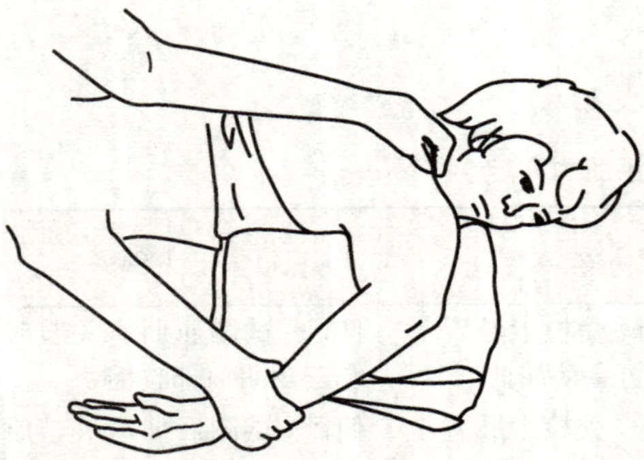

实训图 1-4　肩内旋肌肌力评定

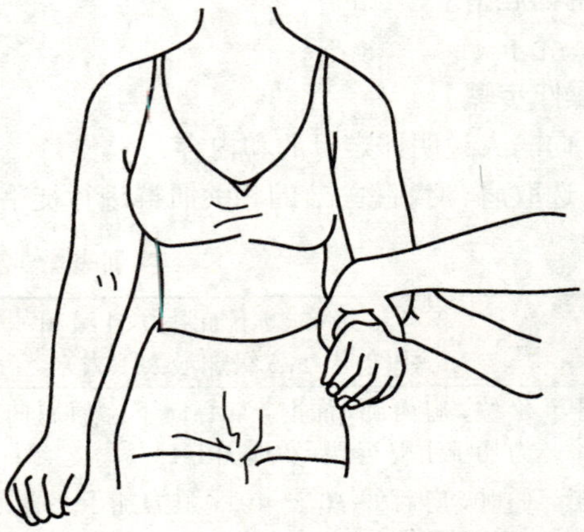

实训图 1-5　肘屈肌肌力评定

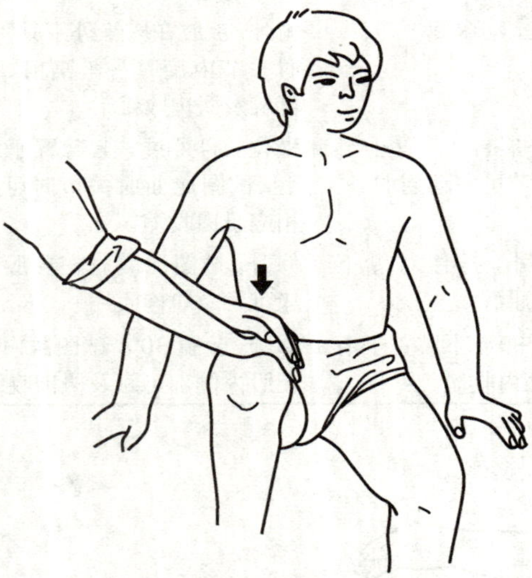

实训图 1-6　屈髋肌肌力评定

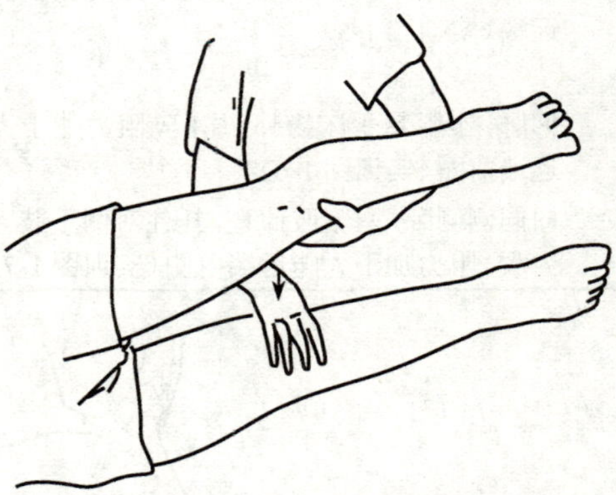

实训图 1-7　髋内收肌肌力评定

注意事项：

✓ 测试动作按标准进行，防止代偿动作。

✓ 4、5 级肌力评定要双侧对比。

（李海舟）

实训二　体位转换、转移

一、体位转换

【操作目的】

使学生掌握偏瘫病人床上翻身的方法和注意事项。

【用物准备】

床、垫枕。

【操作步骤】

1. 主动向患侧翻身　病人仰卧位，双下肢屈髋屈膝→Bobath握手，伸肘，肩上举约90°→先摆向健侧，再反方向摆向患侧，身体翻向患侧。

2. 主动向健侧翻身　病人仰卧位，健足置于患足下方→Bobath握手，伸肘，肩上举约90°→上肢向左、右两侧摆动→向健侧翻身。

3. 被动向健侧翻身　护士一手置于病人颈部下方，一手置于患侧肩胛骨周围，将其头部及上半部躯干转为健侧卧位→护士一手置于患侧骨盆将其转向前方，另一手置于患侧膝关节后方，将患侧下肢旋转并摆放于健侧卧位。

4. 被动向患侧翻身　护士帮助病人将患侧上肢外展90°→病人自行将身体转向患侧。

注意事项：

✓ 在临床护理操作中，患侧卧位、仰卧位和健侧卧位三种体位交替使用，以患侧卧位为主，尽可能少用仰卧位。

✓ 避免足部受压；在患足外侧垫一软枕，以防止足下垂和足内翻；足底勿放置坚硬物品，避免引起伸肌模式的反射活动。

二、床椅转移

【操作目的】

使学生掌握偏瘫病人主动、被动从床到轮椅转移的方法和注意事项。

【用物准备】

床、轮椅。

【操作步骤】

1. 主动从床到轮椅转移法

（1）病人坐于床边，双足平放于地面→轮椅置于病人健侧，并与床呈45°角→制动，卸下近床侧扶手，移开近床侧脚踏板。

（2）病人用健手支撑轮椅远侧扶手，患手支撑于床，患足置于健足稍后方，向前倾斜躯干→健手用力支撑，抬起臀部，以双足为支点旋转身体直至背靠轮椅。

（3）确认双腿后侧贴近轮椅后坐下。

2. 被动从床到轮椅转移法

（1）病人坐于床边，双足平放于地面，轮椅置于病人健侧（如左侧）。

（2）护士面向病人，采用髋膝屈曲、腰背伸直的半蹲位，用自己的双脚和双膝抵住病人的双脚和双膝外侧，双手抱住病人臀部，同时病人躯干前倾，将下颌抵在护士一侧肩部。

（3）护士用力将病人向上提起，呈站立位，左手仍扶住病人臀部，右手向上移至病人肩胛骨以稳定躯干，同时控制住病人膝关节，使髋关节屈曲，将病人臀部轻放于轮椅上。

3. 主动从轮椅到床的转移　轮椅健侧邻近床缘，斜向床边，制动→卸下近床侧扶手，抬起脚踏板→健手支撑站起，再用健手扶床，边转身边坐下注意事项：
- ✓ 使用轮椅前，全面检查其各部件性能；轮椅与床的落差不应太大。
- ✓ 病人离开轮椅前，应先将轮椅的刹车制动。
- ✓ 应保证病人乘坐轮椅的姿势正确，身体重心位于坐骨结节前方、上方或后方。
- ✓ 长时间乘坐轮椅时，应每30min臀部减压一次，每次持续15s。

三、立位转移

【操作目的】

使学生掌握偏瘫病人立位转移的方法和注意事项。

【用物准备】

平行杠、楼梯。

【操作步骤】

1. 独立行走训练

(1) 护士站于病人患侧，一手放于患侧腋下，另一手握住患手使之保持腕肘伸展位。

(2) 病人安全站立，患侧膝关节保持轻度屈曲位。患腿负重→健腿向前、向后小幅迈步→两腿交替迈步。

(3) 病人借助平行杠练习健肢与患肢交替支持体重。

2. 上楼梯训练

(1) 病人健手扶栏杆→护士站于病人患侧后方，一手协助控制患侧膝关节，另一手扶持健侧腰部→帮助病人将重心转移至患侧→健足先上第一个台阶。

(2) 健侧下肢在高一层台阶上支撑时，重心充分前移于健侧下肢→护士一手固定病人腰部，另一手协助患足抬起，髋膝关节屈曲→将患足置于高一层台阶。

(3) 病人健足再上台阶时，护士固定腰部的手不动，另一手上移至患侧大腿向下压→向前拉膝部至足的前方。

3. 下楼梯训练

(1) 病人健手扶栏杆，护士站于患侧，患足先下第一层台阶。

(2) 护士一手置于患膝上方，稍向外展方向引导，协助完成膝关节的屈曲及迈步→另一手置于健侧骨盆处，用前臂保护患侧腰部，并将其身体重心向前方移动。

(3) 健足下第二个台阶时，护士位于患侧的手保持原位，另一手继续将骨盆向前推移。

注意事项：
- ✓ 进行第一次步行训练前，应测量生命体征。
- ✓ 考虑病人的体能因素和情绪，不可勉强进行步行训练。

（张　利）

实训三　偏瘫病人的穿衣训练

【操作目的】

帮助病人恢复生活自理能力，提高其生活质量并回归社会。

【用物准备】

开襟上衣、套头上衣、带松紧的裤子、床或椅子。

【操作步骤】

1. 穿开襟上衣　病人坐好→将上衣里面朝外，衣领向上置于其膝上→用健手将衣袖穿进患侧上肢，拉上并跨到健侧肩和颈部→用健手将衣领从患侧拉到健侧→穿进健侧上肢→整理衣服系扣。

2. 脱开襟上衣　病人坐好→解开纽扣→患侧上衣脱到患肩下→健侧脱到健肩下→健侧上肢和手脱出衣袖→健手脱下患侧衣袖。

3. 穿套头衫　病人坐好→将套头衫背面向上、衣领向下置于膝上→用健手将衣袖穿进患侧上肢，拉至肘部以上→用健手将另一衣袖拉到健侧肘部以上→将套头衫从衣领到衣襟拉在一起→低头套过头，拉衣襟整理好衣服。

4. 脱套头衫　病人坐好→从腰到上背将套头衫拉在一起→抓住后襟低头从头上脱出→用健手脱出患侧衣袖→脱出健侧衣袖。

5. 穿裤子　病人坐在床或椅子上→健手放于患腿腘窝处将其抬起放在健腿上→健手抓住裤腰将患侧裤腿套在患腿上→拉至膝以上直至露出患腿→放下患腿，全脚掌着地→穿健侧裤腿拉至大腿处→抬臀或站起将裤子向上拉至腰部→健手整理好并扣上纽扣。

6. 脱裤子　病人站立→松开腰带，让裤子自然滑落→坐下抽出健腿→抽出患腿，健腿从地上挑起裤子→整理好裤子。

注意事项：

✓ 衣物应宽松、柔软有弹性和防潮性，穿着舒适；衣服上的纽扣换成尼龙搭扣或大按扣；裤带选用松紧带。

✓ 鼓励病人利用患侧主动穿衣。

✓ 更衣训练时，先学脱，再学穿。

（戴　波）

实训四　助行器的使用

【操作目的】

1. 掌握杖类助行器和助行架的使用方法及注意事项。

2. 培养学生能够正确指导病人选择及使用各种不同助行器，减轻下肢功能障碍，提高病人生活自理能力及生存质量。

【用物准备】

手杖、腋杖、助行架。

【操作步骤】

1. 选择地面整洁、温度及光线适宜的环境；护士衣帽整洁，态度和蔼可亲。

2. 介绍相应助行器的名称及用途。

3. 持双腋杖步行方式

(1) 迈至步：两侧腋杖同时向前迈出→腋杖支撑并向前摆动身体，使双足迈至双腋杖落地点附近（实训图 4-1）。

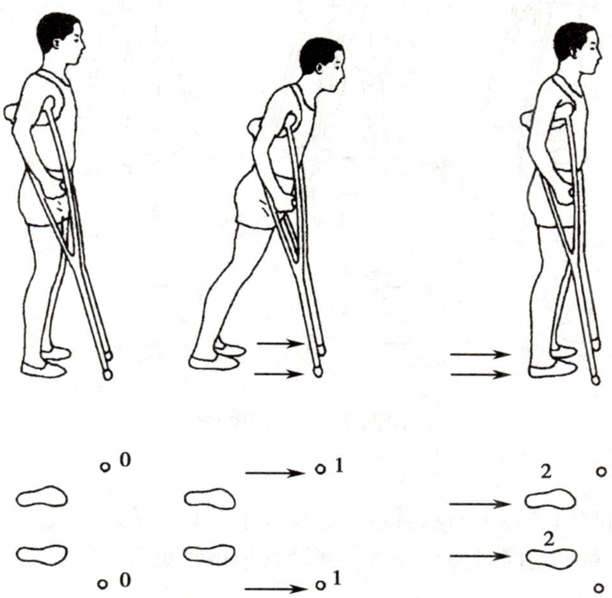

实训图 4-1　迈至步

（2）迈越步：两侧腋杖同时向前迈出→腋杖支撑并向前摆动身体，使双足超过双腋杖着地点着地→再将双腋杖向前迈出取得平衡（实训图 4-2）。

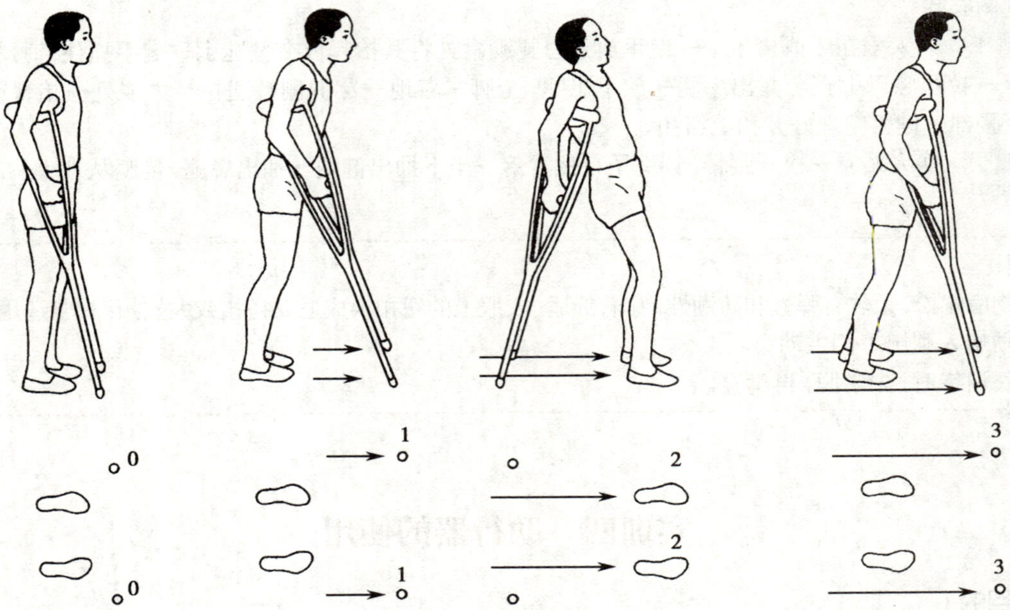

实训图 4-2　迈越步

（3）四点步：先迈出左侧腋杖→后迈出右足→再迈出右侧腋杖→最后迈出左足（实训图 4-3）；亦可相反。

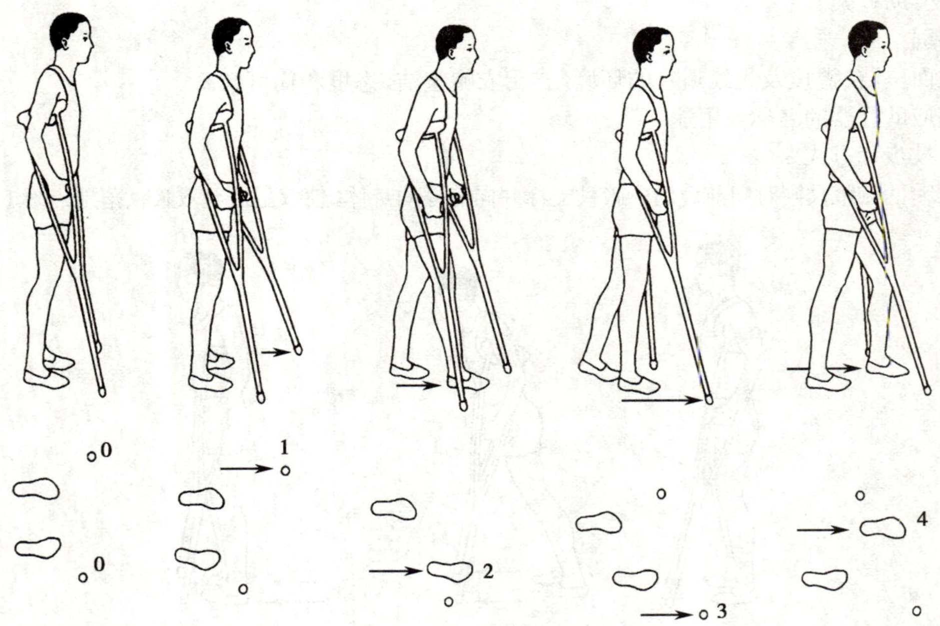

实训图 4-3　四点步

（4）三点步：两侧腋杖同时向前迈出→然后迈出患腿或不能负重的足→最后迈出健足（实训图 4-4）。

（5）两点步：一侧腋杖和对侧足同时伸出→另一侧腋杖和该侧足再同时伸出（实训图 4-5）。

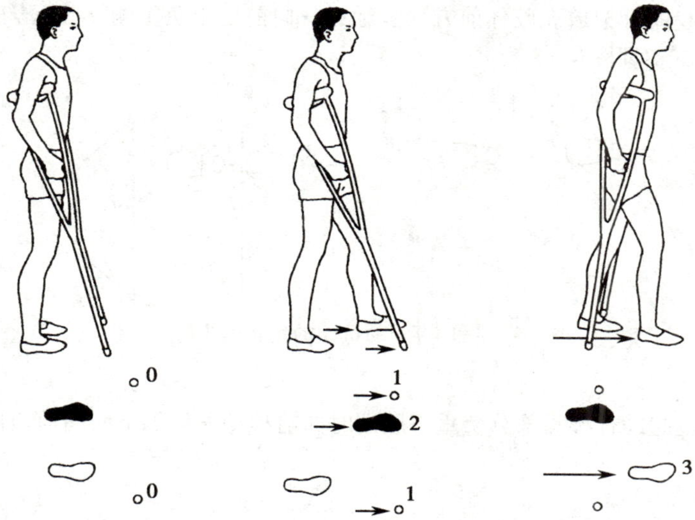

实训图 4-4　三点步

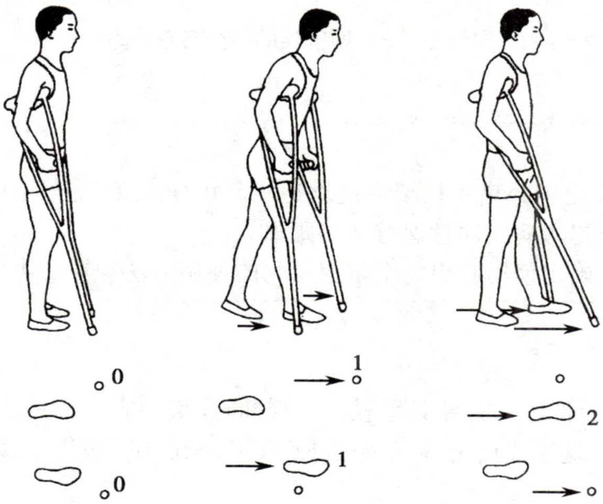

实训图 4-5　两点步

注意事项：

✓ 使用腋杖时，承重点应为把手，而不是腋托处，以免由于长期压迫腋窝损伤臂丛神经。一般腋杖与躯干侧面为 15° 角较恰当。

4. 用助行架步行方式

（1）基本步态：提起助行架放在肢体前方一步远处→向前迈出力量较弱的一侧下肢，落在助行架两后腿连线水平附近→再迈出另一侧下肢（实训图 4-6）。

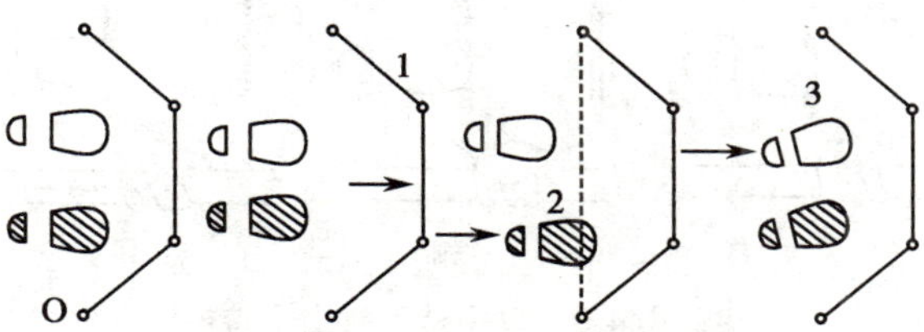

实训图 4-6　助行架的基本步态

（2）免负荷步态：提起助行架放在肢体前方一步远处→向前迈出负重侧下肢，落在助行架两后腿连线水平附近→再迈出另一侧下肢（实训图 4-7）。

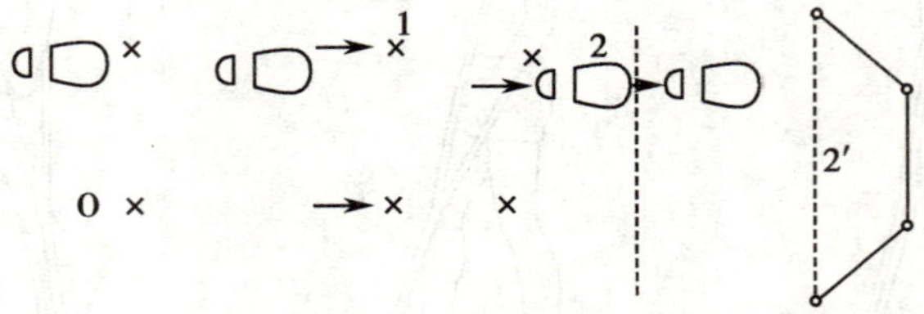

实训图 4-7　助行架的免负荷步态

（3）部分负重步态：提起助行架与部分负重下肢同时向前移动→健侧下肢向前迈出（实训图 4-8）。

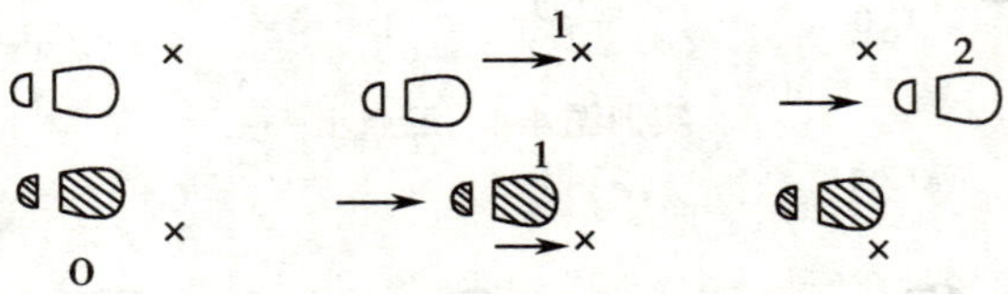

实训图 4-8　助行架的部分负重步态

注意事项：

✓ 使用步行式助行架时，迈步距离步行架应远近适中。可使用颜色鲜艳的绳子，系在与膝高度平齐的助行架两条后腿上，以提醒病人注意保持适当距离。

✓ 使用轮式助行架前，应确定使用者已完全掌握轮闸的使用方法和注意事项，才能令其单独使用。

5. 持手杖上下楼梯

（1）单手持手杖：健手扶楼梯扶手，患手持手杖。上楼梯时，健手先上移→健侧下肢迈上楼梯→手杖上移→患侧下肢迈上楼梯；下楼梯时，健手先向下移→手杖随后下移→患侧下肢迈下楼梯→健侧下肢迈下楼梯（实训图 4-9）。

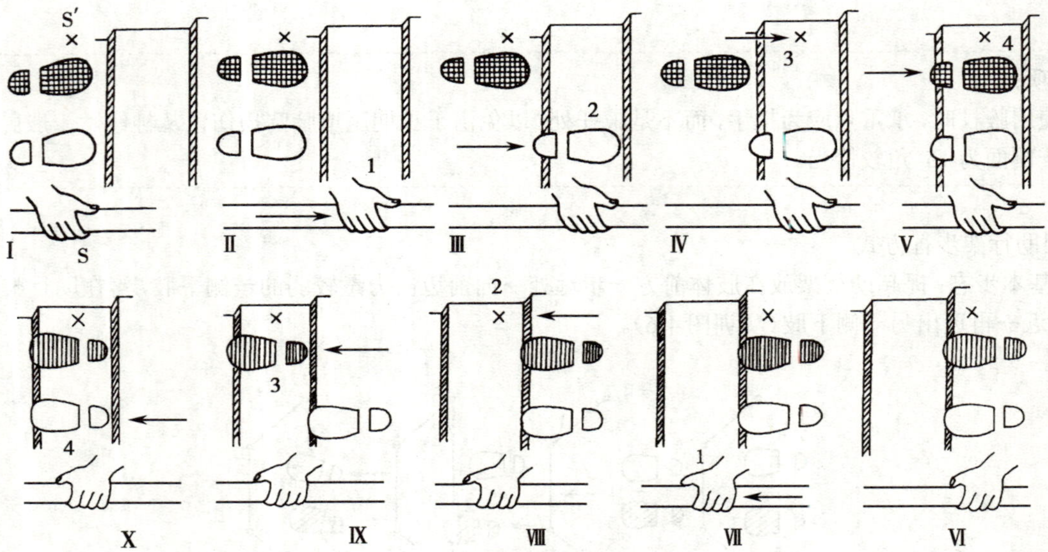

实训图 4-9　单手持手杖上下楼梯

注：S′ 指持手杖的手；S 指扶楼梯扶手的手

（2）双手持手杖：上楼梯时，健侧下肢先迈上楼梯→双手杖与患侧下肢随后同时迈上楼梯；下楼梯时，双手杖与患侧下肢先同时迈下楼梯→健侧下肢随后迈下楼梯（实训图 4-10）。

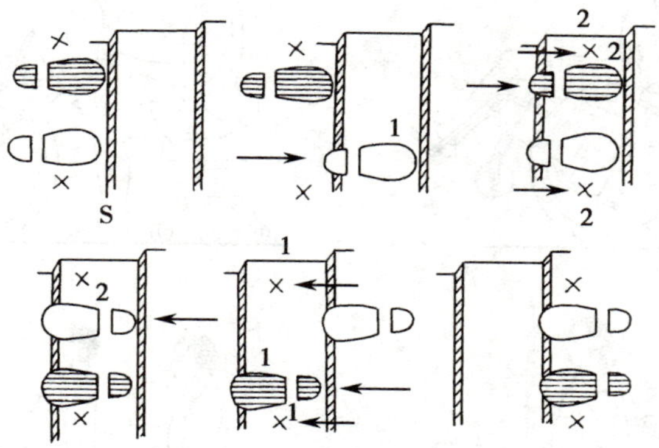

实训图 4-10　双手持手杖上下楼梯

注意事项：

✓ 使用手杖行走时，双眼注视前方。

✓ 使用四脚手杖时，把手的开口应向后，手杖距离病人远近适中。

（宋　锐）

实训五　轮椅的使用

【操作目的】

1. 掌握轮椅减压和上下台阶的康复护理技术。
2. 培养学生能够正确指导病人进行轮椅减压、上下台阶或楼梯。

【用物准备】

普通型轮椅。

【操作步骤】

1. 选择地面整洁、温度及光线适宜的环境；护士衣帽整洁，态度和蔼可亲。
2. 观察轮椅的结构，说出轮椅各部件的名称及用途。
3. 减压训练

（1）病人双手置于轮椅轮子或扶手上，双手支撑使臀部离开椅座并保持悬空 15s。

（2）躯干向一侧倾斜，使一侧臀部离开椅座，保持悬空约 15s 后再换另一侧。

4. 上下台阶训练

（1）用后轮保持平衡：独立上下台阶前，应先熟练掌握翘起两前轮的同时两后轮能一直保持平衡。

1）他人辅助练习：先将病人置于平衡位→向前驱动轮椅并同时进一步后倾→随后向后驱动轮椅，轮椅回到直立位。反复训练成功后，在无人接触的状态下训练，直至完全掌握该技术（实训图 5-1）。

2）利用安全装置独立练习：将轮椅靠背通过绳子挂在天花板的钩上，调节绳子高度，使靠背后倾到平衡位置进行练习（实训图 5-2）。

（2）上台阶：病人面向台阶，驱动轮椅，使前轮靠近马路沿→轮椅后倾，并保持后轮平衡，将前轮置于台阶上→轮椅稍向后退，退至前轮恰处在马路沿边缘→双手置于驱动轮的恰当位置，驱动轮椅向前，完成上台阶（实训图 5-3）。

（3）下台阶：病人背对台阶，驱动轮椅，使后轮后退至台阶边缘→控制后轮缓慢下降→驱动轮椅，使前轮从台阶上退下（实训图 5-4）。

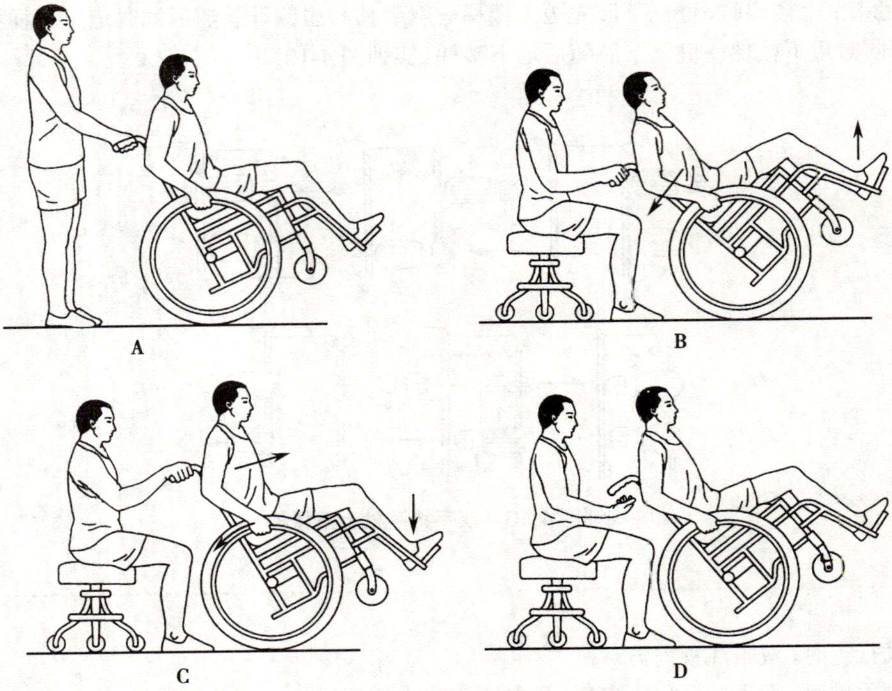

实训图 5-1　辅助练习轮椅后轮保持平衡

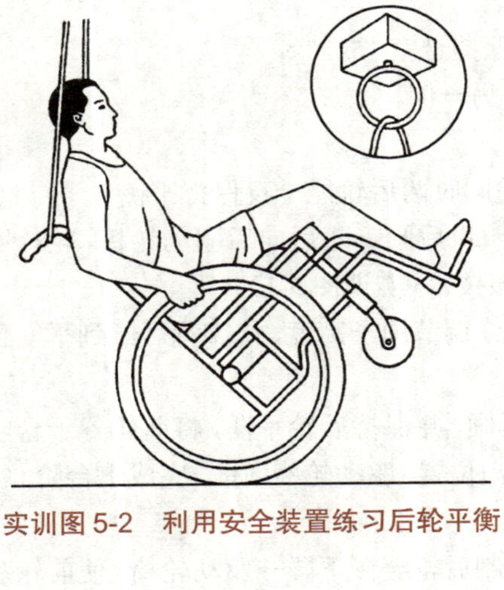

实训图 5-2　利用安全装置练习后轮平衡

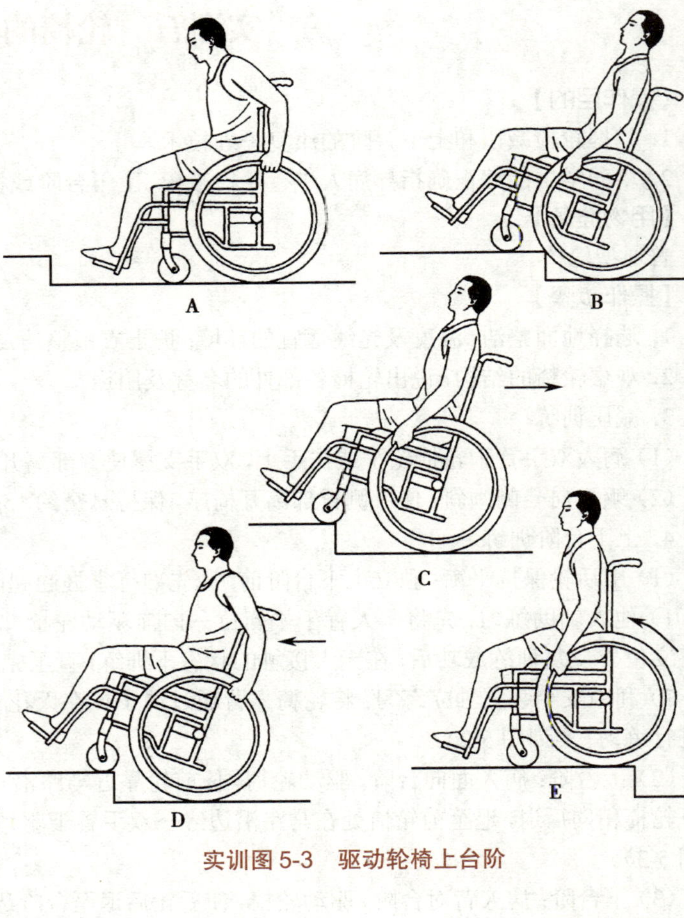

实训图 5-3　驱动轮椅上台阶

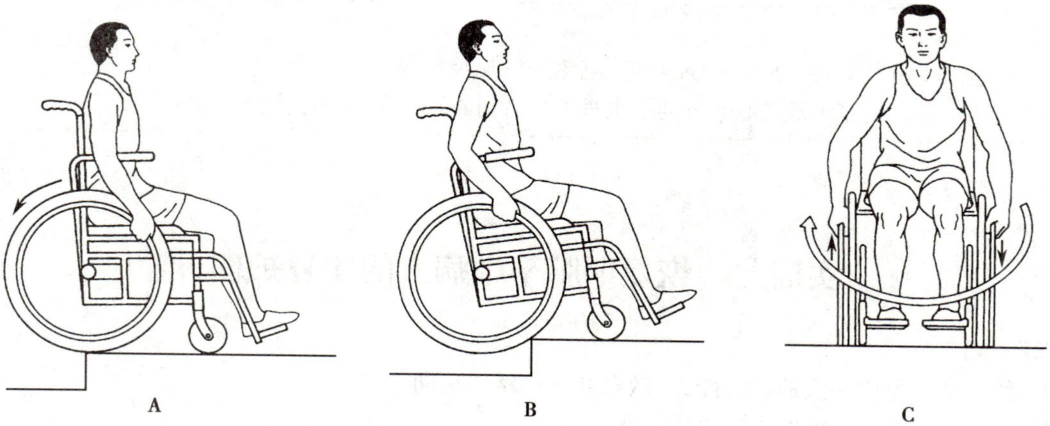

实训图 5-4　驱动轮椅下台阶

注意事项：

✓ 使用轮椅前，检查其性能是否良好，各螺丝是否松动，手闸是否正常。

✓ 确保训练过程中的安全，如开始训练时，应在监护下进行；利用安全装置独立练习时，绳子不应放太低，以免病人跌倒。

（宋　锐）

实训六　软瘫期脑卒中病人的良肢位摆放

【操作目的】

防止或对抗脑卒中病人痉挛姿势的出现，保护肩关节，早期诱发分离运动。

【用物准备】

床、垫枕。

【操作步骤】

1. 向病人做好解释。

2. 患侧卧位

（1）病人头、颈下置枕，和躯干呈直线，使头、颈上段稍向健侧屈曲，头稍高于胸部。

（2）躯干略向前倾，患侧肩前屈 60°～90°，肘伸直，前臂旋后，手指张开，掌心向上。

（3）髋伸展，膝略弯曲，踝呈中立位。

（4）健侧上肢自然摆放、下肢自然微屈，膝内侧垫一软枕，以避免压迫患侧膝关节。

3. 健侧卧位

（1）病人头、颈下置枕，和躯干呈直线，头枕不宜过高，避免头部侧屈及颈部悬空。

（2）躯干略向前倾，患侧肩前屈 90°～130°，肘伸直，前臂旋前，腕背伸，上肢置于枕上。

（3）下肢置于另一枕上，膝、髋呈半屈曲位，避免足悬空。

（4）健侧肢体舒适、自然摆放。

4. 仰卧位

（1）病人头、颈下置枕，呈中立位，避免头过屈、侧屈及颈部悬空。

（2）患侧肩稍外展，肩下垫小枕，肘伸直，腕保持背伸，掌心向上。

（3）患侧臀部至大腿外侧下方放一长枕，防止髋关节外旋；膝下用小枕保持微屈；足呈中立位，足尖向上，防止足下垂和足内翻。

（4）健侧肢体舒适、自然摆放。

注意事项：

✓ 患侧卧位时，病人手心不放置任何东西，避免诱发抓握反射。

✓ 仰卧位时，病人足底不放置任何东西；肌张力高者可在两腿间放一长枕。

（廖春莲）

实训七　恢复期脑卒中病人的康复护理

【操作目的】

1. 增强恢复期脑卒中病人的平衡能力，改善和促进精细运动。

2. 提高恢复期脑卒中病人的生活质量。

【用物准备】

床。

【操作步骤】

1. 向病人做好解释。

2. 坐-站转换

(1) 病人双足放于地面，患足在前，躯干前倾，双手置于护士肩胛区。

(2) 护士面向病人站立，两足分开与肩同宽，用双膝顶住病人患侧膝部，双手扶托双髋，利用身体重心前移，帮助病人屈髋、身体前倾→重心移至双腿→伸膝、伸髋，挺胸直立，保持平衡。

(3) 如病人负重能力加强，可独立双手交叉→屈髋，身体前倾→自行站立。

3. 站立平衡训练

(1) 静态站立平衡：病人站起，松开双手，上肢垂于体侧→护士逐渐去除支撑，让病人独自保持站立。

(2) 自动态站立平衡：病人独立站立，重心逐渐转移至患侧，训练患腿的持重能力→双手交叉，上肢摆向各个方向，并伴有躯干的摆动。

(3) 被动态站立平衡：病人独立站立，护士在保证安全的前提下，从各方向施加外力，训练病人的平衡能力。

4. 患侧下肢支撑训练

(1) 病人站立位，健手抓握一固定扶手，身体重心移向患侧，健足置于护士腿上，护士用手辅助膝关节保持屈曲15°。

(2) 随着病人患侧下肢负重能力提高，护士可用另一手握住病人健足，使其向下踩的力量减弱，使患侧下肢负重能力逐渐接近单足站立平衡能力。

5. 步行训练

(1) 病人患腿向前迈步时，躯干伸直，健手扶栏杆，重心移至健腿，膝轻度屈曲。护士站在患侧，一手握住患手，掌心向前；另一手从病人腋下穿出置于胸前，手背靠在胸前处，与病人一起缓慢向前步行，帮助患侧骨盆向前下方运动，防止患腿在迈步时外旋。

(2) 病人健腿向前迈步时，躯干伸直，健手扶栏杆，重心前移。护士站在病人侧后方，一手置于患侧膝部，防止病人健腿迈步时膝关节突然屈曲以及发生膝反张，另一手置于患侧骨盆部，以防其后缩。

6. 上下楼梯训练　遵循“健足先上、患足先下”的原则。

7. 前臂旋前旋后训练　病人坐于桌前，用患手翻动桌上的扑克牌。

8. 肘的控制训练　病人取仰卧位，患侧肩前屈90°，尽量伸直肘关节，然后缓慢屈肘，并让患手触摸自己的前额、口、对侧耳朵和肩。

9. 腕指伸展训练　病人坐于墙前，双手交叉，伸肘，手掌朝前，手背朝胸。举手过头，掌面向上，返回胸前，再向前方的墙面推去，抵在墙上，向上、下及健侧滑动。

10. 手的抓握训练　病人取坐位或站位，用患手握小皮球击打放置在前面的物体；用患手握住一根木棍，患手放开，健手抓住，交替进行。亦可进行打字、拧螺丝、拾豆及与日常生活相关的训练，以提高手的精细动作。

注意事项：

- ✓ 第一次步态训练前，应充分考虑病人的体能因素和情绪，不可勉强其进行步行训练。
- ✓ 在病人达到自动动态平衡、患腿能单腿站立，且有一定的分离运动能力后，才可开始步行训练。
- ✓ 如预见病人日后能独立步行，则在早期步行训练中尽量不使用拐杖，以免造成患侧下肢不能负重的习惯，影响最终步态。

（廖春莲）

中英文名词对照索引

K

L

M

N

P

Q

R

S

T

W

X

Y

Z

参考文献

1. 鲍秀芹，王明弘．康复护理学．2版．北京：人民卫生出版社，2015.
2. 鲍秀芹．康复护理学．2版．北京：人民卫生出版社，2015.
3. 陈锦秀．康复护理学．2版．北京：人民卫生出版社，2016.
4. 陈立典．康复护理学．北京：中国中医药出版社，2016.
5. 窦祖林．作业治疗学．2版．北京：人民卫生出版社，2013.
6. 何成奇．物理因子治疗技术．北京：人民卫生出版社，2010.
7. 黄晓琳，燕铁斌．康复医学．5版．北京：人民卫生出版社，2013.
8. 纪树荣．运动疗法技术学．2版．北京：华夏出版社，2011.
9. 李春玉，姜丽萍．社区护理学．4版．北京：人民卫生出版社，2017.
10. 李忠泰．康复护理学．北京：人民卫生出版社，2004.
11. 励建安，张通．脑卒中康复治疗．北京：人民卫生出版社，2016.
12. 罗金发，倪朝民，刘孟．姿势对脑卒中偏瘫病人站-坐转移下肢负重及稳定性的影响．中国康复医学杂志，2017，32(8)：885-889.
13. 马素慧，林萍．康复护理学．北京：北京大学医学出版社，2016.
14. 闵水平，孙晓莉．作业治疗技术．2版．北京：人民卫生出版社，2014.
15. 那祖克•玉素甫．蒙特利尔认知评估量表不同版本的介绍．神经疾病与精神卫生，2010，10(5)：516-519.
16. 南登崑．康复医学．4版．北京：人民卫生出版社，2008.
17. 吴晓丽．创伤性骨折患者实施舒适护理的临床效果分析．中外女性健康研究，2018，6：158-159.
18. 史艳莉，徐国莲，徐玲琳．康复护理学．北京；教育科学出版社，2015.
19. 孙斌，周锋涛，赵建华．平衡针灸治疗肩周炎疗效的临床效果观察．山西医药杂志，2017，46(1)：75-77.
20. 王教香．妊娠期腰椎间盘突出症临床观察．数理医药学杂志，2015，28(4)：533-534.
21. 王玉龙，张秀花．康复评定技术．2版．北京：人民卫生出版社，2014.
22. 吴君，张维杰．物理因子治疗技术．2版．北京：人民卫生出版社，2014.
23. 肖晓鸿．康复工程技术．北京：人民卫生出版社，2014.
24. 徐传庚，孙萍．医学心理学．北京：中国中医药出版社，2016.
25. 燕铁斌，尹安春．康复护理学．4版．北京：人民卫生出版社，2017.
26. 于靖，康复护理．2版．北京：高等教育出版社，2014.
27. 张玲芝．康复护理学基础．北京：人民卫生出版社，2014.
28. 张绍岚，何小花．疾病康复．2版．北京：人民卫生出版社，2014.
29. 章稼，王晓臣．运动治疗技术．2版．北京：人民卫生出版社，2014.
30. 中华医学会神经病学分会，中华医学会神经病学分会神经康复学组，中华医学会神经病学分会脑血管病学组．中国脑卒中早期康复治疗指南．中华神经科杂志，2017，50(6)：405-412.